Wittener Werkzeuge

Wittener Werkzeuge

Angelika Zegelin, Martin Schieron (Hrsg.)

Angelika Zegelin
Martin Schieron
(Hrsg.)

Wittener Werkzeuge

Ein Konzept für Gespräche und Beratung in der Pflege

Mit einem Geleitwort von Günter G. Bamberger

unter Mitarbeit von

Günter G. Bamberger
Bernhard Langner

hogrefe

Angelika Zegelin, Hon.-Prof. Dr. (Hrsg.). Krankenschwester, Lehrerin für Pflegeberufe, Magister Erziehungswissenschaft, Pflegewissenschaftlerin, Dortmund.
E-Mail: kontakt@angelika-zegelin.de

Martin Schieron (Hrsg.). Diplom-Pflegewissenschaftler/FH, MA Gesundheit und Diversity in der Arbeit, Krankenpfleger/RbP, Entspannungspädagoge, Düsseldorf.
E-Mail: M.Schieron@web.de

Bibliografische Information der Deutschen Nationalbibliothek
Die Deutsche Nationalbibliothek verzeichnet diese Publikation in der Deutschen Nationalbibliografie; detaillierte bibliografische Daten sind im Internet über https://www.dnb.de abrufbar.

Verantwortliche Person in der EU: Hogrefe Verlag GmbH & Co. KG, Merkelstraße 3,
37085 Göttingen, info@hogrefe.de.

Anregungen und Zuschriften bitte an den Hersteller:
Hogrefe AG
Lektorat Pflege
z.Hd. Jürgen Georg
Länggass-Strasse 76
3012 Bern
Schweiz
Tel. +41 31 300 45 00
info@hogrefe.ch
www.hogrefe.ch

Lektorat: Jürgen Georg, Tristan Stern
Redaktionelle Bearbeitung: Martina Kasper
Herstellung: René Tschirren
Umschlagabbildung: Getty Images/ER Productions Limited
Umschlaggestaltung: Hogrefe Verlag Bern
Illustration Kapiteltrenner: Jürgen Georg, Schüpfen
Satz: Mediengestaltung Meike Cichos, Göttingen
Druck und buchbinderische Verarbeitung: Finidr s.r.o., Český Těšín
Printed in Czech Republic
Auf säurefreiem Papier gedruckt

1. Auflage 2026

(E-Book-ISBN_PDF 978-3-456-95843-9)
(E-Book-ISBN_EPUB 978-3-456-75843-5)
ISBN 978-3-456-85843-2
https://doi.org/10.1024/85843-000

Inhaltsverzeichnis

Geleitwort

Willkommen zu dieser Publikation über das, was qualifizierte Pflegefachpersonen in Krankenhäusern, Heimen oder auch im häuslichen Bereich tun – verfasst von *Angelika Zegelin*, Pflegewissenschaftlerin, ehemals an der Universität Witten/Herdecke; dem Pfleger mit vielfältiger Berufserfahrung *Bernhard Langner*, der in Berlin eine Einrichtung der Langzeitpflege leitet; sowie dem Pflegewissenschaftler *Martin Schieron*, bei der Unfallkasse Nordrhein-Westfalen als ‚Referent für Pflegende Angehörige' beschäftigt.

Wenn man im Bekannten- und Freundeskreis fragt, was zu den pflegerischen Tätigkeiten alles gehört, wird meist aufgezählt: Medikamente geben, Temperatur messen, Verband wechseln, Körperpflege, das Essen bringen ... Dann bricht in der Regel der Ideenfluss schon ab.

Diese oberflächliche Sichtweise zu ersetzen durch ein differenziertes Bild von der ganzen Komplexität der pflegerischen Tätigkeit, das ist das Anliegen der Autorin und Autoren.

Sie orientieren sich dabei an den fünf Modalitäten der Kommunikation: *sehen, hören, fühlen, sprechen, tun* – und kommen analog für das pflegerischen Tun zu folgenden Beschreibungen: *achtsam sein, sich einlassen, mitfühlen, ermutigen, berühren.*

Diese bezeichnen sie als „Werkzeuge", also Mittel, um etwas zu bewirken; mit Rekurs auf den Entstehungsort als *Wittener Werkzeuge.*

Von besonderer Bedeutung ist dabei im Pflegebereich sicherlich das Mitgefühl. Tania Singer, Psychologin und Neurowissenschaftlerin am Max-Planck-Institut in Berlin, schreibt hierzu: „Menschen, die viel mit dem Leid anderer zu tun haben, müssen lernen, Empathie in Mitgefühl zu transformieren. Mitgefühl bedeutet, sozusagen innerlich einen Schritt zurückzutreten und sich zu fragen: Wie kann ich helfen? Es geht um liebevolle Sorge und helfendes Tun: Mitgefühl. Das schützt vor Erschöpfung und macht uns liebevoll und handlungsfähig" (Singer, 2015, S. 123).

Die Beschreibung der einzelnen Werkzeuge im Detail und wie ihre hilfreiche Wirkung zu erklären ist, darum geht es im gemeinsamen Beitrag von Angelika Zegelin und Martin Schieron.

Im Anschluss daran ein Artikel von Bernhard Langner, der davon berichtet, wie gut sich die Wittener Werkzeuge in der Praxis umsetzen lassen, wenn ein Arbeitsteam sich gegenseitig unterstützt *(TeamCare).*

Nun hoffe ich sehr, in Ihnen eine große Vorfreude auf die Lektüre dieses wunderbaren Buches geweckt zu haben.

Dem Buch selbst wünsche ich, dass es auf Platz 1 der für die Ausbildung von Pflegenden zu empfehlenden Büchern steht. Denn seine Lektüre wird den Pflegenden deutlich machen, welch einzigartigen Beruf sie gewählt haben – ein Beruf, der sie mit Recht voller Stolz erfüllt. Es ist ein Beruf der mitmenschlichen Solidarität – und Solidarität halte ich für eine der edelsten menschlichen Eigenschaften.

Tübingen im Oktober 2025
Günter G. Bamberger

Literatur

Singer, T. (2015). Von der Freiheit für unsere Gefühle. In H.-J. Gögl & J. Kittinger (Hrsg.), *Tage der Utopie* (S. 114–139). Bucher.

Vorwort

Pflege ist ein Kommunikationsberuf – neben Fachwissen ist menschlicher Kontakt wichtig. Dabei geschieht die Kommunikation handlungsbegleitend, neben anderen Tätigkeiten. Patientinnen und Patienten, Bewohnerinnen und Bewohner sind vielfach „hungrig“ nach Zuwendung. Ein pflegebedürftiger Mensch benötig oftmals 24 Stunden am Tag ständige Hilfe.

Auch aus diesem Grund sind pflegende Angehörige oft „am Limit“. In der beruflichen Pflege stellt die große Anzahl der zu versorgenden Personen eine Herausforderung dar. Diese sind oft in Angst und Sorge, leiden unter vielfältigen Beschwerden.

Die Beziehungsaufnahme zwischen beruflich Pflegenden und Gepflegten wird heute immer schwieriger. Das ist insbesondere durch Zeit- und Personalmangel bedingt. Zusätzlich hat sich im Bereich der akuten Pflege (z. B. im Krankenhaus) die Verweildauer der Patientinnen und Patienten in den letzten 30 Jahren nahezu halbiert.

Darauf muss die Pflege reagieren. Es gibt jedoch kaum Forschung darüber, was *gute Pflege* ist. Pflege scheint nicht wirklich messbar zu sein. Was jedoch oft deutlich wird: Pflegende spüren die Bedürfnisse ihrer Patientinnen und Patienten trotz ungünstiger Rahmenbedingungen. Viele Pflegende können der Vielzahl der Anforderungen aber vielfach nicht mehr gerecht werden und reagieren mit Ausbrennen oder der Berufsaufgabe. Mehr Selbstfürsorge auf Seite der Pflegenden ist dringend nötig – dies wird überall im vorliegenden Buch betont. So wurde beispielsweise im Anhang ein Kapitel zu Entspannungsverfahren aufgenommen.

Geht es in der Pflege um Kommunikation und Gesprächsführung, werden häufig bestehende Ansätze anderer Fachdisziplinen auf die Pflege übertragen, ohne die Besonderheiten des Pflege-Settings zu berücksichtigen. Insbesondere der mechanische Einsatz von Gesprächs*techniken* reicht nicht aus, um zwischenmenschliche Beziehungen befriedigend zu gestalten.

Die *Wittener Werkzeuge* verstehen sich als ein Ansatz, der *aus der Pflege und für die Pflege entwickelt* wurde. Etwa ab 2010 wurden sie durch Vorträge, Veröffentlichungen und Schulungen bekannt. Die Wittener Werkzeuge wurden durch eine studentische Arbeitsgruppe im Institut für Pflegewissenschaft der Universität Witten/Herdecke entwickelt – begleitet durch den Diplom-Psychologen Günter G. Bamberger und die Pflegewissenschaftlerin Angelika Zegelin. Dabei stand anfänglich eine *geeignete Form* für Beratungen in der Pflege im Fokus. Im weiteren Verlauf des Entwicklungsprozesses wurde daraus zunächst eine allgemeine Grundlage für helfende Gespräche. Am Ende stand die Erweiterung der ursprünglichen Absicht zu einem umfassenden Kommunikationsansatz. Dabei geht es im Kern darum, Dinge zu klären und Menschen zu stärken. Bis heute gibt es viele Nachfragen zu den Wittener Werkzeugen. Der Ansatz scheint vielfach in die Ausbildung Pflegender integriert worden zu sein. So haben wir uns entschlossen, ein kleines Buch zu schreiben, damit die guten Ideen weitergegeben und erhalten bleiben können. Einige Inhalte werden hier nur als Impuls vorgestellt. Um eine vertiefte Beschäftigung mit den Wittener Werkzeugen zu ermöglichen, sind jedoch einerseits im Anhang einige Zeitschriften-Artikel dazu vollständig abgedruckt. Zudem gibt es zu den meisten Kapiteln über die verwendeten Quellen hinaus weitere Literaturhinweise zu den Wittener Werkzeugen.

Bewusst sind die Entwicklung der Inhalte und die Seminargestaltung ausführlicher aufgeführt. Bis heute halten wir ein mehrtägiges und mehrzeitiges Angebot zur Vermittlung der Wittener Werkzeuge für förderlich. Bei der Entwicklung hat sich ein Seminarumfang von acht Tagen bewährt. Kurze Trainings reichen nicht aus, um längerfristige Orientierungen aufzubauen. Zwischen den einzelnen Seminarblöcken bleibt Zeit, um Gelesenes zu reflektieren und Neuerungen auszuprobieren. Pflegende brauchen Begleitung bei der Umsetzung neuer Ansätze. Besonders wichtig ist es daher, eine dauerhafte Verantwortlichkeit für das Thema vor Ort in den Einrichtungen zu etablieren. Wir wünschen uns, dass unsere Erfahrungen überall in Pflege-Studiengängen und -Ausbildungen Beachtung finden.

Pflege wird vielfach immer noch als einfache, *händische* Tätigkeit gesehen. Die komplexe Interaktionsarbeit bleibt bei einer solchen Betrachtungsweise oft verborgen und wird nicht wahrgenommen. Daher versteht sich dieses Werk auch als ein Beitrag, um die Sichtbarkeit der *sprechenden Pflege* zu fördern.

Hinweis zu sprachlichen Regelungen:
Wir möchten den Leserinnen und Lesern einen flüssigen Text bieten, der ein einfaches Lesen ermöglicht. Wir haben uns deshalb für folgende Sprachregelungen entschieden:

Wir sprechen im vorliegenden Buch in der Regel von Patientinnen und Patienten oder auch von Hilfebedürftigen und meinen damit Menschen, die aufgrund einer Erkrankung, Pflegebedürftigkeit oder Behinderung professionelle Pflege empfangen. Dabei ist es unerheblich, ob sie sich akut in einem Krankenhaus oder auf Dauer einer Pflegeeinrichtung befinden oder durch ambulante Dienste versorgt werden. Insofern beziehen wir in diese Sprachregelung auch Menschen in Alten- und Pflegeheimen oder Einrichtungen für Menschen mit Behinderung ein – korrekterweise spricht man von Bewohnerinnen und Bewohnern. Dies gilt auch für betreute Menschen in ambulanten Settings – oft als Kundinnen und Kunden, Klientinnen und Klienten bzw. Nutzerinnen und Nutzer bezeichnet. Aus dem jeweiligen Textzusammenhang eines Kapitels wird deutlich, welche Gruppe von zu betreuenden Menschen gemeint ist.

Wir sprechen von Angehörigen der oben beschriebenen Personen und meinen damit sowohl Familienangehörige als auch weitere an der Pflege und Versorgung einer Person beteiligte Zugehörige wie Freunde, Bekannte, Nachbarn etc.

Zusammengesetzte Begriffe wie *Patientenedukation* werden von uns in der Regel nicht gegendert. Auch verzichten wir bewusst auf den Genderstern, ausschließlich zugunsten eines einfacheren Leseflusses. Dies stellt jedoch keine Diskriminierung bzw. Ausgrenzung von Personen oder Personengruppen dar.

Wenn wir von Pflegenden sprechen, meinen wir in der Regel beruflich Pflegende – denn dieses Buch stellt sie in den Mittelpunkt.

Angelika Zegelin und Martin Schieron

1
Ein neues Konzept von Beratung in der Pflege

Martin Schieron und Angelika Zegelin

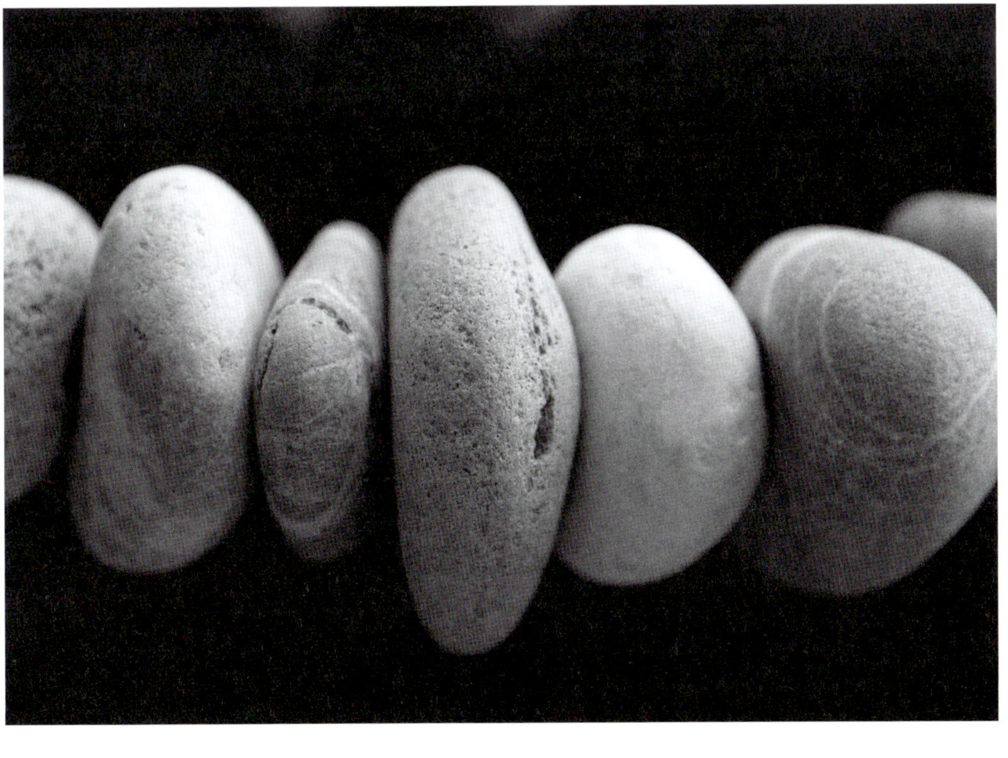

Pflege bedarf der Kommunikation. Stellvertretend für einen anderen Menschen übernehmen Pflegende individuelle Alltagstätigkeiten und sorgen für Genesung und Wohlbefinden.

Berufliche Pflege zeigt dabei viele Interaktionsformen. Vermutlich ist der Pflegeberuf der zahlenmäßig größte Beruf mit Beratungsauftrag. Erkrankte, hilfe- und pflegebedürftige Menschen sowie deren An- und Zugehörige haben viele Fragen und Sorgen. Sie brauchen Ermutigung und Perspektiven. Dies gilt für alle stationären pflegerischen Settings – im Krankenhaus, im Altenheim, in der Kurzzeitpflege oder im Hospiz. In Akutphasen einer Erkrankung oder anderen krisenhaften Situationen sind die betroffenen Personen – auch dazu zählen oft An- und Zugehörige – zumeist besonders bedürftig. Sie entwickeln oft eine andere Sicht auf die Welt und brauchen Gesprächspartner und Gesprächspartnerinnen. Dann wenden sie sich an die Pflegenden, die als größte Berufsgruppe rund um die Uhr verfügbar und zuständig sind. Aber auch die ambulante Pflege ist besonders beratungs-„trächtig". Oftmals wenden sich insbesondere pflegende An- und Zugehörige mit Fragen der Alltagsgestaltung an die professionellen Pflegenden. Insofern ist es nicht verwunderlich, wenn Pflegende manchmal meinen, im „Leid der anderen zu ertrinken".

Im Grunde läuft die gesamte niederschwellige psychologische und pädagogische Begleitung erkrankter und pflegebedürftiger Personen über die Pflegeberufe. Heilsam ist dabei v.a. die Beziehung zwischen den gepflegten Menschen und den beruflich Pflegenden. Die Grenze zwischen *helfenden Gesprächen* und *Beratung* ist dabei fließend.

Noch vor wenigen Jahrzehnten galt die Pflegetätigkeit als stumme Zuarbeit für Ärztinnen und Ärzte. Erst durch die Entdeckung von *Pflegebedürftigkeit* und erste Beschreibungen der Hilfsbedürftigkeit anhand täglicher Aktivitäten fand Pflege einen eigenen Gegenstandsbereich mit eigenen Interaktionsformen. Seitdem werden beruflich Pflegende zu einem umfassenden Blick auf die zu versorgenden Personen ausgebildet. Sie wissen, dass auch seelische und geistige Vorgänge das Körpererleben und Verhalten einer Person beeinflussen können. Alle Pflegetheorien, Berufsbilder, Kompetenzprofile und Qualitätsvorgaben weisen deutlich darauf hin. Individuelle Zuwendung und verständliche Information sind Patientinnen und Patienten besonders wichtig. Dies zeigen auch Untersuchungen zur Patientenzufriedenheit immer wieder deutlich (Kirchner-Heklau et al., 2022; Picker Institut, 2013; Zozman & Stocker, 2024).

Überall versuchen beruflich Pflegende, diesen Ansprüchen gerecht zu werden. Sie erleben allerdings häufig, dass der *sprechenden Pflege* kein hoher Stellwert zugesprochen wird. Es gilt vielerorts immer noch primär, händisch zu erledigende Arbeit „wegzuschaffen". Gespräche mit den betreuten Personen oder deren Angehörigen werden kaum in Übergaben thematisiert oder in die Pflegedokumentation aufgenommen. Nicht jede Patientin, nicht jeder Bewohner braucht ständig Zuwendung. Aber auf den meisten Stationen im Krankenhaus und in Wohnbereichen in Heimen sind oft über 30 Menschen von wenigen Pflegenden zu versorgen. So haben „Rednerinnen und Redner" unter den Pflegenden oft ein schlechtes Gewissen, denn Gespräche gelten oft nicht als „richtige Arbeit" (Abt-Zegelin, 2009a). Auch Vorgesetzte fördern die Interaktionsarbeit in der Pflege kaum. Dabei finden Gespräche überall statt. Sie sind oft kurz (Schieron et al., 2020), summieren sich aber insgesamt zu relevanten Zeitanteilen. Die zu pflegenden Personen versuchen ihren Gesprächsbedarf durchzusetzen und sprechen die Pflegenden an – denn diese sind ja vor Ort greifbar. Und auch wenn in den Ausbildungen entsprechende Inhalte eine höhere Wertigkeit erfahren, wird die kommunikative Arbeit in der pflegerischen Alltagspraxis durch den beschriebenen Druck und ungünstige Rahmenbedingungen immer weiter verringert. Oder sie wird an einzelne Expertinnen und Experten innerhalb (z.B. Advanced Nursing Practioners, Pflegetrainerinnen und Pflegetrainer) oder außerhalb (Pflegeberaterinnen und Pflegeberater der

Kommunen oder der Pflegekassen) der eigenen Institution abgegeben.

Insgesamt nimmt in unserer individualisierten und komplexer werdenden Gesellschaft der Beratungsbedarf zu – nicht nur in der Pflege. Ob in Bildungsfragen, zur Geldanlage, im Gartencenter, zur Zahngesundheit, im Baumarkt oder im Beerdigungsinstitut – Menschen brauchen Orientierung. In existenziellen Lebenslagen wie Erkrankung oder Pflegebedürftigkeit kommen zudem noch Angst, Sorgen, Sinnsuche, die Beschäftigung mit Lebenszielen und Hoffnung(-slosigkeit) hinzu. Trotzdem bleibt der Eindruck, dass manchmal mehr Zeit für den Kauf von Laufschuhen investiert wird als zur Gestaltung einer palliativen Situation.

1.1 Merkmale von Beratung in der Pflege

Beratungssituationen in der Pflege unterliegen vielen Besonderheiten. Und: Beratung ist in der Regel nicht der Hauptauftrag der Pflegeberufe.

Merkmal: Handlungsbegleitung

In der direkten Pflege „am Bett" geht es um die Aufrechterhaltung täglicher Aktivitäten wie Bewegung, Ernährung und Gut-Atmen-Können. Es geht um die Überwachung von Vitalwerten, Gesundheitsförderung und Sicherheit trotz Krankheit oder Pflegebedürftigkeit. All dies ist mit psycho-pädagogischen Anteilen verbunden. Diese finden oft handlungsbegleitend statt. Dies bedeutet, sie erfolgen während eines Verbandwechsels, einer Körperwaschung oder im Rahmen des Blutdruckmessens (Abt-Zegelin, 2009b). Die erwähnten Handlungsbeispiele zeigen zudem, dass *Berührung* in pflegerischen Settings den Stellenwert einer Begegnung hat. Die *Erlaubnis* von Berührung unterscheidet berufliche Pflege sogar von vielen anderen helfenden Berufen (**Kap 3.5**)

Beruflich Pflegende können und sollten alle Anwesenheitssituationen nutzen, um mit den zu Pflegenden ins Gespräch zu kommen. Jede Begegnung bietet einen Anlass zur emotionalen Stützung und zum Assessment. Einen Menschen anzuschauen, ein Nicken und Lächeln können etwas bewirken. Pflegende können so beispielsweise ihre Bereitschaft zu Gesprächen signalisieren und gleichzeitig Gesprächsbedarf bei den zu Pflegenden erkennen.

Merkmal: Kürze

Oft sind Interaktionen in der Pflege sehr kurz. Aber auch kurze Gespräche und Beratungen sind wichtig, hilfreich und möglich. Selbst Minutengespräche können alle Merkmale einer guten Beratung aufweisen (Donner et al., 2010).

Auch in anderen helfenden Berufen werden kurze Beratungen nicht nur durchgeführt, sondern inzwischen als hilfreich und professionell bewertet (Hollstein-Brinkmann & Knab, 2016). Lohse (2020) spricht z. B. von „Kurzgesprächen in der Beratung" und McLeod (2008) berichtet über Beratung „Outside the therapy room". Knab formulierte bereits 2008 für die Sozialarbeit ihr Konzept der „Beratung zwischen Tür und Angel" (Knab, 2008). Sie beobachtete, dass Bewohnerinnen eines Frauenhauses ihre Anliegen lieber bei informellen Begegnungen aussprachen. Die gleiche Diffusität und Offenheit gilt für die Pflege. Die meisten Menschen wollen keine Termine für ein Gespräch vereinbaren – insbesondere dann, wenn ihnen ihre Anliegen nicht aufschiebbar erscheinen (Schieron et al., 2020). Sie wollen ihre Gesprächspartnerinnen und Gesprächspartner selbst aussuchen. Sie suchen menschliche Begegnungen – auch außerhalb festgelegter Rollen. Hier zeigt sich, dass die reine Übertragung von Konzepten aus anderen Beratungs- und Gesprächssettings auf die berufliche Pflege oft nicht hilfreich ist.

Merkmal: ad-hoc-Charakter

Eine weitere Besonderheit ist der ad-hoc-Charakter von Gesprächen in der Pflegepraxis. Die Beteiligten haben sich nicht expliziert zu einem Gespräch vereinbart. Eine Gesprächsanfrage kommt oft plötzlich – meistens während berufliche Pflegende einer anderen Aufgabe im Zimmer oder auf dem Flur nachkommen (Schieron, 2021a). Solche Gespräche beginnen oft unverfänglich über eine unmittelbare körperliche Beschwerde. Im Gesprächsverlauf tun sich dann auch schwierige Themen auf, z. B. Verzweiflung über die eigene Situation. Die Ratsuchenden testen dabei vielfach an, ob ihr Gesprächsbedarf von den beruflich Pflegenden aufgegriffen wird. Der Übergang von Alltags- zu Beratungsgesprächen ist dabei oft fließend.

Auch wird deutlich, dass Patientinnen und Patienten die Situation und die Person für ein Gespräch selbst definieren. Im Kontext beruflicher Beratung ist kaum ein höherer Freiheitsgrad für Ratsuchende denkbar. Sie haben Vertrauen zu den Pflegenden. In einem Projekt konnte gezeigt werden, dass besonders im Nachtdienst Gespräche zu Pflegenden gesucht werden (Bartholomeyczik et al., 1992). Für die Pflegenden ist in solchen Situationen wichtig, den Gesprächsbedarf zu erkennen. Und wenn diesem akut wegen anderer Notwendigkeiten nicht nachgegangen werden kann, zu einem späteren Zeitpunkt wieder darauf zurückzukommen.

Merkmal: Themenvielfalt
Typisch für die Kommunikation in der Pflege ist auch das außerordentliche Themenspektrum. Es kann um eher einfach zu klärende Dinge wie das Einnehmen eines Abführmittels gehen. Die Pflegenden werden aber auch zu komplexen Themen wie einem mangelnden Lebenswillen oder die Übersiedlung des Partners oder der Partnerin in ein Heim angesprochen (Abt-Zegelin, 2009b). Tausende von Inhalten sind möglich. Sie betreffen ganze Lebenswelten und haben existenzielle Folgen – anders als beim Autokauf oder der Beratung in einer Apotheke. Die Wechsel zwischen einem reinen Informationsgespräch mit einer Patientin und einer tiefergehenden Beratung mit einem anderen Patienten, aber auch der Übergang von einem zum anderen innerhalb einer Situation kommt in der Pflege häufig vor. Dies erfordert Flexibilität und Belastbarkeit aufseiten der Pflegenden.

1.2 Pflegesettings – Chancen und Probleme

Krankenhäuser sind „Angstmaschinen". Kranke Menschen, die stationär in Krankenhäuser aufgenommen werden, befinden sich allein aufgrund dessen in einer Ausnahmesituation. Nach der Diagnosestellung oder vor einer Operation wird dies oftmals zusätzlich emotional verstärkt. Sie sind verletzlich, suchen das Gespräch. Niemand geht heute aus banalen Gründen in eine Klinik. Für ältere Menschen sind Krankenhäuser häufig gar gefährliche Orte. Es gibt dort zahlreiche Risiken wie Krankenhausinfektionen oder eine erschwerte Orientierung. Und auch Menschen in Pflegeeinrichtungen und in der ambulanten Pflege verspüren aufgrund ihrer Lebenssituation Unsicherheiten oder Krisen.

Pflegende äußern häufig, dass sie den Auftrag zu Mitgefühl und menschlicher Begleitung spüren – sie müssen oft situativ reagieren. Patientinnen und Patienten fragen nach dem Sinn, wenden sich an höhere Mächte und bringen spirituelle Gedanken in die Gespräche ein. Sie nehmen sich vielleicht vor, etwas in ihrem Leben zu ändern und wenden sich wegen Rat und Unterstützung an die Pflegenden. Die gesamte Lebensgeschichte der Betroffenen kann in solchen Gesprächen mitschwingen. Pflegende können solche Gespräche nicht ignorieren und müssen darauf reagieren – auch wenn es sie manchmal zu überfordern scheint. Ihnen steht eigentlich ein großes Handlungsrepertoire zur Verfügung. Eventuell kann zunächst eine fürsorgliche Alltagshandlung („Ich bringe Ihnen erstmal einen Tee.") oder eine Berührung für einen Moment emotionaler Entspannung und Ruhe sorgen. Das Ignorieren, Herabspielen oder Nicht-Ernst-Nehmen („Ach, das wird schon wieder!") solch existenzieller Ängste und Sorgen sind bestenfalls als *ungünstig* und schlimmstenfalls als *kontraproduktiv* für den gesamten Betreuungsprozess zu betrachten. Eine gute Begleitung kann Patientinnen und Patienten emotional stützen und Komplikationsraten senken (Köpper, 2021). Und auch die Gestaltung einer zufriedenstellenden späteren Lebenssituation kann so angebahnt werden. Diese Chance wird in der Akutsituation im Krankenhaus jedoch kaum genutzt. Die Versorgung hilfe- und pflegebedürftiger Menschen erscheint zunehmend industrialisiert und durch ökonomische Aspekte geprägt. Die Wahrung der Würde und eine individuelle Begleitung bleiben dabei häufig auf der Strecke. Auch viele Pflegende leiden darunter. Sie werden unzufrieden und manchmal sogar selbst krank.

In den letzten Jahrzehnten sind auch in Deutschland spezifische Berufsrollen für Pflegende entstanden. Früher wurden diese Spezialisierungen über Weiterbildungen erworben, heute ist dafür häufig ein Studium notwendig. So gibt es beispielsweise schon länger Spezialistinnen und Spezialisten für die Stoma- oder Diabetesberatung sowie für die Wund-, Schmerz- oder Kontinenzberatung. Pflegende arbeiten in der Schwangerenberatung oder auch in Stillzentren (Lusebrink, 2021). Im onkologischen Bereich gibt es mehrere Spezialisierungen in der Pflege, z. B. die Breast Care Nurse (Marquard et al., 2020). Advanced Nursing Practice (ANP) ist ein Modell, das im Ausland sehr verbreitet ist und auch in Deutschland zunehmend etabliert wird. Der Begriff bezeichnet beruflich Pflegende, die zusätzlich zu ihrer Grundausbildung einen Studienabschluss auf Masterniveau erworben haben. Sie arbeiten zumeist zu klar umgrenzten Themenbereichen, z. B. in ganz spezifischen Klienten- bzw. Diagnosefeldern (Herzinsuffizienz, COPD, Demenzberatung u. a. m.). In all diesen Tätigkeiten ist das Handlungsfeld Beratung ausdrücklich vorgesehen. Insofern sind für diese Pflegexpertinnen und Pflegeexperten Gespräche und Beratungen ausdrücklich Teil ihrer beruflichen Tätigkeit (Schieron, 2021b).

Durch die Einführung der sozialen Pflegeversicherung in Deutschland wurden einige Tätigkeiten der *sprechenden Pflege* gefördert. So werden beispielsweise Pflegekurse in Form von Gruppenkursen oder häuslichen individuellen Schulungen gewünscht und finanziert (Schieron, 2021c). Überhaupt ist das in 1995 in Kraft getretene Pflegeversicherungsgesetz (SGB XI, 1994) das erste Gesetzeswerk in Deutschland, in dem Beratung als explizite Aufgabe der Pflege aufgeführt wurde (§ 37 Abs. 3 SGB XI). Und diese Aufgabe wird nicht nur benannt, sondern erstmals auch explizit vergütet. In spätere Aktualisierungen des SGB XI wurde dann auch der Begriff „Pflegeberatung" als verpflichtende Leistung der Pflegekassen (§ 7a SGB XI) aufgenommen. Leider werden die Beratungen im Kontext der Pflegeversicherung häufig als rein organisatorisch-rechtliche Beratungen zu Leistungen nach dem SGB XI durchgeführt (Wolff et al., 2023). Dies gilt ebenfalls leider häufig auch für Beratungen durch Pflegende in ambulanten Pflegediensten oder in Pflegeberatungsbüros. Wenn dann ein diffuser und vielfältiger Hilfebedarf auf Seiten der Pflegebedürftigen und ihrer Angehörigen auf standardisierte Angebote der Kostenträger trifft, werden zumeist nur wenige Bedarfe der Ratsuchenden bearbeitet. Hinzu kommt, dass Pflegeberatung nach § 7a SGB XI nicht nur Pflegenden vorbehalten ist. Sie kann und wird auch von Angehörigen anderer Berufsgruppen wie Sozialarbeiterinnen und Sozialarbeitern oder Sozialversicherungsfachangestellten durchgeführt. Pflegeberatung im hier beschriebenen Sinne wird im vorliegenden Buch nicht weiter betrachtet.

Insgesamt haben sich die Beratungstätigkeiten in der Pflege sehr stark ausdifferenziert. Pflegende sind nicht mehr nur im Krankenhaus, im Pflegeheim oder bei einem ambulanten Pflegedienst tätig. Sie arbeiten bei Krankenversicherungen und Pflegekassen, im Sanitätsfachhandel oder in der kommunalen Pflege-, Senioren- und Wohnberatung. In all diesen Berufsrollen ist viel Zeit für Beratung vorgesehen. Oftmals ist Beratung hier sogar die Haupttätigkeit. Die Beratenden verfügen in der Regel über Räumlichkeiten für ungestörte Gespräche können über Terminvereinbarungen ausreichend Zeit für die einzelnen Ratsuchenden einplanen.

Dennoch liegt das größte Feld der Beratung allerdings immer noch in der Praxis am Krankenhausbett, im Wohnbereich eines Heimes sowie in den Wohnungen häuslich versorgter Personen. Hier werden die meisten ad-hoc-Anfragen an Pflegende gerichtet. Und auch die Expertenstandards für die Pflege fordern Beratung, Schulung und Information gerade in diesen pflegepraktischen Settings ein.

Doch gerade hier scheint noch viel mehr möglich. Eine weitreichende Implementierung des Primary-Nursing-Konzeptes wäre hier z. B. hilfreich. Das Konzept ordnet einer kleinen Gruppe von zu versorgenden Menschen eine verantwortliche Pflegefachperson zu. So entsteht in der Regel eine persönliche Beziehung zwischen den Beteiligten. Auf dieser Basis sieht das Konzept auch viele Gespräche zwischen den versorgenden und den versorgten Personen vor (Deutsches Netzwerk Primary Nursing im DBfK, 2019).

Überhaupt steht das „zarte Pflänzchen" Beratung in der Pflege noch vor einigen Schwierigkeiten. So wird es vor einer breiten und tiefen Rezeption im Hauptfeld der Pflegepraxis häufig von partiellen Interessen okkupiert. Dies können von Seiten der Kostenträger vorgegebene Beratungsinhalte oder Anforderungen der Evidenzbasierung sein.

Aber es zeigen sich auch ganz praktische Probleme im täglichen Tun. So sind oft mehrere Pflegende in Gespräche mit Patientinnen und Patienten zum selben Thema involviert, ohne dass sich darüber ausgetauscht wird. Es ist möglich, dass den Ratsuchenden völlig unterschiedliche Perspektiven angeboten werden. Gesprächsinhalte werden nicht dokumentiert, entsprechende Kategorien sind in der Software kaum vorgesehen. Auch werden Gesprächsinhalte kaum in Dienstübergaben mitgeteilt (Zegelin, 1998).

In den meisten Pflegesettings fehlen gezielte Rückmeldungen zum eigenen Gesprächsverhalten der Pflegenden, etwa durch kollegiale Beratung oder Supervision.

Manche Pflegende scheuen die Einlassung auf die Ratsuchenden, weil sie ahnen, dass es Zeit kostet oder in Überforderung enden könnte. In solchen Fällen müsste vermittelt werden, dass zu einer professionellen Haltung gehört, den Ratsuchenden zu begegnen, sich aber selbst nicht zu verlieren. In der Regel fragen Pflegende im Krankenhaus beim abendlichen Durchgang durch die Zimmer danach, ob die Patientinnen und Patienten noch etwas benötigen. Dabei geht es dann meistens um Medikamente. Sie haben dennoch den Eindruck, dass sowohl die Patientinnen und Patienten als auch sie selbst wissen, dass es eigentlich um etwas Anderes gehe, dieses Andere aber oft nicht möglich sei (Bartholomeyczik et al., 1992).

1.3 Wohin es gehen soll ...

In Aus- und Weiterbildungen sowie in Pflege-Studiengängen werden beliebige Konzepte der Beratung vorgetragen. In Büchern für Pflegende werden humanistische Theorien, gerne aus der klientenzentrierten Gesprächspsychotherapie, herangezogen. Es geht um Kommunikation – zum Beispiel um die Axiome von Watzlawick und Mitautoren (2017) und bestenfalls auch um Schulz von Thun (2014). Vereinzelt kommen sogar psychoanalytische Ansätze vor. Immer wieder wird auf verhaltensorientierte kurz-therapeutische Verfahren aus der Medizin oder den Gesundheitswissenschaften zurückgegriffen – etwa auf die „Motivierende Gesprächsführung" (Jähne & Schulz, 2018).

Dabei scheint nicht beachtet zu werden, dass Beratungsgespräche in der praktischen Pflege in der Regel nicht in langen Prozessen erfolgen. Dass es beispielsweise keine vereinbarten Termine, detaillierte Auftragsklärungen und Zielformulierungen gibt. Die oftmals vorgenommene Unterscheidung in Fach- und Prozessberatung (Schieron, 2021d) greift hier nicht. Die Rahmenbedingungen sind insgesamt eher ungünstig. Bei Beratungsanfragen im Mehrbettzimmer können fremde Personen mithören. Störungen durch die Klingel sind sehr häufig. Zudem *reagieren* Pflegende in der Regel auf an sie gestellte Anfragen und machen eher selten eigene Gesprächsangebote. Stillere Ratsuchende, die eine Kontaktaufnahme vielleicht scheuen, obwohl auch sie Beratungsbedarf hätten, werden oft nicht erkannt. Eine Form zugehender Beratung scheint zu fehlen, eine Form zufälliger Beratung vorzuherrschen.

In allen bekannten Pflegetheorien sind zahlreiche Kategorien der „Seelenpflege“ zugeordnet. Dabei geht es um Kommunikation, um Sinnfindung, um Geschlechtsidentität, um Soziales. Im Resümee der jeweiligen Theorien scheinen diese Bereiche aber neben anderen Aspekten zu kurz zu kommen. Maslow (1981) zeigt in seiner Bedürfnishierarchie auf, dass die Basis bei der Sicherung körperlicher Interessen liegt. Zudem ist die Pflege bis heute in vielen Settings vielfach durch medizinische Gegebenheiten bestimmt. Es ist Krohwinkel (2007) zu verdanken, dass sie den Blick auf die Pflege um existenzielle Sorgen und soziale Lebensabsicherungen theoretisch (und praktisch) erweitert hat. Dennoch scheint es der Pflege in Ausbildung und Praxis immer noch an Bereicherungen aus der Psychologie und den Sozialwissenschaften zu fehlen.

Für das in diesem Buch zugrunde gelegte Beratungsverständnis gilt: Beratung in der Pflege geht immer von einem gemeinsamen und ergebnisoffenen Suchen nach Lösungen aus. Die Gespräche folgen den allgemeinen Regeln der Beratungs*kunst*. Dabei geht es darum, sich mit einer empathischen Grundhaltung und mittels aktiven Zuhörens auf die Ratsuchenden einzulassen. Die Pflegeberufe benötigen einen anwendungsorientierten Beratungsansatz, der zum pflegepraktischen Setting passt. Neben bestimmten Strategien (Werkzeugen) ist einerseits die Person der Beraterin, des Beraters und andererseits die Qualität der (Pflege-)Beziehung wichtig.

1.4 Literatur

Abt-Zegelin, A. (2009a). Gespräche sind Pflegehandlungen. *Die Schwester Der Pfleger, 48*(4), 221–224.

Abt-Zegelin, A. (2009b). Beratungsgespräche in der Pflege. *Beratung aktuell, 3*(9), 22–37.

Bartholomeyczik, S., Dieckhoff, T., Drerup, E., Korff, M., Krohwinkel, M., Müller, E., Sowinski, C. & Zegelin, A. (1992). Arbeitsbedingungen und Arbeitszufriedenheit von Pflegenden im Nachtdienst. *Pflege, 4*(3), 206–213.

Deutsches Netzwerk Primary Nursing im DBfK. (2019). *Primary Nursing – Muster des Gelingens.* Deutscher Berufsverband für Pflegeberufe (DBfK). https://www.dbfk.de/media/docs/newsroom/publikationen/Primary-Nursing-Muster-des-Gelingens_2019-07-15.pdf

Donner, D., Bamberger, G.G. & Abt-Zegelin, A. (2010). „Ich möchte Vertrauen können ...“ Beratungsgespräche in der Pflege Teil 4. *Die Schwester Der Pfleger, 49*(5), 438–443.

Hollstein-Brinkmann, H. & Knab, M. (2016). Beratung zwischen Tür und Angel – Beiträge zur Professionalisierung von Beratung in offenen Settings. In H. Hollstein-Brinkmann & M. Knab, *Beratung zwischen Tür und Angel* (S. 1–14). Springer VS.

Jähne, A. & Schulz, C. (2018). *Grundlagen der Motivierenden Gesprächsführung.* Junfermann.

Kirchner-Heklau, U., Meyer, G. & Fleischer, S. (2022). Was Patient_innen an Pflegequalität noch wichtig ist: Inhaltsanalyse einer offenen Frage in einem Online-Fragebogen. *Pflege, 35*(4), 207–214. https://doi.org/10.1024/1012-5302/a000875

Knab, M. (2008). Beratung zwischen Tür und Angel. *Beratung aktuell, 2*(8), 113–126.

Köpper, H. (2021). Messbar: Positive Effekte einer patientenorientierten Pflege. *Pflegezeitschrift, 74*(5), 9–11. https://doi.org/10.1007/s41906-021-1092-9

Krohwinkel, M. (2007). *Rehabilitierende Prozesspflege am Beispiel von Apoplexiekranken.* Hogrefe.

Lohse, T.H. (2020). *Das Kurzgespräch in Seelsorge und Beratung: Eine methodische Anleitung.* Vandenhoeck & Ruprecht. https://doi.org/10.13109/9783666620164

Lusebrink, C. (2021). Beratung und Schulung in der Hebammenarbeit. In M. Schieron, C. Büker & A. Zegelin, *Patientenedukation und Familienedukation in der Pflege* (S. 242–245). Hogrefe.

Marquard, S., Wiedemann, R., Biedermann, M. & Eicher, M. (2020). *Brustkrebs: Lehrbuch für Breast*

Care Nurses und Fachpersonen in der Onkologie (2. Aufl.). Hogrefe. https://doi.org/10.1024/85948-000

Maslow, A.H. (1981). *Motivation und Persönlichkeit.* Rowohlt.

McLeod, J. (2008). Outside the therapy room. *Therapy Today, 5*, 14–18.

Picker Institut. (2013). *Picker Report 2013: Zentrale Faktoren der Patienten- und Mitarbeiterzufriedenheit – Kurzversion.* https://www.forum-gesundheitspolitik.de/dossier/PDF/picker_kurz.pdf

Schieron, M. (2021a). Besonderheiten der Beratung in der Pflege. In M. Schieron, C. Büker & A. Zegelin (Hrsg.), *Patientenedukation und Familienedukation in der Pflege* (S. 167–169). Hogrefe.

Schieron, M. (2021b). Advanced Practice Nursing (APN). In M. Schieron, C. Büker & A. Zegelin (Hrsg.), *Patientenedukation und Familienedukation in der Pflege* (S. 215–216). Hogrefe.

Schieron, M. (2021c). Pflegebezogene Edukation im Rahmen des SGB XI. In M. Schieron, C. Büker & A. Zegelin (Hrsg.), *Patientenedukation und Familienedukation in der Pflege* (S. 260–263). Hogrefe.

Schieron, M. (2021d). Experten-, Fach-, Prozess- und Komplementärberatung. In M. Schieron, C. Büker & A. Zegelin (Hrsg.), *Patientenedukation und Familienedukation in der Pflege* (S. 176–177). Hogrefe.

Schieron, M., Sunder, N. & Büker, C. (2020). Kurzgespräche – „Kostbarkeiten im Pflegealltag". *Pflegewissenschaft, 1*(2020), 61–67.

Schulz von Thun, F. (2014). *Miteinander reden.* Bde 1–4. Rowohlt.

SGB XI (1994). *SGB XI.* https://www.gesetze-im-internet.de/sgb_11/BJNR101500994.html

Watzlawick, P., Beavin, J.H. & Jackson, D.D. (2017). *Menschliche Kommunikation* (13. Aufl.). Hogrefe. https://doi.org/10.1024/85745-000

Wolff, J.K., Pflug, C., Meier, D., Roll, P., Dehl, T., Topalov, L. & Nolting, H.-D. (2023). *Evaluation der Pflegeberatung und der Pflegeberatungsstrukturen gemäß der gesetzlichen Berichtspflicht nach § 7a Abs. 9 SGB XI.* GKV-Spitzenverband. https://www.gkv-spitzenverband.de/media/dokumente/pflegeversicherung/beratung_und_betreuung/pflegeberatung/20230622_IGES_Abschlussbericht_Evaluation_Pflegeberatung.pdf

Zegelin, A. (1998). Die Übergabe – ein überflüssiges Relikt? *Heilberufe, 49*(1), 22–25.

Zozman, M. & Stocker, R. (2024). Zusammenhang der Patientenzufriedenheit mit der Anwesenheitszeit Pflegender am Patientenbett: Eine prospektive Beobachtungsstudie. *Pflege, 37*(5), 246–255. https://doi.org/10.1024/1012-5302/a000951

Weiterführende Literatur

Schieron, M., Büker, C. & Zegelin, A. (2021). *Patientenedukation und Familienedukation in der Pflege.* Hogrefe. https://doi.org/10.1024/86041-000

2
Entwicklung der Wittener Werkzeuge

Angelika Zegelin

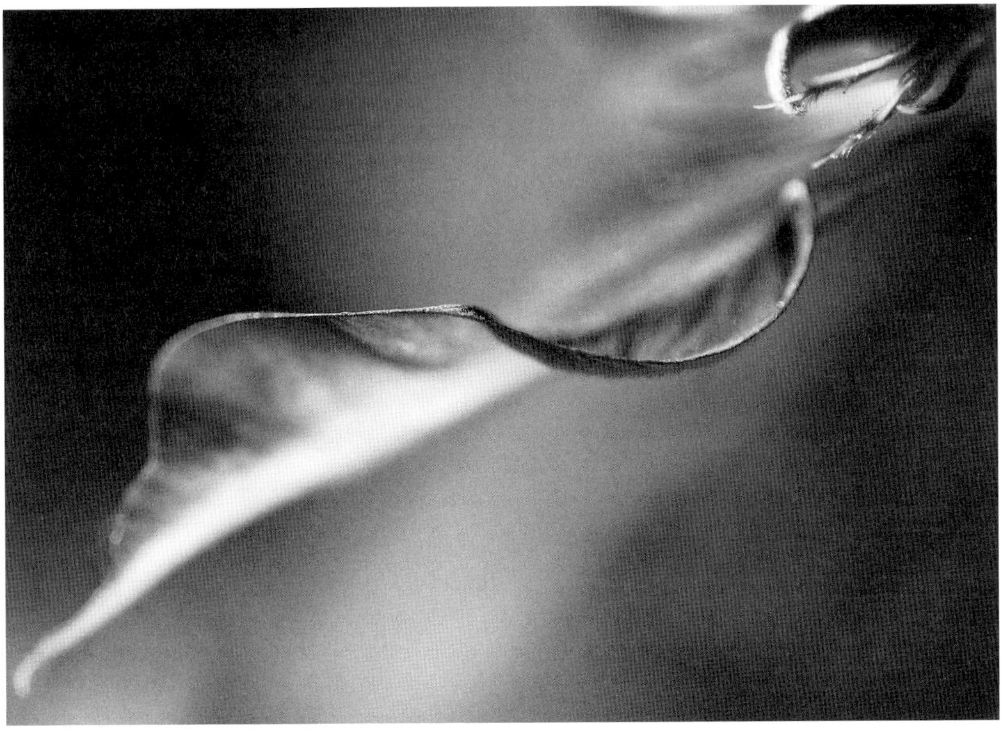

Dieses Kapitel ist ein persönlicher Bericht von Angelika Zegelin, der die Entwicklung der Wittener Werkzeuge beschreibt.

Die pflegewissenschaftlichen Studiengänge an der Universität Witten/Herdecke (UWH) starteten Mitte der 1990er Jahre. Von Beginn an wurden psychologisch-pädagogische Aspekte hier mit Pflegearbeit verbunden und entsprechende Lehr-Angebote aufgestellt. Ausschlaggebend war u.a. der Aufbau der ersten Patienten-Informations-Zentren nach einem Modell aus Boston, USA (Zegelin, 1997) durch Pflegende in Deutschland. Dazu wurde eine Arbeitsgruppe (AG) aus Studierenden sowie Vertreterinnen und Vertretern aus der Pflegepraxis eingerichtet. Diese *AG Patientenedukation* bestand über 20 Jahre mit wechselnden Teilnehmenden und unterschiedlichen thematischen Schwerpunktlegungen. Nicht wenige Studierende schrieben ihre Abschlussarbeiten in diesem Feld. Später wurden unabhängig von der UWH ein Verein – das *Netzwerk Patienten- und Familienedukation in der Pflege e.V.* (www.patientenedukation.de) – und die *Sektion Beraten, Informieren, Schulen (BIS)* innerhalb der Deutschen Gesellschaft für Pflegewissenschaft e.V. gegründet. Es wurden Fachtagungen durchgeführt, Projektanträge gestellt, ein Fernlehrgang zur pflegebezogenen Patientenedukation entwickelt und viele Artikel für Fachzeitschriften geschrieben.

Zunächst beschäftigte sich die *AG Patientenedukation* insbesondere mit Informations-Formaten und Schulungskonzepten, mit Theorien und Outcome-Messungen und überhaupt mit Gesprächen in der Pflege und ihrer Dokumentation. Ab 2011 stand ein aufwändiges studentisches Projekt in einer kooperierenden Klinik im Mittelpunkt. Dabei ging es um die Erfassung von Pflegegesprächen im Krankenhaus – es zeigte sich insbesondere große Gesprächsarmut. Das bedeutet, es gab insgesamt wenig Gespräche und wenig Inhalte. Zudem wurde deutlich, dass es häufig dem Zufall überlassen bleibt, ob und zwischen wem Gespräche überhaupt zustande kommen.

Im Rahmen meiner Arbeiten zur Pflegedokumentation hospitierte ich oft bei Übergaben auf einer Palliativstation. Auch hier zeigte sich, dass Gespräche im Dienstalltag und in der Dokumentation keine wesentliche Rolle spielen. Einmal berichtete eine Pflegende mündlich, dass sie stundenlang damit beschäftigt war, die zerstrittene Familie einer Sterbenden zu moderieren. Es ging darum, ob und zu wem die palliative Patientin noch für die letzten Tage verlegt werden könnte. Schriftlich wurden diese Situation und die hochkomplexe Tätigkeit der Pflegenden jedoch nicht dokumentiert. Anders gesagt: Es blieb auf Dauer darüber nichts bekannt.

Eine weitere Tätigkeit in der *AG Patientenedukation* bestand darin, zahlreiche Texte zum Thema Beratung zu sichten und eine Übersicht zu Definitionen usw. zu erstellen. So stand bald auch die Suche nach einem eigenen, pflegespezifischen Beratungsansatz im Raum. Dies war damit verbunden, eine bekannte Mentorin, einen bekannten Mentoren aus dem Beratungsfeld für die Mitarbeit zu gewinnen. Nach einigen Fehlschlägen bei der Kontaktaufnahme zu verschiedenen Personen („Ist das denn überhaupt Beratung, was die Pflegenden da machen?") beschäftigten wir uns mit der *Lösungsorientierten Beratung* nach G.G. Bamberger. Dessen Buch dazu erschien erstmals 1999 und liegt nun bereits in der 7. Auflage vor (Bamberger, 2025). Bamberger zieht verschiedene theoretische Modelle heran. Er beruft sich auf die Grundzüge der systemischen Therapie und verankert sich bei der Kurztherapie von Steve de Shazer (1989) – alles in einem praxisnahen Ansatz.

Er schätzt die Beratung während gemeinsamer Spaziergänge und hat den *Coach-Walk* (www.coachwalk.de) erfunden. Ähnliches beschreibt auch Knab (2008), die Bewegung als gute Grundlage für eine *Begegnung auf Augenhöhe* betrachtet.

Nach einer ersten Kontaktaufnahme meinerseits lud Herr Bamberger mich nach Tübingen ein. In ersten Gesprächen entstand gegenseitiges Interesse an einer Zusammenarbeit. In einer ersten Mail vom Juli 2008 zeigte er *achtsames Hinhören*, *sensibles Verstehen* und *liebevolle Wertschätzung* als wesentliche Elemente einer lösungsorientierten Beratung auf. Es wurde aber auch klar, dass Lösungsorientierung nicht generell auf die unterschiedlichen Pflegesettings übertragbar ist. Herr Bamberger war bereit, sich in die Gegebenheiten der Pflege einzudenken. Er empfand die zeitlichen Begrenzungen der Pflege-Interaktionen eher als Chance, denn als Problem. Es folgten viele Treffen mit der achtköpfigen Arbeitsgruppe – Herr Bamberger erhielt einen Lehrauftrag vom Institut für Pflegewissenschaft an der UWH. Alle Beteiligten engagierten sich stark und mit hohem zeitlichem Aufwand. Im Laufe der Jahre lernten wir viel über eine deutliche Ressourcenorientierung und über die Ansätze der positiven Psychologie. Bambergers Arbeit fußt auf humanistischen Grundlagen.

2.1 Die Werkzeug-Idee

Zunächst studierte die Arbeitsgruppe gemeinsam mit Bamberger Beratungssituationen und überlegte: „Was findet hier statt?". Orientierend dazu waren die fünf Sinnesmodalitäten des Sehens, Hörens, Sprechens, Fühlen und Handelns. Bamberger orientierte sich dabei an Satir (2018). Sie sprach vom Sehen, Hören, Verstehen und Berühren.

Diesen Kategorien wurden dann zunächst Begriffe und später Konzepte zugeordnet. Alle Mitglieder der Arbeitsgruppe recherchierten Inhalte und fertigten Konzeptanalysen an. Darauf aufbauend wurden mit Fokus auf die Patientinnen und Patienten *(PatientCare)* folgende Konzepte beschrieben:

- Achtsamkeit
- Einlassung
- Mitgefühl
- Ermutigung
- Berührung.

Die ersten vier Konzepte finden sich in vielfältiger Weise auch in anderen Beratungsansätzen – sie sind bekannt. Für die Pflege spezifisch ist das Element *Berührung*. Pflegerische Praxis ist ohne Berührung kaum denkbar. Berührung ist in der Regel wesentlicher Bestandteil des täglichen Tuns. Bezogen auf die Interaktion mit Patienten und Patientinnen ist Berührung in der Pflege im Gegensatz zu anderen Beratungsberufen fast exklusiv. Bamberger zeigte immer wieder auf, wie leicht doch Pflegende durch Berührung die Begleitung eines anderen Menschen beginnen können. Berührung versteht sich dabei sowohl körperlich als auch seelisch.

Hier geschah etwas Interessantes: Durch solche Rückmeldungen wurde klar, dass beruflich Pflegende trotz enger Rahmenbedingungen Großartiges leisten können. Bisher dahin wurden Gespräche in der Pflege immer als eher defizitär empfunden, weil die theoretischen Entwürfe der pädagogisch-psychologischen Beratungsberufe für die Pflege nicht passten.

Die zu den Kategorien gesichtete Literatur machte deutlich, dass die einzelnen Konzepte sich überlappen, parallel laufen. Die Arbeitsgruppe konnte jedoch in vielen Sitzungen die jeweiligen Besonderheiten in der pflegerischen Begegnung diskutieren und immer greifbarer machen. So entstand allmählich ein *Werkzeug-Ansatz*. Ein solcher Ansatz sollte einen individuellen und flexiblen Einsatz der einzelnen Werkzeuge ermöglichen. Der Begriff *Werkzeug* selbst wurde ebenfalls lange diskutiert. Letztlich schien er aber geeignet, der Vielfalt pflegerischer Beratungssituationen gerecht zu werden und die Auswahl einzelner Konzepte trotz inhaltlicher Überlappungen zu erlauben. Unsere Arbeitsgruppe definierte *Werkzeug* folgendermaßen: „Ein Werkzeug ist ein Mittel, zum Beispiel ein Gegenstand wie eine Zange oder eine Spritze, eine Strategie wie Berührung oder empathisches Verhalten. Werkzeuge benutzt man, um eine Arbeit leichter oder überhaupt machen zu können." In der Tat wurden die ersten Artikel oder Poster zu den Wittener Werkzeugen tatsächlich mit einer Werkzeugkiste bebildert.

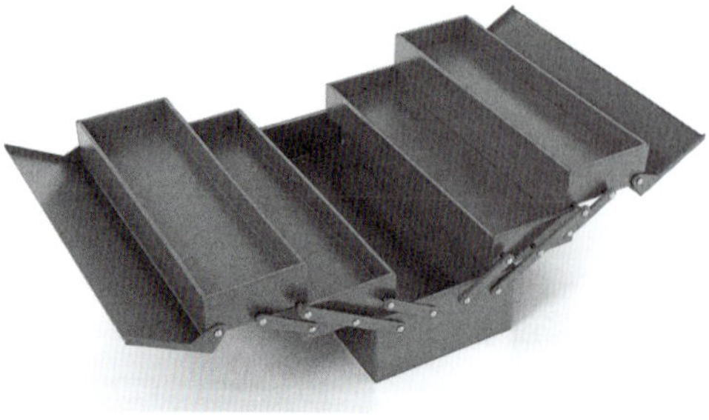

Abbildung 2-1: Werkzeugkiste als Symbol für das Selbstkonzept der Beratenden (Quelle: Getty Images, adventtr)

Eine Kiste – dargestellt in **Abbildung 2-1** – selbst könnte das Selbstkonzept des Beratenden darstellen.

Oft wird gesagt: „Wenn das einzige vorhandene Werkzeug ein Hammer ist, neigt man dazu, jedes Problem als Nagel zu betrachten." Dies verdeutlicht, dass es zumeist verschiedene Werkzeuge braucht, um Probleme wirklich lösen können. Viele Pflegende nutzen die von uns beschriebenen Werkzeuge schon intuitiv. Durch die Entwicklung unseres Ansatzes soll jedoch ein bewusster Umgang mit den Werkzeugen trainiert werden können. Bamberger wies aber immer wieder darauf hin, dass sich die Beratenden allerdings jedes Element selbst aneignen müssen. Auch müsse jedes Element in einem gewissen Maße an die eigene Person angepasst werden. Ebenso sei auch die Idee von Lieblingswerkzeugen der einzelnen Beratenden durchaus legitim. „Ziel des Einsatzes der Wittener Werkzeuge ist es, eine Beratungssituation als hilfreiche Begegnung für beide, also Pflegende und Patienten, zu gestalten" (Rust & Olsen, 2013, S. 29).

2.2 Selbstpflege als Teil des Ansatzes

Es war auch Bamberger, der darauf gedrängt hat, den Beratungsansatz nicht nur auf die Patientinnen und Patienten auszurichten, sondern sich ebenfalls mit der Selbstpflege der Beratenden zu beschäftigten. Jedes Werkzeug sollte auch für die Beratenden selbst zugänglich gemacht werden. Dies bedeutet, dass jedem Werkzeug für die Unterstützung der Patientinnen und Patienten ein Werkzeug für die entsprechende Selbstpflege der Pflegenden zur Seite gestellt wird. Dies wird als *Anwendungsentsprechung* bezeichnet.

Anfangs waren diese Überlegungen der Gruppe fremd. Es herrschte ein Selbstverständnis von Pflegenden vor, die dazu ausgebildet sind, stets „Zuwendung zu verströmen" und für sich eher wenig beanspruchen. Allmählich wurde aber deutlich, dass die wesentliche Hilfsquelle in Interaktionssituationen die Person der Beratenden *selbst* ist – mit ihrer ganzen Geschichte und Gestimmtheit. Nicht umsonst achten professionelle Beraterinnen und Berater sehr auf ihre Selbstaktualisierung (Rogers, 1983). Klientinnen und Klienten in der Beratung merken sehr schnell, ob ein Eingehen auf ihre Situation ernst gemeint oder nur aufgesetzt ist. In Leidenssituationen haben sie Anspruch auf eine ungeteilte Gegenwart der helfenden Person. Es wurde schnell klar, dass PatientCare nur auf der Basis von SelfCare realisiert werden kann. Zu Beginn gab es auch Vorbehalte gegen diese englischsprachigen Bezeichnungen. Bamberger konnte uns aber überzeugen, dass in der Psychologie solche Formulierungen oft griffiger sind.

Ständige Interaktionsarbeit fordert Pflegende. Sie können unter emotionalen Stress geraten und gleichgültiger werden. Kersting (2022) beschreibt dies als „Coolout". Selbstsorge kommt in der Pflege oft zu kurz. Es fehlt vielfach an Solidarität, an Teilhabe, an Mut und auch an einem Ausgleich. Ziel der Wittener Werkzeuge ist es also, auch ein Angebot an die Pflegenden selbst zu sein.

Zunächst wurden die bereits entwickelten Werkzeuge des PatientCare einfach mit dem Begriff *Selbst* versehen. SelfCare bestand also anfänglich aus Werkzeugen wie Selbst-Achtsamkeit oder Selbst-Einlassung. Auch diese Be-

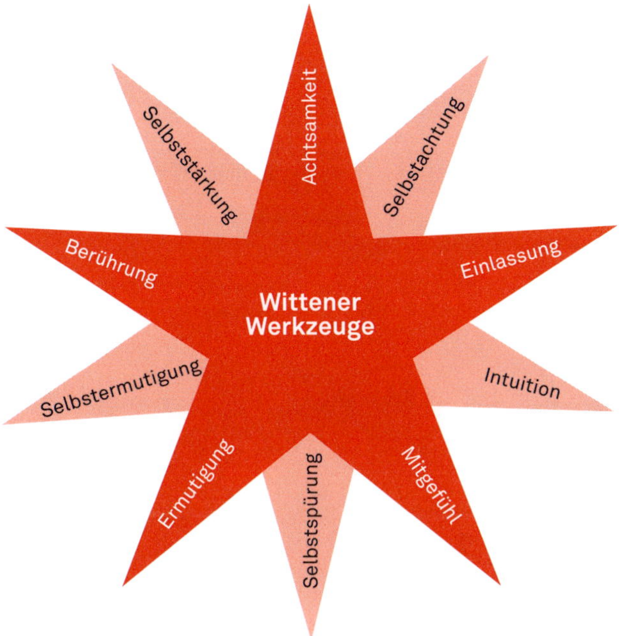

Abbildung 2-2: Wittener Stern (Quelle: Schieron, 2024, S. 68).

zeichnungen wurden intensiv diskutiert und es wurde weiter recherchiert. Im Laufe der Entwicklung des Ansatzes veränderten wir die Begriffe mehrmals. So hieß die SelfCare-Entsprechung zur Achtsamkeit zunächst Introspektion, die Self-Care-Ermutigung zuerst Resourcing. Von Anfang an war jedoch klar, dass hier etwas Passendes entstehen sollte, *von Pflegenden für Pflegende*. Letztlich wurden dann aber, auch passend für die Sinnesmodalitäten, folgende Begriffe für die SelfCare-Werkzeuge gewählt:

- Selbstachtung
- Intuition
- Selbst-Spürung
- Selbstermutigung
- Selbststärkung.

So entstanden langsam die zehn Kategorien des „Wittener Sterns", der alle zehn Werkzeuge des PatientCare und des SelfCare bildlich darstellt. **Abbildung 2-2** zeigt den Wittener Stern.

2.3 Grundsätzliche Orientierungen

Bei den Wittener Werkzeugen geht es um Fertigkeiten und Haltungen, die es beruflich Pflegenden ermöglichen sollen, die Kommunikation mit Patientinnen und Patienten, Angehörigen und anderen Personen in einer förderlichen Art und Weise zu gestalten. Die relevanten Haltungen leiten sich dabei aus einem humanistischen Menschenbild ab. Sich daran zu orientieren bedeutet, die andere Person als autonomes, selbstverwirklichendes sowie sinn- und zielorientiertes Individuum zu sehen und zu respektieren. Ausführlich thematisiert sind diese Aspekte im Programm der Humanistischen Psychologie (Quitmann, 1996). Die von C.R. Rogers (1983) beschriebenen Elemente *Wertschätzung*, *Echtheit* und *Empathie* ziehen sich durch die Wittener Werkzeuge.

Zugleich ist in der konkreten Interaktion von Pflegenden mit Patientinnen und Patienten eine besondere Haltung der Verbundenheit handlungsleitend – nämlich Solidarität. Gemeint ist hier ein konkretes Sich-umeinander-Kümmern, Sich-gegenseitig-Mut-machen und Hoffnung-schenken sowie Vertrauen in die Überzeugung, dass man gemeinsam etwas zum Guten wenden kann.

Aus einer solch humanistischen und solidarischen Grundhaltung heraus können Pflegende spezifische Beziehungsangebote machen, die besonders geeignet sind, um in eine unterstützende Kommunikation zu treten. Zugleich wird der Patient, die Patientin implizit zu einem analogen Verhalten sich selbst gegenüber angeregt. In diesem Zirkel aus Aktion und Reaktion gilt dann, was Paracelsus so formuliert haben soll: „Der Mensch ist die beste Medizin für den Menschen".

Es mag Einwände dagegen geben. Häufig wird gesagt, dass zu intensiver Kommunikation mit Patientinnen, Patienten und Angehörigen die Zeit fehle. Ja, es stimmt, Beratung kostet Zeit. Sie geht immer mit einer gewissen Verlangsamung einher. So wirkt es jedenfalls auf den ersten Blick. Es gibt jedoch eine Zeit nach dem *ersten Blick*. Und da stellt sich die Frage, ob die Effekte, die eine menschenwürdige Pflege ermöglichen, wirklich überflüssig oder aufgrund ihrer Zeitintensivität verzichtbar sind. Zudem werden leidende Menschen immer wieder Hilfe einfordern. Wenn dies über Kommunikation nicht geht, finden sie andere Mittel und Methoden, um auf sich aufmerksam zu machen.

Die erarbeiteten Inhalte wurden mit lange bekannten Konzepten abgeglichen, etwa mit Aussagen über *Caring*. Dabei handelt es sich um eine Haltung des sich Kümmerns, der Fürsorge (Watson, 1996). Sie gilt grundsätzlich für viele Berufsgruppen, ist aber für die Pflege essenziell. Patienten, Patientinnen und Angehörige erwarten Zuwendung. Die Pflegeberufe können im Sinne von *Comfort* (Kolcaba, 2014) auch körperliche Angebote der Linderung machen, etwa durch Berührung oder Erfrischung. Zudem sichtete die Gruppe nochmals die grundsätzlichen Kommunikationsarbeiten von Watzlawick et al. (2017). Und auch das *4-Ohren-Modell* von Schulz von Thun (2014) wurde thematisiert.

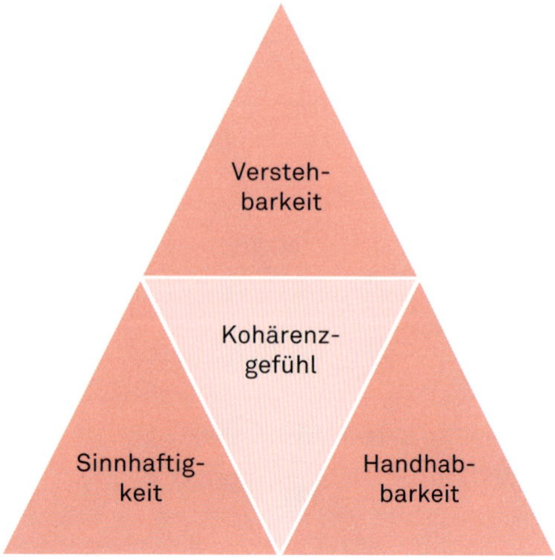

Abbildung 2-3: Kohärenzgefühl (Quelle: Schieron, 2024, S. 80)

Beide Ansätze wurden später auch in den entwickelten und durchgeführten Seminaren empfohlen.

In den Wittener Werkzeugen gibt es auch viele Parallelen zu den Arbeiten von Antonovsky zur Salutogenese (Antonovsky, 1997). Das *Kohärenzgefühl* mit seinen Elementen *Sinnhaftigkeit*, *Verstehbarkeit* und *Handhabbarkeit* – wie hier in **Abbildung 2-3** von Martin Schieron (2024) dargestellt – taucht in allen Werkzeugen auf. Gute Beratung hat immer zum Ziel, das Kohärenzgefühl zu stärken.

Günter Bamberger thematisierte auch die *Positive Psychologie*. Dort geht es u.a. darum, seelische Ressourcen zu identifizieren. Menschen soll Wohlbefinden und Stärke ermöglicht werden, statt ausschließlich ihre Probleme zu fokussieren. Der US-Psychologe Martin Seligman als prominenter Vertreter der *Positiven Psychologie* beschreibt mit seinem *PERMA-Modell* fünf förderliche Bedingungen für Wohlbefinden (Seligman, 2015):

- **P**-Positive Gefühle
- **E**-Engagement
- **R**-Beziehung (Relations)
- **M**-Sinn (Meaning)
- **A**-Zielorientierung (Accomplishment).

Die Orientierung an solchen Bedingungen zieht sich durch die gesamte Konzeption der Wittener Werkzeuge.

2.4 Denken, Fühlen, Handeln

Alles hängt von unseren Stimmungen ab – der Begriff *Stimmungsmanagement* ist populär geworden. Immer wieder wurden in der Arbeitsgruppe auch Ergebnisse der Neurowissenschaften diskutiert. Gedanken, Gefühle, Körperreaktionen und Verhalten hängen eng zusammen. Das frühere Verständnis von Psychosomatik ist überaus erweitert worden. Placebo-Forschung oder Erkenntnisse über Sich-selbst-erfüllende-Prophezeiungen zeigen die Richtung (Maly-Samiralow, 2014). Eigentlich ist dies eine hervorragende Basis für pflegerisches Wirken: Beachtung und Wertschätzung (auch in kurzer Zeit) können Positives auslösen. Leider fehlen dazu Studien im Pflegefeld.

Offenbar ist die Bedeutung von Gefühlen enorm. Forschungsergebnisse zeigen inzwischen, dass fast alle Prozesse im menschlichen Hirn über Gefühle laufen, der Verstand ordnet sich nach. Unsere Erfahrungen werden vor allem über Gefühle abgespeichert, durch Transmittercocktails und neuronale Netze – davon wird unser Denken beeinflusst und auch unser Befinden und Verhalten (Damasio, 2000).

Schon in den 1950er Jahren legte der Einstellungsforscher Festinger seine *Theorie der kognitiven Dissonanz* vor (Festinger, 2020). Er beschreibt Einstellungen (Attitudes) als dauerhaft. Sie bestehen auch aus Gedanken, Emotionen und Verhalten. Unangenehme Gefühle entstehen, wenn diese Bereiche auseinanderklaffen. Dies kann sein, wenn z.B. Menschen, wie es häufig vorkommt, entgegen ihrer Überzeugung handeln (müssen). Festinger untersuchte den Umgang mit diesen Widersprüchen.

Verhalten ist erlernt. Es hängt aber stark mit Gefühlen und Gedanken zusammen. In der Anfangszeit der Verhaltenstherapie ging es, ausgehend von Beobachtungen bei Tieren, eher um Verhaltens-Trainings (Stichwort „Behaviorismus“). Mit der Zeit wurde jedoch klar, dass zur Veränderung des Verhaltens an Denken und Fühlen gearbeitet werden muss. So wurde eine *kognitive Wende* eingeleitet und die *Kognitive Verhaltenstherapie* als eine bekannte Form der Psychotherapie entstand (Hautzinger, 2011).

Auch Visualisierungen und Rituale sind bedeutsam. Menschen denken und fühlen über Bilder. Schon in den 1980er Jahren wurde die Krebstherapie durch Beiträge zur Vorstellungskraft und Entspannung bereichert (Simonton, 2001). Ähnliche Vorgehensweisen gibt es heute. Die Krankenschwester und Diplom-Psychologin Christine Sowinski meinte einmal zu mir, therapeutisches Bemühen müsse wie eine barocke Oper inszeniert werden. So könnten etwa bei der Visite im Krankenhaus gezielt Bilder, etwa zu „Herzfragen“ oder von Gipsbeinen auf Samtkissen eine Heilswirkung entfalten. Auch Magie und Mystik sowie Rituale und immer gleiche Abläufe können Solches bewirken.

Viele dieser Erkenntnisse sind auch nützlich für die professionelle Pflege. Dazu gehört beispielsweise, dass für unser Erleben nicht das Geschehen selbst ursächlich ist, sondern unsere individuelle Bewertung einer Situation. Die sogenannte *ABC-Formel* (Auslöser, Bewertung, Consequenz) zeigt diesen Zusammenhang auf. So neigen Menschen zu sich wiederholenden Denkmustern, häufig negativer Art (Hautzinger, 2011). Dies lässt sich anthropologisch als Schutzmechanismus erklären. Wir als Menschen neigen zur Generalisierung/Verallgemeinerung und Katastrophisierung – wir sehen alles schnell schwarz!

Berufliche Pflege kann versuchen, solche Denkstrukturen bei Patienten, Patientinnen und Angehörigen zu verändern. So kann beispielsweise bei der leiblichen Wahrnehmung von Schmerzen versucht werden, die Aufmerksamkeit der leidenden Person auch auf kleine Verbesserungen zu lenken. So kann sich ein strikt getrenntes Schwarz-Weiß-Denken schrittweise auflösen. Es werden Grauzonen sichtbar, die vielleicht auch geschätzt werden, weil sie verschiedene Perspektiven ermöglichen. Probleme werden lösbarer, wenn sie in kleine Schritte eingeteilt werden. Beratende können je nach Problemlage Wahlmöglichkeiten aufzeigen. Sie können für Ablenkungen sorgen und so gute Gefühle erzeugen. Manchmal ist es möglich, positive Aspekte einer schwierigen Situation gemeinsam zu entdecken. So gibt es durchaus bei vielen Menschen auch einen *Krankheitsgewinn*. Die Möglichkeit, neue Gedanken zu entdecken, kann Wunder wirken. Dies gilt auch für das Umformulieren von Vorwürfen in Wünsche und Ziele. Dies nennt man kognitive Neustrukturierung, (Hautzinger, 2011). Und bei all dem kann es immer auch hilfreich sein, auch negative Gefühle zu äußern und auch mal richtig zu schimpfen.

In der Arbeitsgruppe wurden auch die soziologischen Forschungen von Strauss zur Gefühlsarbeit in der Pflege diskutiert. Seine Kategorien der Vertrauensbildung, Haltungsstützung, Wiedergutmachung und das Streben nach Sinn entsprechen vielen Gesprächsansätzen in der Pflege (Strauss & Glaser, 1978).

Als Bamberger irgendwann den populären Begriff *Liebe* als Grundfolie des Handelns in die Arbeitsgruppe einbrachte, brach jedoch eine heftige Gegenwehr aus. Die Gruppenmitglieder erinnerten sich an viele typische Pflegesituationen, in denen Pflegende auch Personen versorgen mussten, die als unangenehm oder unsympathisch empfunden werden.

Bei der Beschäftigung mit Gefühlen wurde mir noch einmal deutlich, dass diese in der Pflege oftmals einen schlechten Ruf haben. Früher wurde Auszubildenden „Gefühlskontrolle" eingetrichtert. Wahrscheinlich geschah dies, weil die naturwissenschaftliche Medizin lange einen großen Einfluss auf die Pflege hatte. Mein Eindruck ist, dass auch heute noch viel über Emotionen geschwiegen wird. Niemand will „gefühlsduselig sein". Die Gefahren einer emotionalen Verwicklung, auch durch körperliche Nähe und existentielle Situationen in der Pflege, werden vielfach herausgestellt (Giesenbauer & Glaser, 2006). Die Folgen gefühlsmäßiger Flachheit werden kaum thematisiert. Dies müsste angesichts der neurowissenschaftlichen Erkenntnisse dringend revidiert werden – am besten gestützt durch Forschungen sowohl zu den Langzeiteffekten als auch zu ökonomischen Auswirkungen.

2.5 Das Selbst

Das Thema *Selbst* hat uns in vielen Gruppensitzungen beschäftigt. Menschen verändern sich im Laufe des Lebens, ständig machen sie Erfahrungen, interpretieren den Alltag. Viele Begriffe in Psychologie und Philosophie versuchen, die eigene Identität zu beschreiben. Mal geht es um die Person, mal um die Psyche. In der Psychologie ist seit Jahren der Begriff des *Selbst* verbreitet. Dabei geht es um ein emotional verhaltenssteuerndes System. Daneben existiert das wohl eher rational und kognitiv orientierte *Ich*. *Selbst* ist inzwischen auch ein Modebegriff: Es ist viel zu hören von Selbst-Bestimmung, Selbst-Management, Selbst-Optimierung und anderem mehr. Früher wurde auch von *Seele* gesprochen. Dies ist heutzutage ein eher religiös-philosophisch belegter Begriff. Auch *Persönlichkeit* ist ein verwandter Ausdruck. Die frühere Überzeugung, dass der Geist den Menschen führt („Ich denke, also bin ich.") ist erweitert worden, beispielsweise auch durch Freuds *Unbewusstes* (Freud, 2016).

Durch die moderne Hirnforschung ist klargeworden: Im limbischen System werden alle unsere Erfahrungen abgespeichert – auch schon vor der Geburt! Ja, die Epigenetik hat gezeigt, dass sogar familiäre oder generationelle Erlebnisse – also weit zurückliegende Ereignisse – weitergegeben werden. Neben dem limbischen System agieren stets der Hirnstamm für unser Überleben und die Hirnrinde (Kortex) für unser bewusstes Dasein, unser Denken (Nordwig, 2017). Frühe Kindheitserlebnisse prägen uns – durch die Psychotherapie ist der Begriff des *inneren Kindes* bekannt geworden (Harris, 1975).

Wir alle kommen mit einer ganz unterschiedlichen Gen-Ausstattung auf die Welt –

nicht nur von unseren Eltern, sondern auch von Vorfahren. Schon bei kleinen Kindern, Geschwistern oder gar Zwillingen sind differenzierte Charakterzüge zu beobachten. Auf dieser Folie entsteht dann im Laufe der Entwicklung, durch interpretierte Erfahrung, unser *Wesen*.

Diese Offenheit und Vielfalt hat das menschliche (Über-)Leben und Wachstum erst möglich gemacht – die alte Diskussion über Genetik und Erfahrung zeigt also, dass beides wichtig ist, sich entspricht und ergänzt.

Offenbar werden vor allem Gefühle im Gehirn abgespeichert, sei es als neuronale Netzwerke oder als Transmitter-Cocktails. Sie bleiben lebenslang erhalten und können stets aktiviert werden. Aus diesem Grund sind wir alle unterschiedlich, reagieren in einer bestimmten Art und Weise und verändern uns auch. Vieles davon liegt im unbewussten Bereich. In Träumen bearbeiten wir das Erlebte. Manchmal, im leichten morgendlichen Schlaf, bleiben Erinnerungsfetzen hängen. Dabei geht es oft um ambivalente Situationen.

Wie bereits erwähnt, ist in unserer individualistischen Welt das *Selbst* ein häufiger Vorbegriff (z. B. Selbstwert). Auch in der Selbst-Forschung gibt es unterschiedliche Richtungen. Oft wird das *Soziale* betont. Wir sind Gruppenwesen, spiegeln uns im Zusammensein mit anderen.

Für unser Buch hier ist die Einsicht wichtig, dass wir Selbst-Erkenntnis brauchen, unsere individuelle Persönlichkeit kennenlernen sollten. Im Umgang mit anderen Personen ist die Einsicht wichtig, dass wir alle aus unterschiedlichsten Erfahrungen reagieren. Und dass es hilfreich ist, sich immer wieder diese Hintergründe klarzumachen, um Verhalten zu verstehen. Letztlich möchte ja jeder Mensch anerkannt und verstanden werden.

2.6 Entwicklung des Seminarkonzeptes

Am wichtigsten war aber nun das Ausprobieren der entwickelten Theorie-Konzepte im Pflege-Setting. Eine erste Anfrage für eine Qualifizierung kam aus dem Krankenhaus der Barmherzigen Brüder Trier. Dort war auch bereits ein Patienten-Informations-Zentrum (PIZ) etabliert.

Das bis dahin schon umfangreiche Material musste dafür gebündelt und zur Umsetzung in ein Seminarkonzept aufbereitet werden. Herausgekommen ist dabei ein Grundseminar zu den Wittener Werkzeugen, das die Inhalte auf acht Seminartage verteilt. Die Seminartage sollten verteilt auf einen Zeitraum von neun bis zehn Monaten in drei Abschnitten durchgeführt werden. Die Teilnehmenden sollten in den Zwischenzeiträumen kleinere Aufgaben bearbeiten.

Jedes Gruppenmitglied bekam ein Werkzeug zur Bearbeitung zugeteilt. Zu jedem Werkzeug sollte ein Skript im Umfang von fünf bis acht Seiten erstellt werden. Darin sollten auch Übungen und Literaturangaben enthalten sein. Jedes Gruppenmitglied sollte zudem didaktische Überlegungen zur Vermittlung der Inhalte formulieren. Alle Überlegungen wurden dann gemeinsam besprochen. Aus den gemeinsam besprochenen Ausarbeitungen erstellte Günter Bamberger dann Seminarpläne für die jeweils geplanten Seminarabschnitte. **Tabelle 2-1** stellt als Beispiel einen Plan für den ersten Seminartag vor. Alle Pläne beinhalteten auch Sequenzen, in denen Entspannungs- und Meditationsverfahren – auch mit Musik – vorgestellt und ausprobiert wurden.

Bereits in dieser frühen Phase der Seminarumsetzung entstand die Idee, den Teilnehmenden einen Seminarordner zur Verfügung zu stellen. Der Ordner wurde zu Beginn des Seminars verteilt und sukzessive mit Unterlagen gefüllt. Dieses *Manual Wittener Werkzeuge* hat sich dauerhaft bewährt, um die bearbeiteten Inhalte beisammenzuhalten. Bamberger brachte Texte aus

Tabelle 2-1: Beispiel-Plan für den 1. Tag des 8-tägigen Seminars (Eigendarstellung nach Unterlagen von G. G. Bamberger)

Lernziel	Inhalte/spezielle Materialen	Methode	Zeit
Die Teilnehmenden (TN) und Trainerinnen/Trainer (TR) kennen sich in solchen Aspekten, die bedeutsam sind für das Gelingen des Seminars.	**Begrüßung** und Bericht, wie es zu diesem Seminar kam.	Gespräch	9:00h
	Vorstellungsrunde TN und TR wählen aus der ZRM-Bildkartei ihr Lieblingsbild und stellen sich damit mit folgenden Aussagen vor: • Was das ausgewählte Bild über mich aussagt (Persönliches) • Was ich mir vom Seminar erhoffe (Wünsche) • Was ich dazu mitbringe (Ressourcen) Die TN notieren jeweils ihren Hauptwunsch und ihre wichtigste Ressource auf je eine Metaplankarte und pinnen diese direkt nach der Selbstvorstellung an die Metaplanwand und den darauf gezeichneten Seminarbaum (Wurzeln = Ressourcen/Krone = Wünsche). Wenn mögl. kann dabei direkt inhaltlich geclustert werden (ansonsten gemeinsame Clusterung nach der letzten Selbstvorstellung).	Gespräch	9:45h
Die TN sind sich ihrer Erwartungen an das Seminar bewusst. Die TR kennen die Erwartungen der TN	**Sichtung der Wünsche und Ressourcen der TN** Die TR nehmen in einer Diskussion untereinander zum entstandenen Seminarbaum (insbesondere zu den Ressourcen) wertschätzend Stellung. Anschließend werden die TN eingeladen während der gesamten Seminartage genau hinzuschauen, wie die geäußerten Wünsche und Ressourcen zum mitgebrachten Seminar-Angebot (wird nach der Mittagspause vorgestellt) passt.	Gespräch	11:45h
Mittagspause			12:00h
Die TN kennen das inhaltliche Konzept der Wittener Werkzeuge (WW).	**Präsentation des Seminar-Angebots** „WW – Pflege durch Kommunikation"	Gespräch	13:00h
	1. Phänomenologischer Zugang > PatientCare Video 1 (Pfleger Bert): Kommunikation in der Pflege, die Patientinnen, Patienten und Angehörigen guttut – wie sieht diese aus, damit von „**Pflege** durch Kommunikation" gesprochen werden kann?	Video	
	Beschreibung kommunikativer Fertigkeiten Fragen an TN: • Was erscheint Ihnen beim Verhalten von Pfleger Bert der Patientin gegenüber als gut gelungen? Fallen Ihnen weitere Beispiele aus Ihrer eigenen Praxis ein?	Übung	
	Sammeln der Best-Practice-Beispiele auf der Metaplanwand. TN ordnen die Beispiele den PatientCare-Werkzeugen zu	Gespräch	

Tabelle 2-1: Beispiel-Plan für den 1. Tag des 8-tägigen Seminars (Eigendarstellung nach Unterlagen von G.G. Bamberger) (Fortsetzung)

Lernziel	Inhalte/spezielle Materialen	Methode	Zeit
	Modalitäten der Kommunikation/Werkzeuge der Kommunikation Über welche Kanäle wird miteinander kommuniziert? (schauen, hören, fühlen, sprechen, tun) WW-Werkzeuge: Achtsamkeit, Einlassung, Mitgefühl, Ermutigung, Berührung	Gespräch	
	2. Psychologische Erweiterung > SelfCare Video 2 (L. Juchli: Aufforderung an Pflegende): PatientCare ist nur auf der Basis von SelfCare möglich!. „WW als Pflege der Pflegenden" Fünf Anwendungsentsprechungen: Selbstachtung, Intuition, Selbst-Spürung, Selbstermutigung, Selbststärkung	Video	
	3. Systemische Erweiterung > TeamCare Gegenseitige Unterstützung unter Kolleginnen und Kollegen WW werden nur mit TeamCare gelingen. „WW als Pflege des kollegialen Miteinanders"	Gespräch	
	TN beschreiben gewünschte Verhaltensweisen bei Kolleginnen/Kollegen zugeordnet zu den fünf Modalitäten der Kommunikation.	Übung	
Die TN kennen den Seminarablauf und die prozessuale Intention der WW als Einladung zur persönlichen Weiterentwicklung.	**Ablauf und Prozessintention des Seminars** Video 3 (Achenbach) Es geht darum, einen Entwicklungsprozess zu starten: Von der Theorie der WW zu den persönlichen Werkzeugen in der Praxis und schließlich zu einer persönlichen Haltung (MyCare)	Gespräch Video	14:30h
TN und TR verfügen über eine gemeinsame Seminarkonzeption und sind sich bewusst, wie sie zur Realisierung aktiv beitragen können.	**Spaziergang „Zwischenbilanz"** Die TN tauschen sich in einem Paar-Spaziergang untereinander aus, wie es ihnen mit dem bisher Gehörtem und Erlebten geht, bzw. was ihnen darüber hinaus noch wichtig ist. Anschließend Rückmeldungen und Diskussion im Plenum.	Übung	15:00h
	Vereinbarung des individuellen Seminarkonzepts für die Einrichtung (Kontrakt) Abgleich der von den TR vorgestellten Inhalte/Intentionen der WW mit den Wünschen der TN (Seminar-Baum und mündliche Rückmeldungen) zu einem gemeinsamen „Einrichtungs-Seminarkonzept".	Gespräch	

Tabelle 2-1: Beispiel-Plan für den 1. Tag des 8-tägigen Seminars (Eigendarstellung nach Unterlagen von G. G. Bamberger) (Fortsetzung)

Lernziel	Inhalte/spezielle Materialen	Methode	Zeit
Die TN vervollständigen Ihre Informationen zum Ablauf des Seminars und zu ihrem Engagement dabei.	**Einladung zu einem Seminar mit** Inputs (Theorie, Audios, Videos), Texten (z. B. aus „Psychologie heute"), Diskussionen, Spaziergängen, Gruppenarbeit, Kaffee-Gesprächen, Meditationen, Übungen, Hausaufgaben (für die Zeit zwischen den Seminarblöcken).	Gespräch	
	Übergabe: Manual-Ordner als Geschenk	Manual	
	Vorstellung WW-Homepage sowie des Lerntandem-Konzeptes (inklusive Austausch über Mail Ergänzungen? Fragen? Wünsche?		
	Ausblick auf den nächsten Seminartag Start am nächsten Tag mit einer Übung zur Progressiven Muskelentspannung. Bitte bequeme Kleidung tragen.		16:00h
	Tagesausklang mit Seminarmusik		
Kaffee-Pausen werden jeweils in die Einheiten des Vor- und Nachmittags integriert.			

der Psychologie ein. Die AG-Mitglieder gaben die erstellten Materialien zu den von ihnen erarbeiteten Werkzeugen dazu. Allerdings wurde angestrebt, dass jeder Trainer, jede Trainerin (so nannten wir die Mitglieder der Gruppe, die im Seminar aktive Anteile übernahmen) sich mit allen Werkzeugen auseinandersetzen sollte, um auch diese vermitteln zu können.

Die Arbeitsgruppe entwickelte ein Evaluationskonzept für die Seminare. Einerseits wurde sowohl am Ende eines jeden Seminartages als auch am Ende des jeweiligen zwei- oder dreitägigen Seminarabschnittes je ein kurzes mündliches Feedback eingeholt. Andererseits entstand ein Fragebogen zur Auswertung der gesamten, achttägigen Seminarreihe. Der Evaluationsbogen ist in **Tabelle 2-2** dargestellt. Letzteres kollidierte allerdings immer wieder mit ganz allgemeinen, nicht so stark inhaltsbezogenen Evaluationen. Denn einerseits war die Arbeitsgruppe ja in die Universität Witten/Herdecke eingebunden. Daher musste auch für das Zentrum für Weiterbildung der UWH eine Evaluation der Seminarreihe durchgeführt werden. Und auch die Einrichtungen selbst, die unser Seminar abgerufen hatten, verfügten über eigene Evaluationsbögen. Zum Teil wurden von den Trägern der Einrichtungen auch ganz übergeordnete Evaluationen zu betriebswirtschaftlichen Fortschritten vorgeschlagen.

2.7 Der erste Seminardurchlauf

Wir führten unser Seminar zuerst im Krankenhaus der Barmherzigen Brüder Trier durch. Direkt im Rahmen dieses ersten Durchlaufs entstand dort das Vorhaben, immer auch ein Gespräch mit Vorgesetzten und der Geschäftsführung zu führen, um Nachhaltigkeit zu erzielen. Diese Gespräche wurden später in allen weiteren Grundseminaren durchgeführt.

Die Seminare begannen mit dem Kennenlernen der Teilnehmenden und der Gruppe der Trainerinnen und Trainer. Hierzu bewährte sich

Tabelle 2-2: Evaluationsbogen für das gesamte 8-tägige Seminar (Eigendarstellung nach Unterlagen der AG Wittener Werkzeuge)

Wie hat Ihnen die Struktur des Seminars „Wittener Werkzeuge (WW)" gefallen?					
	trifft zu	trifft eher zu	teils, teils	trifft eher nicht zu	trifft nicht zu
1. Der Aufbau der Seminartage war gut strukturiert; es war ein roter Faden erkennbar.					
2. Die Zeit zur Darstellung/Vermittlung der einzelnen Werkzeuge war ausreichend.					
3. Der Umfang von 8 Seminartagen à 8 Stunden war ausreichend zu Vermittlung des Konzepts.					
4. Ich hätte mir mehr Zeit für die Vermittlung der einzelnen Werkzeuge gewünscht.					

Wie haben Ihnen die Inhalte des Seminars „Wittener Werkzeuge (WW)" gefallen?					
	trifft zu	trifft eher zu	teils, teils	trifft eher nicht zu	trifft nicht zu
5. Das Seminar hat mir einen guten Überblick über das Thema „Beratung in der Pflege" gegeben.					
6. Zusätzlich zu den „WW" habe ich neue Erkenntnisse zum Thema Beratung erhalten.					
7. Die „WW" haben bei mir das Interesse für das Thema Beratung/Patientenedukation gefördert.					
8. Die „WW" sind in der Praxis gut anzuwenden. Wenn nicht, warum?:					

Möglichkeit zur Beantwortung der Frage 8:

Tabelle 2-2: Evaluationsbogen für das gesamte 8-tägige Seminar (Eigendarstellung nach Unterlagen der AG Wittener Werkzeuge) (Fortsetzung)

Wie hat Ihnen die Durchführung des Seminars „Wittener Werkzeuge (WW)" gefallen?					
	trifft zu	trifft eher zu	teils, teils	trifft eher nicht zu	trifft nicht zu
9. Durch den Einsatz verschiedener Methoden und Medien war das Seminar lebhaft und kurzweilig					
10. Ich hätte mir einen größeren Anteil von Vorträgen gewünscht.					
11. Die Arbeitsmaterialien haben zur Verdeutlichung des jeweiligen Themenbereichs beigetragen.					
12. Die Menge der Arbeitsmaterialien war genau passend.					
13. Die Hinweise auf zusätzliche und vertiefende Literatur etc. habe ich genutzt.					
14. Die Hinweise auf zusätzliche und vertiefende Literatur etc. waren hilfreich für mich.					
15. Der Einbezug der Teilnehmenden in die Gestaltung der Seminartage hat mir gut gefallen.					
16. Die Selbstlernaufgaben waren vom Umfang gut zu bewältigen.					
17. Die Mischung aus Wissensvermittlung und Diskussion war gut.					
18. Es herrschte eine gute und produktive Arbeitsatmosphäre.					

Was hat Ihnen besonders gut gefallen?

Was hätten Sie sich gewünscht?

Was möchten Sie uns noch mitteilen?

die umfangreiche Fotokartei des Züricher Ressourcenmodells (ZRM) (https://zrm.ch/bildkartei/). Jede Person suchte sich ein Bild aus und erklärte, was dieses Bild über sie selbst aussagen würde. Dazu wurde auch gefragt, welche Erwartungen an das Seminar gestellt werden und welche Kompetenzen die Teilnehmenden mitbrachten. Die genannten Erwartungen und Kompetenzen wurden auf Metaplan-Kärtchen geschrieben und an eine Wand angebracht. Dort wurden sie als Bild eines Baumes mit den Kompetenzen als Wurzeln und der Krone mit Erwartungen sortiert.

Die ausgewählten Fotos des ZRM wurden kopiert und den Teilnehmenden mitgegeben. Zum Teil wurden sie später im Verlauf des Seminars noch einmal eingesetzt. Das Züricher Ressourcenmodell wurde insgesamt empfohlen (Storch et al., 2022). Veranschaulicht durch das „Würmli" zeigt Maja Storch (2016) gut verständlich neurowissenschaftliche Zusammenhänge auf. Während der Entwicklung unseres Konzeptes bestand immer wieder Kontakt zu Frau Storch.

Eine der ersten Aufgaben für die Teilnehmenden war, die Merkmale guten Beratens aus Erfahrungen im Rahmen der eigenen beruflichen Tätigkeit gemeinsam zusammenzutragen.

In Trier erwies sich das Vorgehen als erfolgreich. Das Acht-Tage-Seminar fiel auf fruchtbaren Boden. In den Folgejahren fand in Trier immer wieder mal ein zweitägiger Erfahrungsaustausch mit inhaltlicher Auffrischung statt (Follow-Up-Veranstaltung). So konnten die Inhalte ergänzt und die Teilnehmenden gestärkt werden. Dazu gab es Informations-Veranstaltungen etwa für das Management oder auch für Praxisanleitende. Zwischen den einzelnen Seminar-Terminen gab es einen Austausch zwischen den Trainerinnen und Trainern sowie den Teilnehmenden. Dies hielt zum Teil sogar über längere Zeit nach den Seminaren an. Bei allen Treffen wurde auf die Aufgaben und Erfahrungen aus dem letzten Termin eingegangen. Die Teilnehmenden wurden von uns als einzelne, individuelle Personen wahrgenommen. Im Laufe der Zeit entstanden so auch persönliche Begegnungen. Manche Teilnehmenden berichteten, dass sie sich auch als Privatperson verändert hätten und ihre Partner und Partnerinnen oder Familien davon profitieren würden.

Weitere Inhalte und Ideen

Durch Günter Bamberger wurden bewährte und aktuelle Erkenntnisse aus der Psychologie eingebracht. Hier ging es um „erlernte Hilflosigkeit" (Seligman, 2016) oder um das „innere Team" (Schulz von Thun, 2014). Er begeisterte auch durch zahlreiche Video- und Audio-Ausschnitte mit Aussagen bekannter Persönlichkeiten aus Philosophie, Hirnforschung oder Psychologie – diese wurden quasi in das Seminar „eingeladen". Bamberger wertete alle eingebrachten Texte zudem durch Bilder, Links und Mottos auf. Auch das Thema *Humor* wurde als Strategie immer wieder eingebracht. Ich selbst fungierte zu dieser Zeit als „Nasenbotschafterin" der von Eckart von Hirschhausen geründeten Stiftung „Humor hilft heilen" (https://www.humorhilftheilen.de/). Die einzelnen Themen und Werkzeuge wurden immer von unterschiedlichen Trainerinnen und Trainern aus der Gruppe vorgestellt. Diese Abwechslung schien bei den Teilnehmenden gut anzukommen.

Bamberger schlug den Teilnehmenden vor, Zwei-Personen-Beratungsteams zu bilden und gemeinsam zwischendurch kleine Beratungsspaziergänge an der frischen Luft zu machen. Diese Form der *Tandem-Beratung* zog sich durch alle Veranstaltungen. Wir empfahlen den Teilnehmenden, die Spaziergänge auch außerhalb der Seminarzeiten weiterzuführen.

In alle Seminareinheiten wurden lyrische Texte und Entspannungsübungen integriert. Die Teilnehmenden lernten Atemmeditationen, Muskelentspannung, Phantasiereisen und Autogenes Training kennen. Zudem wurden Achtsamkeits- oder Bewegungspausen durchgeführt. Die einzelnen Seminartage begannen und endeten mit einem kurzen Musikgenuss.

Letztlich wurden diese Elemente auch durch Vorschläge der Teilnehmenden in das Seminar aufgenommen. Überhaupt verlagerte sich das Vorgehen im Seminar von Angeboten und Vorschlägen der Trainerinnen und Trainer zu den Wünschen der Teilnehmenden. Für diese war das zunächst schwierig. Pflegende sind es vielfach z.B. aus Pflichtfortbildungen eher gewohnt, dass ihnen Inhalte „vorgesetzt werden" und es wenig eigene Gestaltungsmöglichkeiten gibt. Trotzdem versuchten wir immer wieder, eine Vereinbarung, einen Kontrakt über die gemeinsamen Aufgaben im Seminar herzustellen. Dies wurde auf kreative Art umgesetzt. So präsentierte Bamberger den Teilnehmenden an einem Seminartag eine „Speisekarte" der möglichen Inhalte (es waren immer viel mehr als zeitlich möglich) und die Teilnehmenden such-

Tabelle 2-3: Beispiel eines Übersichtsplans für einen dreitägigen Seminarabschluss-Block als Speisekarte (Eigendarstellung nach Unterlagen von G. G. Bamberger)

Speisekarte für den 3. Seminarblock (Seminar-Abschluss)		
Vorspeise (1. Tag)	Aktuelles bzw. „was es nachzutragen gibt" Sichtung der „Hausaufgaben" Wie Wittener Werkzeuge weiterwachsen Zusammenstellung des „Block-Menüs"	
Hauptgänge (1. bis 3. Tag)	SelfCare .... SelfCare .... PatientCare ... PatientCare ... Input .... Input .... Input .... Entspannung .	Selbstachtung Intuition Einlassung Ermutigung Veränderungen im Beruf Die Kunst des Fragens Kollegiale Beratung Autogenes Training
Mögliche Beilagen (1. bis 3. Tag)	Positive Psychologie – Basis der SelfCare Change Management Mit „Johari" zu mehr Authentizität Stimmigkeit	
Dessert (3. Tag)	Spaziergang mit der Tandem-Partnerin/dem Tandem-Partner Gegenseitig Feed-Back geben Planungen für die Zeit danach (Motto-Ziele) Überreichung der Zertifikate Gruppenfoto Abschlussrunde	
Die **Vorspeise** sowie das **Dessert** beinhalten feststehende Themen für den ersten bzw. letzten Tag des Seminarblocks. Die **Hauptgänge** der Speisekarte sind als Themen für den Seminar-Block ebenfalls festgelegt. Sie wurden mit den Teilnehmenden am Ende des vorherigen Seminarblocks vereinbart. Dabei handelt es sich einerseits um die PatientCare- und SelfCare-Werkzeuge, die bis dahin noch nicht bearbeitet wurden. Anderseits werden die für den Block ausgewählten Input-Themen und Entspannungsmöglichkeiten bearbeitet. Bei den **Möglichen Beilagen** handelt es sich um weitere optionale Themen, die von Trainerinnen und Trainern auf Wunsch der Teilnehmenden eingebracht werden können.		
Lernziel der Methode	Die Teilnehmenden sind in der Lage, autonom zu definieren und als Gruppe zu entscheiden, welche Themen für sie wichtig sind, um ihre Kompetenzen in der Arbeit mit den Wittener Werkzeugen zu stärken und zu erweitern. (Dies gilt auch für die Speise-Karten der ersten beiden Seminarblöcke.)	

ten sich die „Gerichte" für die jeweiligen Tage aus. **Tabelle 2-3** zeigt ein Beispiel eines Übersichtsplans für einen dreitägigen Seminarabschluss-Block als Speisekarte.

Immer wieder machten wir deutlich, dass es sich hier nicht um eine gewöhnliche Fortbildung handelt, sondern um eine gemeinsame Anstrengung, um Nachhaltigkeit zu erzielen. Für die meisten Teilnehmenden war es auch ungewöhnlich, dass kleine Geschenke an sie verteilt wurden. Mal handelte es sich dabei um eine Musik-CD, mal eine Werbeausgabe der Zeitschrift „Psychologie Heute".

Wenn ich mich an besondere Situationen in den ganzen Seminaren erinnere, fallen mir einige Schlüsselmomente ein. So einen Moment gab es gleich am Nachmittag unseres allerersten Seminartages in Trier. Alle 18 Teilnehmenden verfielen in Jammern und Klagen über die Zustände in der Pflege. Sie verstärkten sich gegenseitig in der Düsternis völliger Überarbeitung. Uns Trainerinnen und Trainer, die wir auch „aus der Pflege kamen" fiel dies gar nicht auf. Wir hatten es selbst schon immer so erlebt und fanden dies nicht besonders bemerkenswert. Für Günter Bamberger mit seinem anderen beruflichen Hintergrund, war dies völlig neu. Er war entsetzt und meinte kurzzeitig, dass unser Angebot zwecklos sei, nicht fruchten würde. Ich werde nie vergessen, wie er am nächsten Morgen in der Gruppe sagte: „Ich dachte, wir treffen uns im Erdgeschoss. Dann sind sie in den Keller hinabgestiegen, lange Zeit, bis sie sich nicht mehr wohlgefühlt haben. Dann sind wir wieder ins Erdgeschoss gegangen – wie vorher auch. Ich würde aber gerne mit Ihnen in den 1. Stock gehen, in die Beletage. Dort bekommt man einen Überblick, stellen Sie sich das vor." Diese Haus-Metapher trifft einen wahren und wesentlichen Kern. Auch in späteren Seminaren gab es in allen Gruppen immer wieder dieses Selbstbedauern. Mich hat dies dann 2017 dazu geführt, den Artikel „Raus aus dem Jammertal" (Zegelin, 2017) zu schreiben. Darüber kam es zu großer Empörung in der Pflegewelt. Bamberger war zusätzlich noch überrascht, dass die beruflich Pflegenden kaum organisiert sind.

Gestaltung der Seminartage und Nachhaltigkeit

Die Seminartage vollzogen sich in einem Wechsel von Kurzvorträgen, Austausch in der gesamten Gruppe und in Zweier-Gruppen. Es wurden zahlreiche Fallbeispiele diskutiert, denn die Teilnehmenden brachten „schwierige" Gesprächssituationen mit. Durch farbige Schokoladentäfelchen (mitgebracht von Herrn Bamberger) wurden die Teilnehmenden in immer wieder neue Kombinationen von Kleingruppen eingeteilt. Stets wurde auch diskutiert, welche Probleme bei der Umsetzung der Wittener Werkzeuge entstehen könnten. Diese wurden auf Kärtchen geschrieben und die Lösungen von der Gruppe selbst erarbeitet. Der Grad der Beteiligung der Teilnehmenden war immer hoch. Nach jedem inhaltlichen Input wurde überlegt: „Was hat dies mit uns zu tun? Wie kann dies in unserer Arbeit berücksichtigt werden?"

Am wichtigsten war jedoch, dass eine lokale Arbeitsgruppe mit Verantwortlichen entstand, die das Konzept der Wittener Werkzeuge weiter in die Einrichtung trug. In Trier trafen sich die Teilnehmenden weiter und entwickelten kleine Fortbildungen für die Kolleginnen und Kollegen. Im Krankenhaus dort wuchs die Neugier, was denn diese Werkzeuge seien. Mehrmals haben die Teilnehmenden aus dem Trierer Haus auch selbst Informationsveranstaltungen für die eigene Einrichtung durchgeführt. Sie stellten auch einen Stempel her, mit dem durchgeführte Beratungsgespräche kurz und knapp in der Pflegedokumentation notiert werden konnten. So wurde zumindest sichtbar, dass beraten wurde. Es wurden Schilder mit der Aufschrift „Beratung – bitte nicht stören" für die Krankenzimmertüren auf den Weg gebracht. Tatsächlich entstand dort so etwas wie Begeisterung für die Wittener Werkzeuge. Symbolisch wurde im Klinikpark ein Bäumchen gepflanzt. Jede und jeder Seminar-Teilnehmende durfte einen persönlichen „Wachstums-Wunschzettel" mit in die Erdkuhle geben. In Trier war es möglich, dass sich die Teilnehmenden und wir externen Trainerinnen und Trainer auf einer Lernplattform langfristig austauschten konnten.

In unserer Arbeitsgruppe wurde diskutiert, ob es in Ordnung ist, dass Teilnehmende aus Trier nun selbst aktiv wurden. Wir kamen zu dem Schluss, dass diese Entwicklung wünschenswert sei, solange diese Angebote nur hausintern stattfanden. Es zeigte sich aber auch, dass die Teilnehmenden unterschiedlich aktiv waren. Manche beschäftigten sich nach dem Seminarbesuch nicht mehr sichtbar mit den Wittener Werkzeugen. Andere berichteten uns, dass unser Seminar ihr Berufsleben verändert oder sie auch überhaupt im Pflegeberuf gehalten habe. In den Jahren nach dem Seminar gab es immer wieder Mailkontakte zwischen unserer Arbeitsgruppe und den Teilnehmenden. Das Krankenhaus der Barmherzigen Brüder Trier wurde dann später unsere „Referenz-Einrichtung".

Auch hier zeigte sich schon, dass die Fluktuation im Pflegeberuf eine dauerhafte Implementierung neuer Konzepte in einer Einrichtung erschwert. Durch Personalknappheit, Krankenstand, Urlaubszeiten ist eine kontinuierliche Teilnahme am Seminar und den Bemühungen zur nachhaltigen Implementierung des Konzepts häufig schwierig. Insbesondere die Unterstützung durch die Leitungsebene ist wichtig. Daneben braucht es Menschen im Haus, die sich für die Weiterentwicklung verantwortlich fühlen und von allen Seiten gut akzeptiert werden. Immer wieder wurde auch die Möglichkeit des Scheiterns thematisiert.

2.8 Weiterentwicklung des Seminars

Berufliche Pflege ist sehr komplex organisiert. Da ist es manchmal schwer, Verlässlichkeit für Themen oder Projekte herzustellen. Dies hatten wir nach dem ersten Seminardurchlauf gelernt. Daher gaben wir vor weiteren Seminaren Empfehlungen an die anfragenden Einrichtungen, welche Voraussetzungen die zur Teilnahme angedachten Personen mitbringen sollten. Manchmal wurde auch mit diesem Schwerpunkt vor Ort eine Info-Veranstaltung vorab durchgeführt.

Die Teilnehmenden sollten sich aktiv für das Seminar bewerben. So ein Seminar kann ja auch als ein Geschenk der Führungsebene betrachtet werden. Manche Teilnehmende des Seminars haben ihre Freistellung für die Veranstaltung auch als Dank für gute Arbeit empfunden. Aus unserer Sicht ist es ebenfalls wichtig, dass beruflich Pflegende aller Bereiche und Qualifikationsstufen am Seminar teilnehmen. Dazu gehören auch Praxisanleitende sowie Pflegelehrende. Bei ihnen handelt es sich um Personen, die Einfluss haben und später die Ideen des Konzeptes weitertragen können. Wünschenswert ist immer auch die Beteiligung von Personen aus dem Management. Auch wenn dies bei den Teilnehmenden möglicherweise zu Unsicherheiten führt, ist unsere Erfahrung, dass ein gutes und offenes Klima im Seminar erreichbar ist.

Es ist hingegen keine gute Idee, Personen in das Seminar zu senden, weil diese „mal lernen müssen, überhaupt Gespräche zu führen". Manchmal kam dies aber auch vor und wurde mit solchen oder ähnlichen Worten begründet. Unbegreiflich ist auch, dass Beschäftigte vorgeschlagen wurden, die drei Monate nach dem Seminar in Rente gehen würden. Insgesamt gewannen wir den Eindruck, dass es manchmal schwierig zu sein scheint, eine Gruppe von 16–20 Personen dauerhaft für die Teilnahme an allen Seminartagen vorzusehen. Einige Teilnehmenden berichteten, dass sie erst Tage vor dem ersten Seminartag erfahren hatten, dass sie am Seminar teilnehmen sollten. Andere wussten überhaupt nicht, worum es bei dem Seminar gehen sollte.

Die ersten Erfahrungen aus der Umsetzung waren uns wichtig für die inhaltliche Weiterentwicklung. Angeregt durch die Bitte der Teilnehmenden nahmen wir weitere thematische Kurz-Impulse in das Konzept auf. Dabei ging es z. B. um Veränderungsmanagement oder um Fragekunst. Es ging um Impulse zum „Grenzen setzen“ oder auch zum „sich irgendwie Durchwursteln“. Ich beschäftigte mich zu dieser Zeit mit dem Thema „Wert der Pflege“. Daher brachte ich schon früh kurze Impulse zum beruflichen Selbstbewusstsein und zur beruflichen Identität ein. Später wurde daraus das bekannte Buch zum *Berufsstolz in der Pflege* (Quernheim & Zegelin, 2025). Besonders wichtig wurden die Einblicke in die Psychologie, zum Selbst (**Kap. 2.5**), zu Stimmungen, zur systemischen Theorie, zu Motiven und Bedürfnissen. Mir selbst ist dabei deutlich geworden, dass beruflich Pflegende viel mehr psychologisches Wissen brauchen. Aus diesem Grund wurden die Werkzeug-Themen erweitert.

Einmal stellte Günter Bamberger ein professionelles Konzept zur Evaluation von Beratungsgesprächen vor. Dabei wurde deutlich, dass die vielen Gesichtspunkte von Gesprächs-Auswertungen nicht nacheinander abgearbeitet werden, sondern in *jeder* Interaktionssequenz geprüft werden sollten. Dies rief Erstaunen und auch Unsicherheiten auf Seite der Teilnehmenden über die zahlreichen Aspekte des Evaluationsbogens hervor. Aus diesen Gründen nahmen wir dieses Thema auch nicht in weitere Durchläufe des Seminars auf.

So kamen zu den ursprünglichen Inhalten immer wieder neue Themen dazu. Das Seminar war aber auf insgesamt acht Tage begrenzt. Dabei sollte es auch bleiben. Also mussten wir inhaltliche Umverteilungen vornehmen. Die Not der Teilnehmenden wurde deutlich, die Nachfrage nach zusätzlichen Inhalten – manche Teilnehmende hatten jahrelang keine Fortbildung mehr besucht.

Weitere Durchläufe und Entwicklungen

In der zweiten Klinik, in der das achttägige Grundseminar durchgeführt wurde, gab es für mich eine weitere Schlüsselsituation. Dabei ging es um die Frage „nach kleinen Inseln“ in der täglichen Arbeitshetze. Es ging um ein Werkzeug der Selbstpflege. In ganz kurzer Zeit wurde ein Bündel von Hilfen zusammengetragen, z. B.:

- ein tiefes Luftholen vor dem Öffnen der Patientenzimmertür
- für Besorgungen gerne außerhalb der Station gehen
- das achtsame Eincremen der Hände
- der Blick aus dem Fenster nach draußen
- die große Schublade mit Süßigkeiten im der Stationsküche
- die Kurzpause auf der Toilette.

Manche Pflegende sagten, dass sie nur beim WC-Gang ein wenig Ruhe haben könnten. Daraufhin diskutierten wir dann tatsächlich auch eine Toiletten-Verschönerungsaktion. Aber es gab auch viele Hinweise zur Erholung nach dem Dienst: die schöne Zeitschrift, die Gesichtsmaske, das Gespräch mit Freundinnen und Freunden. In allen Seminaren behielten wir die Musik-Einspielungen sowie die Schnupper-Sequenzen zu Entspannungsmethoden bei.

Teil jedes Seminars war auch die Anregung, eine kleine Bibliothek zu den Wittener Werkzeugen anzulegen. Hierzu gab es aus der Gruppe der Trainerinnen und Trainer jede Menge Buchempfehlungen. Es wurden auch Bücher zur Ansicht mitgebracht. Günter Bamberger überließ den Einrichtungen immer wieder Bücher oder CDs als Geschenke.

Am Ende der acht Seminartage war auch immer die von Bamberger durchgeführte „Rucksack-Übung“ wichtig. Die Teilnehmenden wurden zum Abschluss des Seminars aufgefordert, eine Rückmeldung zu geben. Dies bezog sich einerseits darauf, was für sie selbst im Seminardurchlauf wichtig war und was sie für ihr weiteres (Berufs)Leben daraus mitnehmen. Im zweiten Schritt sollte jede Teilnehmerin, jeder Teilnehmer jeweils einer anderen Person aus der Gruppe der Teilnehmenden mitteilen, was ihr oder ihm an dieser Person besonders positiv und schätzenswert aufgefallen ist. Da es sich ja teilweise um Teamkolleginnen und -kollegen handelte, fielen dabei mehrmals Sätze wie: „Das hast du mir ja noch nie gesagt!"

In diesen Jahren wurde auch in den Seminaren der Zeitdruck in der Pflege deutlicher. Die Teilnehmenden berichteten, dass sie kaum noch Zeit für Gespräche hätten. Patientinnen, Patienten, Angehörige etc. müssten oft vertröstet und teilweise sogar Gespräche abgebrochen werden. Gleichzeitig beschrieben sie, dass sie häufig handlungsbegleitend Gespräche führten, z. B. während der Durchführung eines Verbandswechsels oder bei der Unterstützung der Körperpflege. Dies griffen wir in den Seminaren auf und sprachen darüber, wie wichtig und wertvoll solche Gespräche sind. So gelang es uns, diese Gespräche auch in den Augen der Teilnehmenden aufzuwerten.

Dann wurde unser Seminar-Konzept erstmalig in einem Altenheim-Verbund in Süddeutschland umgesetzt. Auch hier gewannen wir neue Erfahrungen. Es wurde über unseren Ansatz in der lokalen Presse berichtet. Und auch die Geschäftsführerin Frau Greger hat dazu einen Artikel in der Fachpresse veröffentlicht (Greger, 2016). Zudem wurde ein örtlicher Politiker, der auch für Pflege zuständig war, eingeladen. Der Austausch mit unserer Arbeitsgruppe wurde durch die Gruppe der Teilnehmenden vorbereitet.

Interessant war, dass der Initiator unserer Einladung in den Altenheim-Verbund unser Konzept in der Klinik der Barmherzigen Brüder Trier kennengelernt hatte – im Rahmen eines Qualitäts-Audits. Er war dort als externer Auditor tätig. Trotz vieler Anstrengungen, z. B. einer Follow-up-Veranstaltung, scheiterte eine dauerhafte Implementierung daran, dass vor Ort niemand für die Nachhaltigkeit des Konzeptes verantwortlich war. Trotzdem haben wir durch unser Angebot in Richtung Altenpflege viele neue Erkenntnisse gewonnen.

Zwischen den Seminartagen

In allen Seminaren wurden den Teilnehmenden für die Zeiten zwischen den Seminarblöcken Selbstlernaufgaben und andere Arbeitsaufträge erteilt. Dabei handelte es sich z. B. um Leseaufgaben, Transferaufgaben, Bearbeitung von Fallbeispielen, Ausprobieren von Achtsamkeitsübungen, Beobachtungsaufgaben. Zu Beginn des jeweils nächsten Treffens wurden die Aufgaben angesprochen und ausgewertet. Dabei wurde stets zunächst gefragt: „Was hat sich positiv entwickelt?" Allerdings beschrieben die Teilnehmenden auch immer Probleme. Diese sammelten wir in „Problem-Körben". Wir führten dabei häufig „Ja, aber ..."-Diskussionen. Damit ist gemeint, dass immer wieder Teilnehmende von der erfolgreichen Durchführung ihrer Aufgaben berichteten. Wir beglückwünschten und bestärkten sie dazu und dann kam von den Teilnehmenden ein: „Ja, das war gut, aber ...".

Als dann mehr als eine Einrichtung unser Seminar gebucht hatte, empfahlen wir den Einrichtungen, sich untereinander auszutauschen. So berichtet z. B. Bernhard Langer aus Berlin in **Kapitel 5** darüber, dass es einen Austausch mit dem Krankenhaus der Barmherzigen Brüder Trier gab.

Pfleger Bert

Irgendwann in dieser Zeit verstärkte „Pfleger Bert" unser Team. In der Dokumentationsreihe „die *nord*story" des Norddeutschen Rundfunks wurde Krankenpfleger Bert Ivers in der Notaufnahme des Universitätsklinikums Schleswig-Holsteins in Kiel gezeigt (Lücke, 2016). Der engagierte und humorvolle Krankenpfleger war ein positives Beispiel für Zugewandtheit und Kompetenz. Günter Bamberger setzte den Film in kurzen Ausschnitten zu Beginn des Seminars ein. In Pfleger Berts Verhalten wurden fast alle Elemente unserer Wittener Werkzeuge sichtbar. Er selbst hatte allerdings noch nie von unserem Ansatz gehört. Er handelte intuitiv genauso, wie wir es mit den Wittener Werkzeugen beschrieben hatten. Unsere Arbeitsgruppe lud ihn später zu uns an die Universität Witten/Herdecke ein. Er nahm die Einladung an und wir konnten im einen WW-Stern als Anstecknadel überreichen.

Genussfähigkeit

In den Jahren 2017 und 2018 wurde das Konzept dann inhaltlich aktualisiert in Malteser-Einrichtungen in Berlin umgesetzt. Es handelte sich dabei um das Seniorenheim *Haus Malta* und eine angeschlossene geriatrische Fach-Klinik. Für dieses achttägige Grundseminar wurden wiederum neue Überlegungen angestellt. So brachte Bamberger die „Selbstpflege-Idee" zur Genussfähigkeit ein und alle Beteiligten schlürften intensiv den mitgebrachten Spitzenkaffee – eine erste Anregung für zahlreiche andere gute Momente.

2.9 Das Team

Die Wittener Werkzeuge entwickelten sich zu einem umfassenden Kommunikationsansatz in der Pflege. Zunächst ging es ausschließlich um Beratungsmodalitäten in Bezug auf Patientinnen und Patienten (**Kap. 2.1**). Dann kamen die SelfCare-Werkzeuge hinzu (**Kap. 2.2**). Im weiteren Verlauf und durch die Erfahrungen mit den Seminaren wurde Teamarbeit als Rahmenthema für den „Wittener Stern" wichtig. Berufliche Pflege ist fast immer Teamleistung – die Qualität der Teamarbeit ist der Rahmen für die anderen Elemente. Gute Teams sind auch wichtig für den Pflegenachwuchs. Alle fühlen sich wohler, wenn die Zusammenarbeit stimmt und auch Patientinnen und Patienten spüren, ob das Klima auf der Station bzw. im Wohnbereich in Ordnung ist. Und: Niemand kann die eigenen Potenziale vollständig allein entfalten. Jede Person benötigt dazu auch Beziehungen zu anderen Menschen (Hüther, 2015). Wir als Arbeitsgruppe mussten neue Inhalte recherchieren und neue Ideen entwickeln.

Dazu gehört auch, dass wir *Kollegiale Beratung* als Möglichkeit der Reflektion für Pflegeteams (Abt-Zegelin & Schieron, 2012) annahmen. Die ersten Gedanken dazu entstanden mit Hilfe von Kim Oliver Tietze, dem Nestor der Kollegialen Beratung (Tietze, 2025). In der Arbeitsgruppe zu den Wittener Werkzeugen gab es einige Personen, die gleichzeitig auch in der *Sektion Beraten, Informieren, Schulen* (BIS) der Deutschen Gesellschaft für Pflegewissenschaft e.V. (DGP) aktiv waren. So wurde das Thema in die Sektion BIS getragen und dort weiterbearbeitet. Nach einer Tagung im Jahr 2011 zur „Kollegialen Beratung in der Pflege" an der Universität Witten/Herdecke wurde mit eben diesem Titel ein Leitfaden zur Implementierung entwickelt. Diese Handreichung kann bis heute kostenlos von der Homepage der DGP heruntergeladen werden (Kocks et al., 2012). Zwei Personen, die sowohl in der Arbeitsgruppe als auch in der Sektion BIS aktiv waren, gaben dazu sogar ein Buch heraus (Kocks & Segmüller, 2019). Beschäftigte in Pflegeberufen brauchen Austauschmöglichkeiten. Supervision wird kaum eingesetzt. Insbesondere für die *sprechende Pflege* fehlen vielfach gemeinsame Reflektionen.

Unsere Arbeitsgruppe entwickelte das Modul „Team-Arbeit" und dieses erfreute sich in den Seminaren großer Beliebtheit. Immer wieder wurde auch gefordert, über Strategien der Veränderung zu arbeiten. Diese beiden Themen ergänzen PatientCare und SelfCare und werden daher hier angesprochen und auch in **Kap. 5** (Team-Arbeit) sowie dem **Anhang 1** (Change Management) thematisiert.

Teams unterscheiden sich von Gruppen durch einen gemeinsamen Wertehorizont. Es ist Zusammenarbeit notwendig, um Ziele zu erreichen. In der Pflege gehört eine Verständigung über die wichtigsten Werte dazu. Damit sind nicht die allgemeinen Leitbilder der Einrichtung oder bestimmte Pflegetheorien gemeint. Es geht vielmehr um die tatsächliche Prioritätensetzung – etwa über die fünf wichtigsten Aufgaben in der Arbeit, die von allen Teammitgliedern geteilt werden. Diese Werte und auch Umgangsregeln sollten immer wieder Gegenstand in Besprechungen sein. Gegenseitige Wertschätzung und Lob sind wichtig.

Teambildung ist eine Führungsaufgabe – gute Teams ziehen Pflegende an. Mitarbeitende an die eigene Einrichtung zu binden, wird immer wichtiger. Dazu gehört immer, die ein-

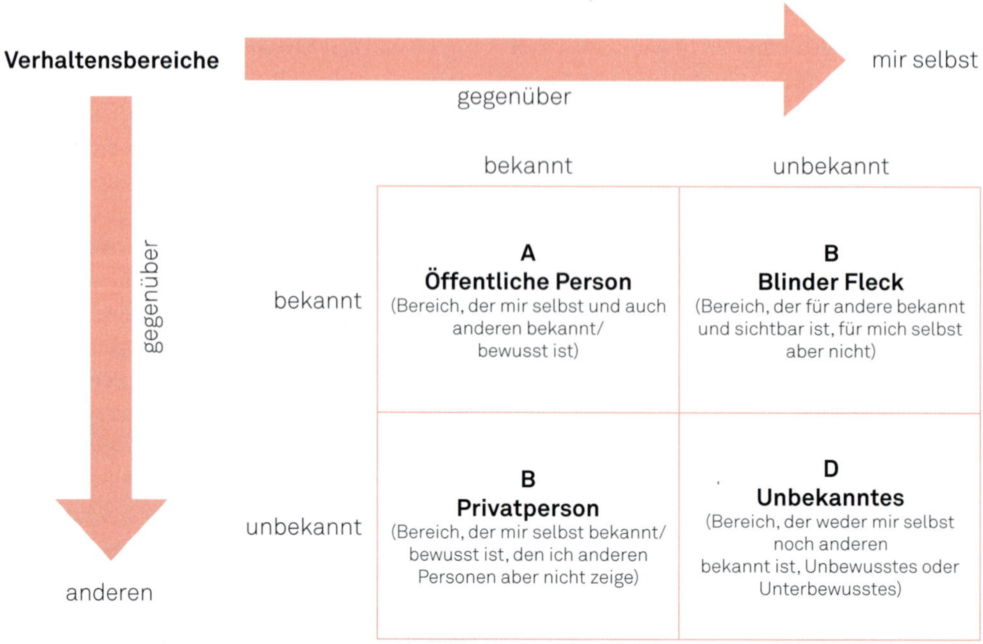

Abbildung 2-4: Johari-Fenster (Eigendarstellung nach Josuks, 2001, in Rogall-Adam et al., 2018)

zelne Person wahrzunehmen, ihre Beweggründe zu verstehen. Jede Person handelt aus ihrer individuellen Erfahrung heraus. Eine gute Überlegung dazu ist: „Welche Geschichte müssen Andere über mich wissen, um mich zu verstehen?". Jeder Mensch braucht Anerkennung – die Bedürfnispyramide von Maslow (1981) gilt nicht nur für Klientinnen und Klienten, sondern auch für die Fachpersonen. Das Johari-Fenster (Rogall-Adam et al., 2018) ist ein gutes Instrument, solche Bereiche bewusst zu machen. **Abbildung 2-4** zeigt das Johari-Fenster.

Es ist sinnvoll, eine gute und regelmäßige Besprechungskultur zu pflegen. Dazu gehört auch Zeit für einen offenen Austausch. Empfundene Ungerechtigkeit ist häufig eine Quelle für Ärger („Immer muss ICH einspringen. Warum nicht mal die Ina?"). Mitarbeitende sollten immer Beschwerden, aber auch Wünsche an Vorgesetzte richten können. Im Umkehrschluss sollte es auch möglich sein, dass die Mitarbeitenden die Vorgesetzten loben. Mögliche Themen für Besprechungen, bei denen es um das Team geht, sind:

- Was *brauche ich* vom Team? Was kann *ich einbringen*?
- Was kann unser Team *gut*? Worauf sind *wir stolz*?
- Wie kann Kritik *konstruktiv* geübt werden?

Es ist auch wichtig, Erfolge hervorzuheben und gute Momente aufzuzeigen.

Teamarbeit zählt eigentlich zu den Anziehungspunkten für den Pflegeberuf. Allerdings wird auch immer wieder einmal berichtet, dass Teams zerstritten oder gar feindselig sind. In solchen Fällen sollte es möglich sein, Hilfe zu holen – etwa durch Supervision.

Es gibt zahlreiche Merkmale guter Teams, vergleichbar mit einer gut funktionierenden Fußballmannschaft. Rollentheorien, etwa nach Belbin (2022), zeigen Hintergründe auf. Das Märchen von den *Bremer Stadtmusikanten* zeigt, wie Zusammenarbeit trotz Verschiedenheit funktioniert. Pflegeteams sind oft vielfältig. Es arbeiten Menschen aus unterschiedlichen Kulturen, mit unterschiedlicher Ausbildung zusammen. Es gibt jüngere und ältere Kolleginnen und Kollegen und Geschlechterdiversität. Eigentlich ist dies eine wunderbare Ressource, wenn alle einigermaßen gut miteinander auskommen. Inzwischen gibt es auch viele gute Beispiele zum Qualifikationsmix (Deutscher Berufsverband für Pflegeberufe [DBfK], 2021) oder auch von einer gelungenen interdisziplinären Zusammenarbeit, z. B. nach dem SBAR-Konzept (Pilz et al., 2020).

Im Haus Malta in Berlin spielte das Thema „Team" eine besondere Rolle. Es kam zu einer intensiven Auseinandersetzung mit diesem Aspekt der beruflichen Tätigkeit. Dort wurden folgende Wittener TeamCare Werkzeuge bearbeitet:

- Du gehörst dazu.
- Ich höre dir zu.
- Ich fühle mit dir.
- Ich rede gut über dich.
- Ich gehe ein Stück mit dir.

Bernhard Langner berichtet in **Kapitel 5** aus den Berliner Einrichtungen und beschreibt den dortigen Umgang damit.

2.10 Externe Kontakte und Öffentlichkeitsarbeit

Uns war es wichtig, für die Entwicklung der Wittener Werkzeuge unterschiedliche Expertinnen und Experten zu gewinnen. Darüber hinaus wollten wir auch über unser Konzept berichten und es bekannt machen.

Kontakte nach „außen"

Neben Günter Bamberger lud die Gruppe in den ersten Jahren der gemeinsamen Arbeit weitere bekannte Persönlichkeiten aus der „Beratungs-Szene" ein, um die bereits erzielten Ergebnisse gemeinsam zu diskutieren. So war beispielweise Bernhard Trenkle bei uns. Er ist Psychologe und Hypnotherapeut und leitet das Milton Erikson Institut in Rottweil. Er bescheinigte uns einen guten Ansatz. Ebenso äußerte sich Frank Engel. Er ist Diplom-Pädagoge und seit Anfang der 1980er Jahre in der Beratung und Beratungsforschung tätig. Zudem ist er Mitherausgeber eines Handbuchs zur Beratung (Nestmann et al., 2004).

Aus diesen Kontakten ergaben sich erste Publikationen zu unseren Ansätzen. Wir griffen in unseren Arbeitssitzungen neue Aspekte auf, z. B. die Forschungen zum Thema Mitgefühl. So kam es dazu, dass dieses Konzept unser ursprünglich *Empathie* genanntes Werkzeug ersetze. Mitgefühl geht über das Einfühlen hinaus und beinhaltet eine aktive Komponente aufseiten der Beratenden (Ruppert, 2016).

Die Arbeitsgruppe war an einer Mitgliedschaft in der Deutschen Gesellschaft für Beratung e. V. interessiert. Wir hätten es wichtig gefunden, dort auch die Pflegeberufe als beratungstätig zu platzieren. Als wir konkret dort anfragten, wurden wir mit hohen Beitrittsgebühren konfrontiert. Zudem wiesen wir als Arbeitsgruppe keine Rechtsform auf. Dies wäre eine Voraussetzung zum Beitritt gewesen, aber eine Vereinsgründung oder Ähnliches war unsererseits nicht vorgesehen.

Ähnliche Erfahrungen ergaben sich mit einer Anbindung beim Deutschen Pflegerat (DPR). Selbst das Netzwerk Patienten- und Familienedukation in der Pflege e.V. zeigte sich zu klein und finanzarm für eine Mitgliedschaft im DPR.

Zwischen dem Netzwerk und der *Arbeitsgruppe Wittener Werkzeuge* an der Universität Witten/Herdecke gab es jedoch gute und enge Verbindungen. Auf der Homepage des Netzwerks (www.patientenedukation.de) finden sich auch viele Texte zu unserem Ansatz. Sie können dort nachgelesen und heruntergeladen werden.

Öffentlichkeitsarbeit

Die Wittener Werkzeuge wurden und werden an vielen Stellen in der Pflege beachtet. Dies ist insbesondere den Publikationen zu den Werkzeugen aus der Arbeitsgruppe zu verdanken. Besonders Pflegepädagoginnen und -pädagogen scheinen dazu Veröffentlichungen zu sammeln und versuchen, Teile des Konzeptes in ihrem Unterricht umzusetzen.

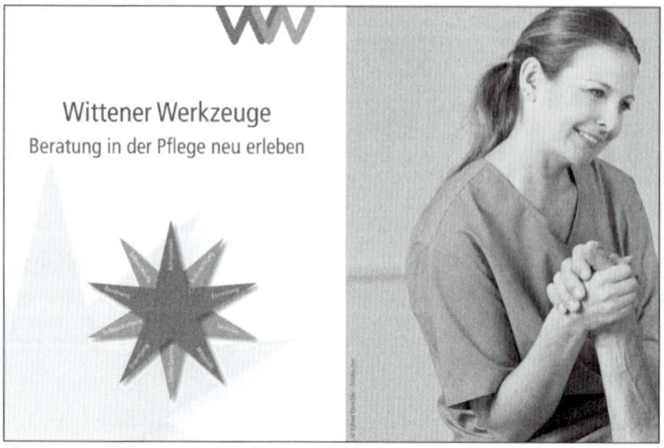

Abbildung 2-5: Beispiel für einen Flyer (Quelle: AG Wittener Werkzeuge; mit freundlicher Genehmigung); Der ganze Flyer inkl. Rückseite ist in der Online-Begleitmediathek dieses Buches verfügbar

Einige der Publikationen stehen unter https://patientenedukation.de/themen/wittener-werkzeuge zum Herunterladen zur Verfügung. Andere sind dort im Sinne einer Literaturliste aufgeführt. Wir entwickelten verschiedene Flyer – ein Beispiel wird in **Abbildung 2-5** vorgestellt – und schrieben für wesentliche Pflege-Lehrbücher Kapitel zu den Wittener Werkzeugen, z. B. Zegelin und Schieron (2023). Außerdem hielten wir zahlreiche Vorträge zu unserem Kommunikationsansatz. Sogar in Finnland konnten wir die Wittener Werkzeuge präsentieren.

Für den 1. Hochschultag der Deutschen Gesellschaft für Pflegewissenschaft (DGP) an der Fachhochschule Hannover im Jahr 2010 erstellten wir ein Poster über die Wittener Werkzeuge. Im Rahmen des Posterpreises gewannen wir damit den 2. Platz. Eine weitere Auszeichnung gab es dann im Jahr 2012. Auf dem 7. Essener Pflegetag belegte unser Poster zum „Wittener Werkzeugstern" in der Kategorie Bildung den ersten Platz.

2.11 Warum gibt es aktuell kein dauerhaftes Seminarangebot?

Neben dem achttägigen Grundseminar bot unsere Arbeitsgruppe immer wieder auch kurze Schnupperseminare an. Diese waren zum großen Teil nicht an konkrete Einrichtungen gebunden. So konnten Personen aus unterschiedlichen Pflege- und Gesundheitseinrichtungen einen ersten Eindruck des Konzeptes gewinnen. Allerdings ging es uns in erster Linie immer darum, ganze Einrichtungen für unser Konzept zu sensibilisieren.

In der Tat machten wir die Erfahrung, dass zwei Hochschullehrende nach dem Besuch eines solchen zweitägigen Kurzseminars unser Konzept in das Curriculum ihrer Studiengänge einbauten. Und dies geschah alles ohne die ausführliche Auseinandersetzung mit den Wittener Werkzeuge, wie sie primär nur in unserem achttägigen Seminar möglich war. Auch wurden wir von Lehrenden immer wieder gefragt, ob sich das ganze Konzept noch ändern könnte. Wenn wir dann mit „Ja, hoffentlich!" antworteten, gab es häufig eine große Enttäuschung. Dabei hat doch auch beispielsweise Carl R. Rogers seinen klientenzentrierten Ansatz (Rogers, 1999) 30 Jahre lang immer wieder bearbeitet.

Wir diskutierten dann in unserer Arbeitsgruppe, wie damit umzugehen ist, wenn Teilnehmende nach einem ein- oder zweitägigen Schnupperseminar einfach anfangen, selbst die Wittener Werkzeuge zu unterrichten. Veröffentliche Materialien standen inzwischen ja schon vielerorts zur Verfügung. Für ausgebildete und erfahrene Pädagoginnen und Pädagogen wäre diese vielleicht möglich gewesen. Aber gilt dies auch für Anfänger und Anfängerinnen in der Lehre? Wie sollten diese die Wittener Werkzeuge vermitteln? Auch wenn wir natürlich insgesamt die Übernahme der Wittener Werkzeuge insbesondere an Hochschulen für Pflege begrüßten, kamen diese Fragen bei uns auf.

Die von uns entwickelten Vorgehensweisen bei der Vermittlung der Wittener Werkzeuge waren, sind und werden vermutlich auch nie abschließend festzulegen sein. Wir diskutierten immer wieder auch über Seminare für Multiplikatorinnen und Multiplikatoren. Unser achttägiges Seminarkonzept richtete sich ja eher an Anwender und Anwenderinnen. Wir fragten uns auch, ob wir einen Verein dafür gründen sollten. Günter Bamberger schlug zwischenzeitlich ein gestuftes Bildungskonzept vor. In der Pflege sind solche gestuften Angebote vielfach bekannt, z. B. im Bereich der Kinästhetik (Hatch & Marietta, 2002) oder der Basalen Stimulation (Bienstein & Fröhlich, 2021). Bis heute konnte dies nicht umgesetzt werden.

Für unsere Arbeitsgruppe wurde es immer schwieriger, Grundseminare und Follow-up-Veranstaltungen durchzuführen. Durch die Bindung an die Universität Witten/Herdecke (UWH) gab es Unterstützung bei bestimmten organisatorischen Aspekten. So hatte die UWH die Marke „Wittener Werkzeuge“ schützen lassen. Die Bezeichnung und das Logo „WW“ waren bis 2023 eingetragene Markennamen. Das Weiterbildungszentrum der UWH übernahm die Vertragsvereinbarung mit interessierten Pflege-Einrichtungen und Ausstellung der Teilnahme-Bescheinigungen mit Logo der Universität und erhielt dafür eine Kostenerstattung. Alle anderen Aufgaben, die bei Bewerbung und Durchführung der Seminare anfielen, musste unsere Arbeitsgruppe selbst übernehmen. Dies betrifft beispielsweise die Absprachen mit den Einrichtungen, die Organisation von Anreise, Übernachtungsmöglichkeiten und der Organisation der Seminare vor Ort. Aber auch die inhaltliche Gestaltung der Seminare sowie die Erstellung und Vervielfältigung der Unterlagen für die Teilnehmenden und andere Tätigkeiten mussten von uns als Arbeitsgruppe selbst durchgeführt werden. Das ursprünglich als Beratungsansatz gedachte Konzept, entwickelt sich zusehends zu einem umfassenden Kommunikationsansatz. Vor und nach jedem Seminar traf sich die Arbeitsgruppe daher zu einem intensiven Austausch.

Ein Projektantrag von mir an der UWH im Jahr 2013 für eine interne Förderung wurde nicht bewilligt. Dieser Antrag, ausgehend vom Department Pflegewissenschaft, gemeinsam mit den drei anderen Departments Psychologie, Humanmedizin und Zahnmedizin, wäre eine hervorragende Möglichkeit gewesen, die Zusammenarbeit in der gesamten Fakultät für Gesundheitsfakultät besser zu gestalten.

Die Arbeitsgruppe kam auch anderweitig an ihre Grenzen. Sie bestand ja größtenteils aus Studierenden, die im Rahmen ihres Studiums an der Gruppe teilnahmen. Die Abgrenzung zwischen Qualifizierungsmaßnahme im Rahmen des Studiums und einer eher beruflichen Tätigkeit als Trainerin/Trainer wurde schwierig. Viele Studierende waren auch an anderen Arbeitsstellen beschäftigt, um ihr Studium zu finanzieren. Sie mussten zum Teil dort Urlaub nehmen, um den Zeitaufwand für das achttägige Grundseminar bewerkstelligen zu können. Und adäquate Honorare konnten dafür nicht gezahlt werden. Und die nicht-studentischen Mitglieder der Arbeitsgruppe waren hauptamtlich anderswo gebunden. Zudem war niemand dazu bereit, die Verantwortung für die Administration des Seminarangebotes zu übernehmen oder gar eine hauptamtliche Tätigkeit für die Wittener Werkzeuge anzustreben.

Auch der Wunsch vieler Mitglieder der Arbeitsgruppe, die Wittener Werkzeuge zum Thema ihrer Abschlussarbeiten zu machen, erfüllte sich leider nicht. Alle studentischen Mitglieder schrieben ihre Arbeiten zu anderen Themen. Nach Abschluss ihres Studiums verblieben auch nur wenige Absolventinnen und Absolventen in der Arbeitsgruppe. Eigene Themen wie ein neuer Arbeitsplatz oder Familienarbeit wurden wichtiger. So wurde es immer schwieriger, auch kürzere Nachtreffen in den Einrichtungen, die bereits Grund-Seminare durchlaufen hatten, durchzuführen.

Zudem wurde es innerhalb der Einrichtungen immer schwieriger, Follow-up-Veranstaltungen durchzuführen. Einige Teilnehmende an den Grundseminaren hatten die Einrichtungen bereits verlassen oder waren dauerhaft erkrankt. Der Pflegenotstand zeigte sich auch hier deutlich. Im Krankenhaus der Barmherzigen Brüder Trier und im Haus Malta in Berlin konnten jedoch Nachtreffen durchgeführt werden.

All dies trug dazu bei, dass vonseiten der ursprünglichen Entwicklerinnen- und Entwicklergruppe der Wittener Werkzeuge aktuell kein dauerhaftes Seminarangebot zu diesem Kommunikationsansatz vorliegt.

2.12 Mein Resümee

Ich habe in diesen Jahren sehr viel gelernt – durch Günter Bamberger, den Austausch in der Gruppe und vielen anderen Erfahrungen. Mir war schon sehr früh klar, dass Seele und Empfindungen sowie Handlungen eng zusammenhängen. 1973 war ich als Teilnehmerin bei einem Seminar in Ulm. Thure von Uexküll stellte etwas zur Psychosomatik vor. Dabei ging es u. a. auch um Placebo-Effekte. In den Entwicklungsjahren der Wittener Werkzeugen ist für mich die Neurowissenschaft immer wichtiger geworden: Denken, Fühlen, Befinden und Verhalten hängen sehr eng zusammen.

Gerade bei kranken oder pflegebedürftigen Menschen kann dadurch vieles beeinflusst werden. Insbesondere kognitive Strategien wie Selbst-Instruktion, das Wahrnehmen von Schattierungen, neue Deutungen (Reframing) und Hilfen, mit Unabänderlichem umzugehen sollten in der Pflege mehr beachtet werden. Ich halte sie für wichtig – nicht nur für die Patientinnen und Patienten.

Aus meiner ganzen Pflege-Bildungserfahrung in mindestens 40 Jahren kann ich tatsächlich sagen, dass unsere Wittener-Werkzeuge-Seminare in ihrer Konzeption und Durchführung einmalig waren und sind. Das Ziel dieses Buches ist, die dabei gemachten Erfahrungen weiterzugeben. Es hat sich als sinnvoll herausgestellt, die Seminare geschlossen für eine Einrichtung anzubieten. Die Teilnehmenden aus den Einrichtungen sollten einen guten Qualifikations- und Altersmix aufweisen. Gemeint ist: Es sollten studierte Pflegende, Personen aus der Leitung, gemeinsam mit Pflegepraktikerinnen und -praktikern sowie ältere Beschäftigte mit Nachwuchskräften gemeinsam qualifiziert werden. Es scheint zudem sehr wichtig zu sein, dass es Verantwortliche in den Einrichtungen gibt, engagierte Menschen, die den Ansatz weiterführen. Idealerweise sollten sie am Grundseminar teilgenommen haben und Einfluss in der Einrichtung haben. Leider ist diese Kombination eher selten zu finden. Heutzutage sind Online-Veranstaltungen beliebt – für unseren Kommunikationsansatz, die Wittener Werkzeuge, bevorzugen wir Veranstaltungen in Präsenz.

Was mich jedoch besonders berührt hat, waren Rückmeldungen einiger Teilnehmender. Mehrere Personen äußerten nach dem Besuch unserer Seminare, dass sie sehr dankbar seien. Dankbar für die Möglichkeit, teilnehmen zu dürfen. Dankbar dafür, dass sie nun wieder einen Sinn darin sehen, weiter in der Pflege zu arbeiten. Mehrfach wurde erwähnt, dass unser Seminar sie überhaupt im Beruf gehalten hätte. Es scheint, als hätten wir – zumindest für einige Teilnehmende – die Schüssel zu einer schon fast verschlossenen Tür gefunden.

2.13 Literatur

Abt-Zegelin, A. & Schieron, M. (2012). Von Kollege zu Kollegin. *Die Schwester Der Pfleger, 51*(1), 22–25.

Antonovsky, A. (1997). *Salutogenese – Zur Entmystifizierung der Gesundheit*. DGVT.

Bamberger, G. G. (2025). *Lösungsorientierte Beratung* (7. Aufl.). Beltz.

Belbin, R. M. (2022). *Team Roles at Work* (3. Aufl.). Routledge.https://doi.org/10.4324/9781003163152

Bienstein, C. & Fröhlich, A. (2021). *Basale Stimulation®: Die Grundlagen* (9. Aufl.). Hogrefe. https://doi.org/10.1024/86043-000

Damasio, A. R. (2000). *Ich fühle, also bin ich*. List.

Deutscher Berufsverband für Pflegeberufe (DBfK). (2021). *Skill-Grade-Mix im Krankenhaus* [Positionspapier]. https://www.dbfk.de/media/docs/newsroom/dbfk-positionen/Positionspapier_Skill-Grade-Mix-2021.pdf

de Shazer, S. (1989). *Wege der erfolgreichen Kurztherapie*. Klett.

Festinger, L. (2020). *Theorie der kognitiven Dissonanz* (3. Aufl.). Hogrefe. https://doi.org/10.1024/86043-000

Freud, S. (2016). *Das Unbewußte*. Reclam.

Giesenbauer, B. & Glaser, J. (2006). Emotionsarbeit und Gefühlsarbeit in der Pflege – Beeinflussung fremder und eigener Gefühle. In F. Böhle & J. Glaser (Hrsg.), *Arbeit in der Interaktion – Interaktion als Arbeit* (S. 59–83). Verlag für Sozialwissenschaften.

Greger, S. (2016). Die Mischung machts. *Altenpflege, 1*(2016), 58–59.

Harris, T. (1975). *Ich bin ok – du bist ok!* Rowohlt.

Hatch, F. & Marietta, L. (2002). *Kinästhetik* (2. Aufl.). Urban & Fischer.

Hautzinger, M. (Hrsg.). (2011). *Kognitive Verhaltenstherapie*. Beltz.

Hüther, G. (2015). *Etwas mehr Hirn, bitte*. Vandenhoeck & Ruprecht. https://doi.org/10.13109/9783666404641

Kersting, K. (2022). Coolout verstehen. *Dr. med. Mabuse, 47*(2), 41–44.

Knab, M. (2008). Beratung zwischen Tür und Angel. *Beratung aktuell, 2*(8), 113–126.

Kocks, A. & Segmüller, T. (Hrsg.). (2019). *Kollegiale Beratung im Pflegeteam*. Springer. https://doi.org/10.1007/978-3-662-57789-9

Kocks, A., Segmüller, T. & Zegelin, A. (2012). *Kollegiale Beratung in der Pflege*. Sektion BIS Beraten, Informieren, Schulen der Deutschen Gesellschaft für Pflegewissenschaft (DGP) e.V. https://dg-pflegewissenschaft.de/wp-content/uploads/2017/05/LeitfadenBIS1.pdf

Kolcaba, K. (2014). *Pflegekonzept Comfort*. Huber.

Lücke, S. (2016). Der ist voll sympathisch. *PflegenIntensiv, 16*(2), 48.

Maly-Samiralow, A. (2014). *Das Prinzip Placebo*. Droemer Knaur.

Maslow, A.H. (1981). *Motivation und Persönlichkeit*. Rowohlt.

Nestmann, F., Engel, F. & Sickendieck, U. (2004). *Das Handbuch der Beratung* (Bde. 1 & 2). DGTV-Verlag.

Nordwig, H. (2017, November 15). *Epigenetik: wie Umwelt und Verhalten Gene steuern*. Funkkolleg Biologie und Ethik. https://funkkolleg-biologie.de/themen/04-epigenetik-wie-umwelt-und-verhalten-gene-steuern/

Pilz, S., Poimann, H., Herbig, N., Heun, S., Holtel, M., Pivernetz, K., Rode, S., Stapenhorst, K. & Weber, H. (2020). *SBAR als Tool zur fokussierten Kommunikation* (Aufl. 2a.). Gesellschaft für Qualitätsmanagement in der Gesundheitsversorgung e.V. https://www.gqmg.de/media/redaktion/Publikationen/Arbeitshilfen/GQMG_ABK_02.2a._SBAR_16.08.20.pdf

Quernheim, G. & Zegelin, A. (2025). *Berufsstolz in der Pflege. Ein Mutmachbuch* (3. Aufl.). Hogrefe. https://doi.org/10.1024/86364-000

Quitmann, H. (1996). *Humanistische Psychologie* (3. Aufl.). Hogrefe.

Rogall-Adam, R., Josuks, H., Adam, G. & Schleinitz, G. (2018). Selbst- und Fremdwahrnehmung: Das Johari-Fenster. In R. Rogall-Adam, H. Josuks, G. Adam & G. Schleinitz (Hrsg.), *Professionelle Kommunikation in Pflege und Management* (3. Aufl., S. 75–77). Schlütersche.

Rogers, C.R. (1983). *Therapeut und Klient*. Fischer.

Rogers, C.R. (1999). *Die nicht-direktive Beratung* (9. Aufl.). Fischer.

Ruppert, N. (2016). Pflege braucht Mitgefühl. *Die Schwester Der Pfleger, 55*(4), 36–39.

Rust, L. & Olsen, D. (2013). Beratung im pflegerischen Alltag. Zwischen PatientCare und Self-Care: Die „Wittener Werkzeuge". *Heilberufe, 65*(9), 27–29. https://doi.org/10.1007/s00058-013-0966-7

Satir, V. (2018). *Selbstwert und Kommunikation*. Klett-Cotta.

Schieron, M. (2024). *Pflegebezogene Mikroschulungen. Handlungsorientierte Patientenedukation in kleinen Wissensportionen*. Hogrefe. https://doi.org/10.1024/85966-000

Schulz von Thun, F. (2014). *Miteinander reden*. (Bde 1–4). Rowohlt.

Seligman, M. (2015). *Wie wir aufblühen: Die fünf Säulen des persönlichen Wohlbefindens*. Goldmann.

Seligman, M. (2016). *Erlernte Hilflosigkeit*. Beltz.

Simonton, O.C. (2001). *Visualisierung*. Rowohlt.

Storch, M. (2016). *Machen Sie doch, was Sie wollen* (2. Aufl.). Hogrefe.

Storch, M., Krause, F. & Weber, J. (2022). *Selbstmanagement – ressourcenorientiert: Grundlagen und Trainingsmanual für die Arbeit mit dem Zürcher Ressourcen Modell ZRM* (7. Aufl.). Hogrefe. https://doi.org/10.1024/86214-000

Strauss, A. & Glaser, B. (1978). *Interaktion mit Sterbenden*. Vandenhoek & Ruprecht.

Tietze, K.O. (2025). *Kollegiale Beratung* (14. Aufl.). Rowohlt.

Watson, J. (1996). *Pflege: Wissenschaft und menschliche Zuwendung*. Huber.

Watzlawick, P., Beavin, J.H. & Jackson, D.D. (2017). *Menschliche Kommunikation* (13. Aufl.). Hogrefe. https://doi.org/10.1024/85745-000

Zegelin, A. & Schieron, M. (2023). Beratungsstrategien. In N. Menche, C. Keller & B. Teigeler (Hrsg.), *Pflege heute* (8. Aufl., S. 1231–1232). Elsevier.

Zegelin, A. (1997). Besuch im Beth-Israel-Deaconess-Medical-Center in Boston. *Die Schwester Der Pfleger, 40*(9), 76–78.

Zegelin, A. (2017). Raus aus dem Jammertal. *Die Schwester Der Pfleger, 56*(5), 40–41.

Weiterführende Literatur

Abt-Zegelin, A. (2013). Gute Pflege – es gibt sie noch! *Die Schwester Der Pfleger, 52*(12), 1172–1174.

Abt-Zegelin, A. & Bamberger, G.G. (2010). „Gehen Sie ein Stück mit mir ...?" Beratungsgespräche in der Pflege Teil 3. *Die Schwester Der Pfleger, 49*(2), 128–132.

Kocks, A. (2016). EMPATHIE – das Gefühl für Andere. *Pflegen, 69*(1), 4–5.

Kocks, A. & Abt-Zegelin, A. (2012). „Kann ich kurz was fragen?" Die Wittener Werkzeuge: ein neuer Ansatz für Beratungsgespräche in der Pflege. *pflegenetz.care, 65*(1), 12–14.

Kocks, A., Kapsch, K. & Tietze, K.-O. (2016). Gemeinsam Lösungen finden: Kollegiale Beratung. *Die Schwester Der Pfleger, 55*(2), 42–44.

Kocks, A. & Segmüller, T. (2012). „Wittener Werkzeuge": Ein Double Care Beratungsansatz für die Pflege. *PADUA, 7*(2), 60–62. https://doi.org/10.1024/1861-6186/a000044

Kocks, A. & Segmüller, T. (2012). Patientenedukation Beratung, Schulung, Information in der Pflege. In S. Schwerior-Popp, F. Sitzmann & L. Ullrich (Hrsg.), *Thiemes Pflege: Das Lehrbuch für Pflegende in der Ausbildung* (12. Aufl., S. 171–181). Thieme.

Kocks, A. & Segmüller, T. (2013). Wie kann Beratung in der Pflege gelingen? *JuKiP, 1*, 25–29.

Kocks, A. & Zegelin, A. (2012). Patientenedukation, informieren, schulen und beraten von Betroffenen und Angehörigen. *NOVAcura, 43*(2), 18–21.

Langner, B. (2018). Die Wittener Werkzeuge®: Double Care: Kommunikation im Pflegealltag. *Pflegezeitschrift, 71*(1–2), 32–35. https://doi.org/10.1007/s41906-018-0359-2

Olsen, D. & Rust, L. (2012). Beratung in der Pflege – ein DoubleCare Beratungsansatz für die Pflege. *Pflege-Perspektiven, 2012*(Herbst), 34–37.

Olsen, D. & Rust, L. (2012). *„Wenn ich nicht mehr weiter weiß, frage ich meinen Kollegenkreis"* [Tagungsbericht]. Deutsche Gesellschaft für Pflegewissenschaft. https://dg-pflegewissenschaft.de/wp-content/uploads/2017/05/Tagungsbericht-Kollegiale-Beratung-UNIWH-Rust-Olsen-30.11.2012-2016_07_31-09_39_50-UTC.pdf

Rust, L., Bamberger, G.G. & Abt-Zegelin, A. (2009). „Setzen Sie sich doch einen Moment ..." Beratungsgespräche in der Pflege Teil 2. *Die Schwester Der Pfleger, 48*(9), 856–861.

Segmüller, T. (2011). Wittener Werkzeuge – Ein Double Care Beratungsansatz für die Pflege. In Universität Witten/Herdecke (Hrsg.), *Witten wirkt.* (S. 16–17). Universität Witten/Herdecke.

Segmüller, T. (2012). Die „Wittener Werkzeuge" – ein innovatives Konzept von Beratung in der Pflege. *ZAM – Zeitung der Allgemeinmedizin, 16*(8), 7–8.

Segmüller, T. (Hrsg.). (2015). *Beraten, Informieren und Schulen in der Pflege – Rückblick auf 20 Jahre Entwicklung*. Mabuse Verlag.

Teigeler, B. (2019). „Pflegende brauchen auch seelische Unterstützung" (Interview). *Die Schwester Der Pfleger, 58*(2), 46–48.

Tolsdorf, M., Bamberger, G.G. & Abt-Zegelin, A. (2009). „Bitte bleiben Sie hier ..." Beratungsgespräche in der Pflege Teil 1. *Die Schwester Der Pfleger, 48*(7), 652–656.

Zegelin, A. (2009). Oft macht man sich gegenseitig fertig. *Die Schwester Der Pfleger, 48*(11), 1056–1058.

Zegelin, A. (2013). Pflege ist Kommunikation! *Die Schwester Der Pfleger, 52*(07), 636–639.

Zegelin, A. (2016). Hungrig nach Zuwendung. *Altenpflege, 40*(2), 55–57.

3

Die Wittener Werkzeuge

Martin Schieron und Angelika Zegelin

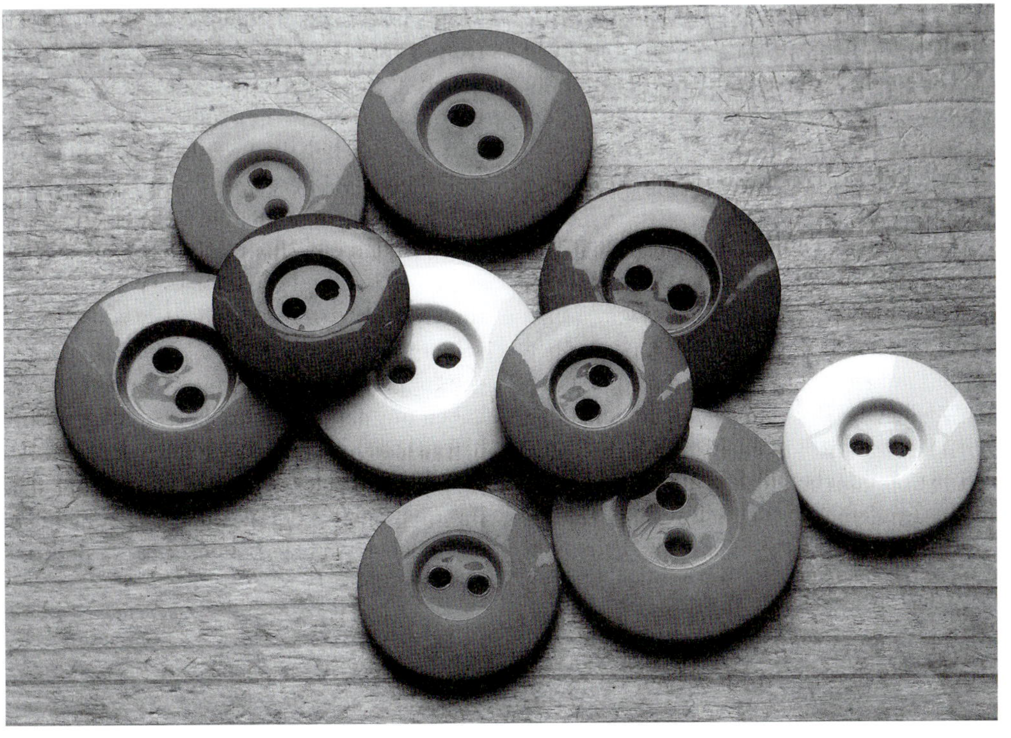

Pflegerische Begleitung beinhaltet immer auch psychologische, soziale und oft spirituelle Aspekte. Es geht dabei um Ängste, Sorgen, Hoffnungen und Ziele der zu pflegenden Personen sowie ihrer Angehörigen. Letztendlich geht es um das Leben in seiner ganzen Fülle. Dass Beratende in solche Prozesse ihren eigenen Bezugsrahmen einbringen, nicht vollständig neutral sein können, ist naheliegend. Beratung im Kontext von Krankheit, Gesundheit, Alter oder Gebrechen ist daher auch eine tiefere Form der Begegnung zweier Menschen (Abt-Zegelin & Kocks, 2013).

Die fünf PatientCare-Werkzeuge sind inzwischen aus vielen Zusammenhängen bekannt (**Kap. 2.1**):

- Achtsamkeit
- Einlassung
- Mitgefühl
- Ermutigung
- Berührung.

Alle diese Werkzeuge müssen im pflegerischen Arbeitsalltag kombiniert eingesetzt werden, je nach Person und Situation. Alles hängt systemisch zusammen. Mit „Person" sind hier nicht nur Patientinnen und Patienten und deren Angehörige gemeint, sondern auch die beruflich handelnde Pflegefachperson selbst. Sie wird in diesem Prozess für sich Lieblingswerkzeuge finden.

Unter dem Titel „Ich muss selbst leben, was ich weitergeben soll." zeigten Abt-Zegelin und Kocks (2013) auf, dass die Wittener Werkzeuge von der beratenden Person selbst angenommen werden müssen. Ein gutes Gespräch lebt von der Qualität der Beziehung der teilnehmenden Personen. Dazu gehört auch, dass die helfende Person trotz ihres beruflichen Auftrags mit Blick auf die „Anderen" für sich selbst sorgt. Die auf die „Anderen" (Patientinnen und Patienten; Angehörige) bezogenen Werkzeuge bleiben wirkungslos, wenn sie nicht für die eigene Person reflektiert werden. Darum geht es bei den SelfCare-Werkzeugen (**Kap. 2.2**):

- Selbstachtung
- Intuition
- Selbst-Spürung
- Selbstermutigung
- Selbststärkung.

Im Grunde geht es um hier Selbstfürsorge – ein Bereich, der in der Pflege häufig vernachlässigt wird. In manchen Pflegetheorien, z. B. Orem (1997) und Watson (1996), wird darauf hingewiesen. Pflegende müssen lernen, ihre eigenen Bedürfnisse ernst zu nehmen, Verantwortung für ihr eigenes Wohlbefinden zu übernehmen. Daher wird an vielen Stellen im vorliegen Buch ein guter Umgang mit sich selbst thematisiert.

Die einzelnen Werkzeuge werden in den folgenden Kapiteln in Form einer allgemeinen Übersicht dargestellt. Einem Werkzeug des PatientCare wird im Sinne der Anwendungsentsprechung direkt das jeweilige Werkzeug des SelfCare zur Seite gestellt. Eine Darstellung aller im Laufe der Entwicklung der Werkzeuge entstandenen und in Seminaren dazu eingesetzten Texte erfolgt hier nicht. Zu jedem Werkzeug wurden im erstellten Seminarkonzept (**Kap. 2.7**, **Kap. 2.8**) Übungen empfohlen. Dazu gehört u. a. Beispiele in Kleingruppen bearbeiten und Gesprächssituationen reflektieren – dies sollte beibehalten werden. Aufmerksame Leserinnen und Leser werden feststellen, dass sich nachfolgend aufgeführte Tipps und Hinweise zu den einzelnen Wittener Werkzeugen teilweise ähneln, bzw. manchmal sogar identisch sind. Auch gibt es bei der Darstellung einzelner Werkzeuge inhaltliche Überschneidungen zum **Kapitel 4** von Günter Bamberger. Wir haben uns dennoch entschlossen, dies so stehen zu lassen, damit jedes Kapitel, jedes Werkzeug für sich gelesen werden kann – ohne das Informationen verloren gehen. Daher nehmen wir mögliche Wiederholungen gerne und bewusst in Kauf.

3.1 Achtsamkeit (PatientCare) und Selbstachtung (SelfCare)

Eine wesentliche Aufgabe professioneller Pflege ist es, andere Menschen in ihren individuellen Bedarfen zu unterstützen. Dazu ist es notwendig, die eigene Aufmerksamkeit auf die aktuelle Situation der anderen Menschen zu legen. *Achtsamkeit* bedeutet insofern bezogen auf eine andere Person, diese wirklich wahrzunehmen. Dies geht aber in der Regel nur, wenn der eigenen Person ebenfalls gezielt Aufmerksamkeit geschenkt wird. Insofern ist *Selbstachtung* die Anwendungsentsprechung des SelfCare zu *Achtsamkeit* als Werkzeug des PatientCare.

3.1.1 Achtsamkeit

Die eigene Aufmerksamkeit bewusst auf die aktuelle Situation, auf das Hier-und-Jetzt zu legen. Dies kann – vereinfacht ausgedrückt – als Kernaussage des Konzeptes Achtsamkeit verstanden werden. Dies bedeutet dann aber auch, sich in der akuten Situation nicht mit der Vergangenheit zu befassen und keine Spekulationen über die Zukunft anzustellen. Damit ist nicht gemeint, den Einfluss der Vergangenheit auf eine Person zu ignorieren. Vielleicht hat ihre Vergangenheit die Person in die aktuelle Situation geführt. Sich mit der Vergangenheit zu beschäftigen, ändert aber die konkret vorliegende Situation nicht. Gleiches gilt für Spekulationen über die Zukunft.

In den 1980er Jahren gründete Jon Kabat-Zinn die erste Klinik zur Stressbewältigung in den USA und löste dadurch eine weltweite Bewegung aus (Anderssen-Reuster, 2013). Das von ihm entwickelte *Achtsamkeitstraining MBSR* (mindfulness-based stress reduction) vereint Meditationen, Atem- und Yoga-Übungen. Kabat-Zinn (2019) beschreibt Achtsamkeit als einen Zustand der Aufmerksamkeit, der einerseits durch die Konzentration auf den einzelnen Moment geprägt ist. So konzentriert sich das Erleben, das Wahrnehmen von einem Moment auf den nächsten. Gleichzeitig ist Achtsamkeit durch eine wertfreie und freundlich zugewandte Haltung gekennzeichnet. Dies bezieht sich auf die eigene Person, auf andere Menschen und auf die jeweils aktuell vorliegende Situation für sich selbst oder andere. Damit werden auch die buddhistischen Wurzeln des Achtsamkeitskonzeptes deutlich. Dort wird Achtsamkeit als ein ethischer Akt betrachtet, der neben der Aufmerksamkeit auch Mitgefühl (**Kap. 3.3**) und Offenheit beinhaltet (Grossman, 2013).

Neben der Wertfreiheit und der Konzentration auf den gegenwärtigen Moment, ist es für Kabat-Zinn (2019) wichtig, dass Achtsamkeit **absichtsvoll** erfolgt. Es geht darum, sich immer wieder bewusst daran zu erinnern, achtsam zu sein. Wird das Leben eher in einer Art von „Autopiloten-Modus“ geführt, liegt das an entwickelten Automatismen, die an manchen Punkten das Leben auch erleichtern können. Werden sie nicht durchbrochen, gibt es allerdings nur wenig Gestaltungsraum. Absichtsvoll und bewusst gelebte Achtsamkeit gestattet jeder Person, wieder Kontakt mit dem sogenannten Gegenwartserleben aufzunehmen. So kann die Person wieder mehr Einfluss auf das eigene Leben bekommen (Anderssen-Reuster, 2013).

Der Begriff *Achtsamkeit* hat in den letzten Jahrzehnten stark an Popularität gewonnen. Er beschreibt heutzutage in Kurzform das, was früher *als Aufmerksamkeit und Konzentration auf das Hier und Jetzt* verstanden wurde.

Achtsamkeit in der Pflege (PatientCare)

Achtsamkeit ist vielen Menschen in erster Linie als ein Konzept bekannt, um sich selbst vor Erschöpfung und Überlastung zu schützen (Sheridan, 2020). Aber Achtsamkeit in Bezug auf Patientinnen und Patienten und Angehörige gehört auch zu einem professionellen Berufsverständnis von Pflege. Pflege ist eine Dienstleistung, die an Menschen erbracht wird, die Einschränkungen im Bereich der Selbstfürsorge haben (Orem, 1997). Professionelle Pflege hat daher in der Regel den Anspruch, die von ihr betreuten Personen entsprechend ihrer individuellen Bedarfe zu versorgen, zu pflegen, zu beraten. Dieser Anspruch gilt auch dann, wenn die zu betreuenden Personen situationsbedingt ihre Bedarfe nicht selbst benennen können. Insofern bedeutet Achtsamkeit in der Pflege zunächst, sich auf eine andere Person einzulassen. Sie so zu sehen und anzunehmen, wie sie sich zeigt.

Wie können Sie im Kontakt mit Patientinnen und Patienten achtsam sein?

Hier sind einige Tipps dazu:

- Nehmen Sie sich für wichtige Interaktionen mit Patientinnen und Patienten etc. ausreichend Zeit. Dazu gehört auch z. B., sich mit Kolleginnen und Kollegen abzusprechen, dass Sie nun für eine gewisse Zeit gebunden sind und nicht „auf die Schelle“ oder „ans Telefon“ gehen.
- Achten Sie bei Gesprächen nicht nur auf Gesagtes. Versuchen Sie auch nonverbale Aspekte wie Körperhaltung, Mimik oder Tonlage aufzunehmen.
- Fragen Sie zu wichtigen Punkten nach und zeigen Sie sich interessiert.
- Versuchen Sie Stimmungen und Gefühle zu erfassen.
- Konzentrieren Sie sich auf die aktuelle Situation der Patientinnen und Patienten. Dies bedeutet nicht, deren Vergangenheit und Zukunft zu ignorieren. Um den aktuellen Moment zu erfassen, sind sie aber nicht wesentlich. Bei der weiteren Planung der Versorgung werden sie allerdings wieder bedeutsam.

Es ist nicht immer leicht, sich auf jede Person so intensiv einzulassen. Nicht jede Person, die mir im Berufsalltag begegnet, ist mir automatisch sympathisch. Aus professioneller Sicht sollte es dennoch angestrebt werden, den meisten Personen wertfrei und freundlich zugewandt zu begegnen. *Wertfrei* meint hier, dass Aussagen, Haltungen oder Verhaltensweisen einer anderen Person so angenommen werden, wie sie sind. Sie sollen nicht in Kategorien (z. B. angenehm/unangenehm; erwünscht/unerwünscht; etc.) eingeteilt werden. Rogers (1983) beschreibt eine solche Haltung als bedingungsfreies Akzeptieren. Damit meint er eine Art der Zuwendung zu der anderen Person, die ohne Bewertung der Gedanken, Gefühle und Verhaltensweisen dieser Person stattfindet. Tritt man einer anderen Person so gegenüber, wird sie dies in der Regel spüren. Sie kann sich dann so zeigen und geben, wie sie ist. Dann kann eine besondere Form von Beziehung zwischen der pflegenden Person und ihrer Patientin, ihrem Patienten entstehen – eine Beziehung der Verbundenheit.

Wie können Sie anderen Personen Ihre Akzeptanz vermitteln?

Hier sind einige Tipps dazu:

- Nehmen Sie Augenkontakt auf.
- Lächeln Sie aufmunternd.
- Hören Sie aufmerksam zu.
- Fragen Sie bei Bedarf nach.
- Wiederholen Sie Aussagen der anderen Person, die Sie wichtig finden, mit eigenen Worten. So können Sie auch überprüfen, ob Sie die Aussage richtig verstanden haben. Wenn nicht, wird die andere Person dies deutlich machen.
- Zeigen Sie z. B. durch Nicken, dass Sie die Person verstehen.
- Wenn Sie diese Reaktionen zeigen, bedeutet dies nicht, dass Sie inhaltlich vollkommen mit der anderen Person übereinstimmen. Sie zeigen jedoch, dass Sie die Person verstehen möchten und sie so annehmen, wie sie ist.

Dass Achtsamkeit sich nicht nur auf Sicht- und Hörbares bezieht, zeigt ein Beispiel aus der populären Kriminalliteratur. Die Hauptfigur Björn Diemel aus der humoristischen Kriminalromanreihe *Achtsam morden* von Karsten Dusse konsultiert den Achtsamkeitstrainer Joschka Breitner. Dieser rät seinem Klienten an einem gewissen Punkt der Geschichte: „Richten Sie

Ihre Aufmerksamkeit nicht auf das, was Ihr Gegenüber sagt, sondern auf das, was Ihr Gegenüber sagen will. Das, was Sie hören, ist nur das Echo der inneren Welt Ihres Gegenübers. Wenn Sie nicht hören, sondern fühlen, entpuppt sich manche Beleidigung als Hilfeschrei." (Dusse, 2019, S. 61).

Achtsamkeit üben

Achtsamkeit kann geübt werden. Regelmäßige Meditation ist dabei ein guter Weg. Es gibt Bücher/Ratgeber, die dabei sehr hilfreich sind. Aber es stehen z.B. auch Podcasts oder Videos im Internet zur Verfügung:

Lese-Tipp: Ein Buch mit CDs: Kabat-Zinn, J. (2007). *Achtsamkeit und Meditation im täglichen Leben.* Arbor-Verlag.

Internet-Tipp: Kostenlose Videos zu Achtsamkeitsübungen auf der Website der Unfallkasse Nordrhein-Westfalen, verfügbar unter https://zuhause-pflegen-berater.unfallkasse-nrw.de/gesundheitsschutz-fuer-pflegende-angehoerige/uebungen

3.1.2 Selbstachtung

Selbstachtung ist die Anwendungsentsprechung des SelfCare zu *Achtsamkeit* als Werkzeug des PatientCare. Der Begriff meint einerseits die ganz subjektive Art und Weise, wie wir uns selbst sehen. Dies umfasst Fragen wie:

Wer bin ich? Wie fühle ich mich? Wie zufrieden oder unzufrieden bin ich mit mir?

Selbstachtung erfordert daher einen *bewussten* und auf das eigene Innenleben gerichteten Blick. Dabei geht es jedoch nicht ausschließlich um unser Selbstbild (Benkel et al., 2024). Selbstachtung als Instrument des SelfCare meint auch Sensibilität für die eigenen Bedürfnisse und Bedarfe. Damit ist gemeint, sich um sich selbst zu kümmern und dafür zu sorgen, dass es einem selber gut geht. So gestärkt ist es möglich, sich auch gut um andere Menschen zu kümmern. Selbstachtung beinhaltet somit sowohl Aspekte der Selbst-Bewusstheit aber auch der Selbst-Achtsamkeit.

Selbstachtung wirkt sich auf unterschiedliche Weise positiv aus. Sie macht zufrieden und hilft, Lebensfreude zu empfinden. Darüber hinaus fördert Selbstachtung die Entwicklung von Kohärenz (Antonovsky, 1997) und Resilienz (McAllister & Lowe, 2013). Im Bewusstsein der eigenen Kompetenzen und Ressourcen ist es leichter, sich den Herausforderungen des Lebens zu stellen und in der Kommunikation mit anderen authentisch zu sein. Selbstachtung wirkt sich nicht nur auf die eigene Gedankenwelt aus, sondern auch auf die Körpersprache (Storch et al., 2022). Für andere Menschen ist Selbstachtung daher sicht- und wahrnehmbar.

Selbstachtung üben

Auch Selbstachtung kann geübt werden. Dazu müssen Sie sich bewusst mit sich selbst befassen:

- Schreiben Sie Tagebuch.
- Schreiben Sie sich selbst einen Brief aus der Perspektive einer Person, die Sie sehr schätzt.

Der Philosoph Wilhelm Schmid empfiehlt, sich selbst regelmäßig zu einer *Blauen Stunde* einzuladen. Sich zurücklehnen, die Gedanken und Gefühle schweifen lassen, Füße hochlegen, nur für sich sein und Muße zu genießen. So kann das Selbst sich sortieren und zu sich zurückfinden.

Lese-Tipp: Schmid, W. (2007). *Mit sich Selbst befreundet sein.* Suhrkamp-Verlag.

Internet-Tipp: Die berühmte Familientherapeutin Virginia Satir hat für sich selbst eine *Deklaration (Erklärung) der Selbstachtung* geschrieben mit dem Titel „Ich bin ich". Verfügbar unter https://mitglieder.astridhess.de/wp-content/uploads/2020/12/Ich-bin-ich_Satir.pdf

3.2 Einlassung (PatientCare) und Intuition (SelfCare)

Sich im Gespräch auf eine andere Person einzulassen, ist eine Grundvoraussetzung gelingender Kommunikation und daher essenziell für Beratung. Dies sind auch wesentliche Bestandteile professioneller Pflege. *Einlassung* hängt dabei eng zusammen mit Mitgefühl (**Kap. 3.3**). Als Anwendungsentsprechung des SelfCare meint *Intuition* in erster Linie, das Einlassen auf sich selbst, das Hören auf die eigene, innere Stimme.

3.2.1 Einlassung

Menschen sehnen sich nach inspirierenden Gesprächen. Oft reden wir aber aneinander vorbei. Der Religionsphilosoph Martin Buber spricht davon, dass wir uns vielfach *vergegnen* statt uns zu *begegnen* (Buber, 2021). Sich einer Person aktiv zuwenden und sich Zeit für sie nehmen, ermöglicht eine wirkliche Begegnung und beschreibt Einlassung als Werkzeug des PatientCare.

Hinzu kommt allerdings noch das Zuhören (**Kap. 4.3**). Einer anderen Person das eigene Ohr zu leihen, sie aussprechen lassen, sind wesentliche Merkmale von Einlassung und guter Beratung. Dabei wird nicht nur das Ohr geliehen, sondern auch Herz und Hirn.

Der Medienwissenschaftler Bernhard Pörksen betrachtet echtes Zuhören als ein Geschenk an die redende Person. Er betont aber auch, dass in der Kommunikation häufig das *Zuhören* im Bezug zum *Reden* als die niedere Tätigkeit gilt (Pörksen, 2016). Sollte dies so sein, so bedarf dies dringend einer Neubewertung. Wir alle hungern nach Beachtung durch Zuhören (Zegelin, 2016).

Beratung bedeutet, bei der Entdeckung von Hilfe- oder Lösungsmöglichkeiten zu unterstützen, die bereits schon im Horizont der ratsuchenden Person liegen. So soll der ratsuchenden Person zu einem persönlichen Wachstum innerhalb ihrer eigenen Möglichkeiten verholfen werden (Rogers, 1999). Diese Möglichkeiten sind zumeist ungeheuer groß, auch wenn sie aktuell oft „verschüttet" sind und nicht sofort gesehen werden. Um diese Ansätze und Potenziale zu finden und auch Verständnis für individuellen Möglichkeiten der Ratsuchenden zu entwickeln, bedarf es eines aufmerksamen *aktiven Zuhörens* (Rogers, 1999). Die Aussage „Zuhören ist die Seele des Gesprächs" (Leiß, 2020, S. 145) verweist darauf, dass in Sich-Einlassen auch das *Lassen* steckt: Die zuhörende Person lässt die sprechende Person im Fokus sein und geht dabei zu sich selbst auf Distanz.

Nichtausgesprochenes zu erahnen, Gefühle zu erspüren, gehört ebenfalls zum aktiven Zuhören. Allerdings ist hierbei Vorsicht geboten. Es geht nicht darum, rasche Schlüsse zu ziehen („Ich weiß schon, wie es Dir geht."). Auch das Anbieten von schnellen Lösungen, das Diagnostizieren („Bei Ihnen ist die Situation soundso.") oder das Erteilen von Ratschlägen führen eher von der ratsuchenden Person weg. Im Wort Ratschlag ist auch der Begriff „Schlag" enthalten. Und Ratschläge werden oft auch als Schlag empfunden – insbesondere dann, wenn sie ungefragt gegeben werden.

Es existieren verschiedene Klassifizierungen des Zuhörens. Sehr bekannt ist das Vier-Ohren-Modell von Schulz von Thun (2014). Er schreibt jeder Aussage einer Person vier verschiedene Nachrichten zu. Diese Nachrichten können wiederrum auf vier verschiedenen Ohren gehört werden:

- Das Sach-Ohr hört den Sachinhalt (Worum geht es inhaltlich?).
- Das Beziehung-Ohr hört die Beziehungs-Aussage (Wie stehen wir zueinander?).
- Das Appell-Ohr hört eine Aufforderung (Was soll ich tun?).
- Auf dem Selbstoffenbarungs-Ohr wird gehört, was die sprechende Person mit der Aussage über sich aussagt (Was ist das für eine Person?).

Jeder Mensch neigt dazu, ein oder zwei „Lieblings-Ohren" zu haben. Irritationen und Unstimmigkeiten entstehen zumeist dann, wenn eine Nachricht auf einem Ohr gehört wird, für das sie gar nicht gesendet wurde. So sagt beispielsweise jemand „Es ist kalt hier!" und meint damit, dass die Stimmung gerade nicht gut ist. Eine andere Person fühlt sich aber sofort aufgefordert, das Fenster zu schließen oder die Heizung hochzudrehen.

Scharmer und Käufer (2008) klassifizieren vier Qualitäten des Hörens:

- *Hinhören 1 (Runterladen):* Es wird gehört, das etwas gesagt wird.
- *Hinhören 2 (Faktisch):* Wahrnehmung der Fakten (vergleichbar dem Sachohr bei Schulz von Thun).
- *Hinhören 3: (Empathisch):* Empathisches Hören nimmt auch Schwingungen auf und ermöglicht die Perspektive der redenden Person einzunehmen.
- *Hinhören 4 (Schöpferisch):* Kreatives Metahören spürt auch Ungesagtes. Es widmet zudem dem Gemeinten, aber nicht Gesagten Aufmerksamkeit. Es werden auch zukünftige Möglichkeiten eröffnet.

Solche Modelle helfen, komplexe menschliche Verhaltensweisen und -möglichkeiten greifbarer zu machen.

Ein anderer Begriff, der die Qualitäten 3 und 4 des Hörens nach Scharmer und Käufer beschreibt, ist das *Aktive Zuhören*. Dies ist allerdings für viele Menschen schwierig. Die eigenen Denkprozesse müssen zurückgestellt werden, die Konzentration liegt auf der Person gegenüber. Dabei wollen wir doch selbst auch oft unsere eigenen Themen, Ideen, Lösungen loswerden. Wir liegen auf der Lauer, um Momente zu finden, in die wir unsere eigenen Gedanken in ein Gespräch einbringen können. Daher erfordert Aktives Zuhören Übung.

Aktives Zuhören

Achten Sie auf Schlüsselworte. Viele Menschen verwenden bestimmte Begriffe, wenn sie Probleme beschreiben oder sich in einer bestimmten Gemütslage befinden. Greifen Sie solche Schlüsselworte auf. Richtig angewendet, fühlt sich die ratsuchende Person verstanden.

Versuchen Sie, wichtige Gefühle oder Gedanken der ratsuchenden Person mit eigenen Worten zu wiederholen (*Paraphrasieren*). Bitte vermeiden Sie dabei aber einfaches Nachplappern. Wenn die Ratsuchenden ihre eigenen Gedanken aus Ihrem Mund hören, kann ihnen dies bei der Selbstreflektion helfen.

Emotionen drücken sich oft in der Stimmmelodie, in Gestik oder Mimik aus. Hier ist Ihre Wahrnehmung von großer Bedeutung. Sprechen Sie verbal oder nonverbal wahrgenommene Gefühle an („Mir scheint, es fällt es Ihnen schwer ..."). Ratsuchende fühlen sich dann in der Regel verstanden. Wenn Sie das Gefühl falsch wahrgenommen haben, haben die Ratsuchenden die Möglichkeit, Sie zu korrigieren. Insofern hilft das *Verbalisieren emotionaler Erlebnisinhalte* (VEE) in der Gesprächssituation sowohl den Ratsuchenden als auch den Beratenden.

Nutzen Sie Ihre eigene Mimik und Gestik. Ein freundliches Lächeln, ein Nicken kann den Gesprächsfluss fördern.

Halten Sie Schweigen und Gesprächspausen aus.

Fassen Sie zwischendurch Gesagtes zusammen. Auch dies ist für Ratsuchende, aber auch für Sie als Beratende hilfreich, um beispielsweise einen Sachstand deutlich zu machen.

Einlassung zeigt sich auch daran, der ratsuchenden Person die Entwicklung des Gespräches zu überlassen. Dies bedeutet auch, das Gespräch nicht durch steuernde Fragen in eine bestimmte Richtung bringen zu wollen. Fragen ist eine Kunst. Offene Fragen, auf die nicht mit „Ja", „Nein" oder ähnlichen Ein-Wort-Sätzen geantwortet werden kann, erweitern die Möglichkeiten für die ratsuchende Person und zeigen das

Interesse der Zuhörenden an. Deuten sich Lösungsideen an, ist es wichtig, die ratsuchende Person in diese Richtung zu unterstützen. Warum-Fragen bringen ein Gespräch und die Person meist nicht weiter. Sie führen eher zu einer Erklärungsnot und Rechtfertigungsgefühlen. In anderen Kapiteln werden die Kunst des Fragens (**Kap. 4**) und auch die Ermutigung (**Kap. 3.4**) ausführlicher aufgegriffen.

Manchmal gibt es nichts zu sagen oder zu fragen. Ein gemeinsames *Schweigen* kann ein Zeichen tiefer Solidarität sein. Für viele Menschen ist das Aushalten von Redepausen schwer. Nur zu reden, um zu reden, ist aber auch nicht wirklich hilfreich. „Gut, dass wir mal drüber gesprochen haben!" sollte als Fazit eines Gespräches nicht ausreichen. Beide Personen sollten „bereichert" aus dem Gespräch gehen, am besten mit neuen Erkenntnissen und Einsichten.

Auch zum Ende eines Gespräches ist Einlassung wichtig. Ein intensives Gespräch sollte würdevoll und möglichst in Ruhe beendet werden. Werden Vereinbarungen getroffenen, kann gemeinsam beschlossen werden, wann erneut über das Thema gesprochen wird.

Der Philosoph Werner Schmid formulierte, dass Gespräche die Kraft eines Menschen in außerordentlichem Maße mobilisieren können. Dies geschieht durch die Aufmerksamkeit, die ein Menschen von anderen Menschen im Gespräch erfährt. Aufmerksamkeit von anderen Menschen ist ein Geschenk, das Vieles bewirken kann. Daher geht es manchmal gar nicht um Lösungen oder konkrete Hilfestellungen, einfach zuzuhören ist wichtig (Schmid, 2006).

Im bekannten Buch von Michael Ende (2014) hat *Momo* Zeit. Und ihr Zuhören wirkt Wunder! Den Gesprächspartnerinnen und Gesprächspartnern kommen kluge Gedanken, ohne dass Momo etwas sagt. Genial ist auch die Idee der Zeitdiebe und auch die Fokussierung auf Kinder: Sie leben im Hier und Jetzt. Die Schildkröte ist ein Symbol für Langsamkeit.

Zusammenfassend kann gesagt werden, zur Einlassung gehören:

- zum Sprechen ermutigen
- aussprechen lassen
- Schlüsselwörter aufgreifen
- das Gemeinte ausloten
- Pausen und Schweigen aushalten
- weiterführende Fragen stellen
- auf Nonverbales achten
- Mimik und Gestik beachten (bei sich selbst und den anderen).

Es wäre schön, wenn all dies bei jedem menschlichen Kontakt beachtet würde. Dies ist aber leider nicht realistisch.

Einlassung in der Pflege (PatientCare)

Patientinnen und Patienten und deren Angehörige haben in der Regel an bestimmten Momenten ihrer Erkrankung, Behandlung oder Pflegebedürftigkeit Gesprächsbedarf. Einige äußern ihn direkt, andere sind da zögerlicher. Insbesondere bei den zuletzt Genannten ist es oft nicht leicht, den Bedarf zu erkennen – erst recht nicht im hektischen Pflegealltag. Dies ist aber notwendig, um sich auf die andere Person überhaupt einlassen zu können.

In konkreten Pflegesituationen stellen Patientinnen und Patienten vielleicht eine Frage zu einem konkreten Thema oder Problem, die nicht nur mit „Ja" oder „Nein" oder der Nennung einer Uhrzeit beantwortet werden kann. Manchmal wird so die Bereitschaft auf Seite der Pflegenden getestet, sich überhaupt auf ein Gespräch einzulassen.

Sich bewusst zu sein, dass auch vermeintlich eher alltägliche Anfragen einen verborgenen Bedarf aufzeigen können, ist somit eine wesentliche Voraussetzung für Einlassung. Ein solches Bewusstsein wird erleichtert, wenn Pflegende den Patientinnen und Patienten sowie deren Angehörigen mit einem Gefühl von Solidarität begegnen. Dies bezieht sich primär auf deren aktuelle Situation. Ein solches Bewusstsein geht einher mit einer Haltung anderen Menschen gegenüber, die aussagt: „Ich nehme dich ernst, ich akzeptiere deinen Bedarf nach Austausch."

Wurde der Gesprächsbedarf aufgegriffen, geht es darum, in einen emotionalen Kontakt zu kommen. Dies ist auch bei wenig Zeit möglich. Ein Patient äußert: „Ich habe richtig Angst vor der Operation." Eine Angehörige sagt: „Ich weiß gar nicht, wie dies zu Hause funktionieren soll." Dann ist „Ach, das wird schon gutgehen." als Entgegnung keinesfalls angemessen. Einlassung bedeutet hier, die emotionale Ebene (z. B. Befürchtungen oder Ängste) der Aussage wahrzunehmen. Manchmal erleichtert gerade die Tatsache, dass sich z. B. Patientin und Pflegerin zwar kennen, aber doch eher Fremde sind, ein Sich-Öffnen. Manchmal ist es leichter, mit Fremden über persönliche Dinge oder Befürchtungen zu sprechen, als mit eng vertrauten Personen.

Insofern ist Einlassung die Bereitschaft, sich gemeinsam auf den Weg zu machen – auch, wenn es kein bestimmtes Ziel gibt, der Ausgang offen ist. Einlassung ist daher auch keine Technik, sondern eine Haltung. Dabei geht es um sich Zuwenden, sich Zeit nehmen und Zuhören.

Sich für ein Gespräch anbieten

Wenn eine Person Sie anspricht, könnte Ihre erste Reaktion sein, sich der Person *bewusst* zuzuwenden. Dazu können Sie die eigene Körperhaltung verändern, Blickkontakt aufnehmen. Wenn Sie gerade mit etwas beschäftigt sind, unterbrechen Sie die Handlung oder verweisen Sie darauf, dass Sie die Handlung (z. B. einen Verbandwechsel) kurz beenden müssen, bevor Sie Ihre Aufmerksamkeit ganz auf das Gespräch lenken können. Wenn möglich, sorgen Sie dafür, dass es dann von „außen" keine Unterbrechungen für das Gespräch gibt.

So drücken Sie der anderen Person gegenüber Wertschätzung und Respekt aus. Diese spürt Ihre Bereitschaft des Einlassens und fühlt sich angenommen. Dies bedeutet nicht, dass Sie alle Meinungen und Einstellungen der anderen Person akzeptieren müssen. Sie akzeptieren aber die augenblickliche Situation der ratsuchenden Person. Und Sie haben Achtung vor der Person, wie sie im Laufe ihres Lebens geworden ist.

In Pflegesituationen kann dieses Sich-für-ein-Gespräch-anbieten, durchaus mit einer Zeitbegrenzung eröffnet werden, z. B. „Ich setze mich mal einige Minuten zu Ihnen." Die Dauer eines Gespräches ist in der Regel nicht wichtig. Viel bedeutsamer ist der Einstieg in das Gespräch. Auch kurze Gespräche können hilfreich sein und eine intensive Beziehung zeigen (Schieron et al., 2020). Beratende sollten im Gespräch authentisch sein (Rogers, 1999). Dazu gehört es, in Ich-Botschaften zu sprechen und sich nicht hinter allgemeinen Aussagen zu verstecken. Auch eine vorschnelle Bewertung der Situation und der Person sollten vermieden werden. Die ratsuchende Person sollte zudem ausreichend Zeit bekommen, ihre Bedarfe zu äußern. Wenn im Pflegealltag gerade Zeitnot herrscht, ist es aufrichtiger, dies deutlich zu sagen und vorzuschlagen, das Gespräch später fortzusetzen. Allerdings muss dies dann auch geschehen. Das Gespräch sollte später dann von der beratenden Pflegefachperson aktiv wieder aufgenommen werden.

Einlassung üben

Einlassung und insbesondere das Aktive Zuhören kann und sollte geübt werden. Dies kann z. B. in Seminaren, Fort- und Weiterbildungen zur klienten- oder personenzentrierten Gesprächsführung geschehen.

Lese-Tipp: Ein Interview mit G. G. Bamberger: Bamberger, G. G. (2013). Entscheidend ist eine Haltung der Eingelassenheit [Interview]. *Die Schwester Der Pfleger, 52*(7), 640–645.

Internet-Tipp: Vom BR Podcast in der Serie „Wie wir ticken – Euer Psychologie Podcast" die Folge „Gut zuhören, besser verstehen – Wie Kommunikation gelingt“. Verfügbar unter https://www.br.de/radio/ard/podcasts/wie-wir-ticken-euer-psychologie-podcast/s05-wwl-03-final-gut-zuhoeren-besser-verstehen-wie-kommunikation-gelingt-100.html

3.2.2 Intuition

Intuition ist die Anwendungsentsprechung zu *Einlassung* und meint, den „inneren Autopiloten“ wahrzunehmen und lernen, auf das eigene „Bauchgefühl“ zu hören.

Intuition vollzieht sich unterhalb des Bewusstseins. Dies bedeutet, dass sie nach anderen Mechanismen arbeitet als der Denkapparat. Der Kopf wird freigehalten für situativ „wichtigere“ Dinge. Intuition ist zudem oft rasch und sprunghaft. Dies kann auch hilfreich sein, z. B. wenn schnell eine wichtige Entscheidung getroffen werden muss und vielleicht keine Fakten zur Entscheidungsfindung vorliegen. Intuition ist darüber hinaus auch noch sehr individuell. Sie beruht häufig auf Erfahrungswissen. Damit steht Intuition im Gegensatz zu rationalem, diskursivem Denken – Vernunft braucht Zeit. Zudem widerspricht Intuition dem Paradigma der Evidenzbasierung, da sie in der Regel keine Nachweise oder Belege vorlegen kann (Deutsches Netzwerk Evidenzbasierte Medizin, 2018).

Früher galt Intuition als irrational und unprofessionell. Dennoch hat sie in den letzten Jahrzehnten eine neue Bedeutung erfahren: nämlich als hohe Kompetenzstufe, fußend auf individuellem Erfahrungswissen (Benner, 2022). Manchmal wird von Intuition auch als *emotionale Intelligenz* (Goleman, 1999) gesprochen.

Jeder Mensch verfügt über einen reichen Schatz an Lebenserfahrungen. In den Neurowissenschaften wird davon ausgegangen, dass das menschliche Gehirn über ein emotionales Erfahrungsgedächtnis verfügt (Storch, 2004). Dort werden alle menschlichen Erfahrungen gespeichert und nach „eher positiv oder eher negativ“ gespeichert. Insofern steht uns allem ein enormer Lebenskompass zur Verfügung, der uns an vielen Punkten unseres Lebens sehr hilfreich sein kann.

Intuition stärken

Intuition kann nicht wirklich geübt werden. Es ist jedoch möglich, das Vertrauen auf das eigene Baugefühl, die eigene *innere Stimme* zu stärken. Dazu kann es z. B. hilfreich sein, sich bewusst zu machen, welche intuitiv getroffene Entscheidungen, im Nachhinein als gut zu bewerten sind.

Lese-Tipp: Storch, M. (2004). Gute Entscheidungen treffe: Die Pizza-Probe. *Gehirn & Geist, 2004*(1), 86–88.

Internet-Tipp: Aus der 3sat-Sendung *scobel* die Folge vom 1. Dezember 2022, „Macht der Intuition“. Verfügbar unter https://www.3sat.de/wissen/scobel/scobel--die-macht-der-intuition-100.html

3.3 Mitgefühl (PatientCare) und Selbst-Spürung (SelfCare)

Mitgefühl meint zunächst, sich in eine andere Person hinzuversetzen. Dabei geht es darum, die Welt der anderen Person wahrzunehmen und sich auf deren emotionale Befindlichkeit einzulassen (**Kap. 3.2**). Ohne eine solche Grundeinstellung ist individuelle, professionelle Pflege, die über eine reine Notfallversorgung hinausgeht, kaum denkbar. Bei der *Selbst-Spürung* als Anwendungsentsprechung des SelfCare geht es insbesondere darum, sich bewusst auf sich selbst als Wesen mit Körper, Geist und Seele einzulassen.

3.3.1 Mitgefühl

Mitgefühl kann als Bereitschaft beschrieben werden, sich vom Leiden anderer Menschen bewegen zu lassen und daran Anteil zu nehmen.

Das englische Wort für Mitgefühl ist *compassion*. Es leitet sich von den lateinischen Begriffen *cum* (mit) und *pati* (leiden) ab und bedeutet daher *mit-leiden*. In der Regel schließt dies den Wunsch ein, der leidenden Person zu helfen (Sheridan, 2020). Dazu ist es notwendig, sich auf die innere Erlebniswelt der leidenden Person einzulassen. Dabei geht es nicht darum, gleich zu empfinden oder die individuelle Sicht der anderen Person gutzuheißen. Es geht um ein tiefes Verstehen der anderen Person, ihrer Beweggründe und Verhaltensweisen. Sich so einzulassen, eröffnet einen gemeinsamen „Seelenraum". Mitgefühl beginnt mit Interesse an der anderen Person und damit, Geduld zu haben.

Das PatientCare-Werkzeug Mitgefühl der Wittener Werkzeuge wurde über lange Jahre der Konzept-Entwicklung *Empathie* genannt. Dies lag daran, dass Empathie eine Emotion bzw. Haltung ist, die offenbar schon Kleinkinder erlernen können. Sie lassen sich auf andere Personen ein, übernehmen Verhaltensweisen. Und auch in der Pflege wurde und wird Wert auf einem empathischen Umgang mit Patientinnen, Patienten und Angehörigen gelegt (Ruppert, 2016). Empathie wird als Grundelement aller helfenden Berufe verstanden. Sie ist ein Teil sozialer Kompetenz und soll in den Ausbildungen vermittelt werden (Bischoff-Wanner, 2002).

Häufig werden Mitgefühl und Empathie synonym verwendet. Es gibt keine exakte und wissenschaftlich einheitliche Definition von Empathie (Cuff et al., 2016). Dennoch kann Empathie als Fähigkeit beschrieben werden, in gewissem Maße die Gefühle anderer Personen mitzuempfinden. Ist eine andere Person beispielsweise traurig, können emphatische Menschen diese Traurigkeit oft ebenfalls spüren. Empathisches Verhalten konzentriert sich somit in erster Linie auf das Miterleben und Einfühlen in das Leid einer anderen Person. Dabei besteht allerdings die Gefahr, dass empathische Menschen durch eine solche emotionale Nähe erschöpft werden (Aumüller & Hennig, 2025). Langandauernde und nicht bearbeitete Belastungen können zu einer Empathiemüdigkeit führen. Die Energie, die eine Person in die Erhaltung ihrer Empathie investiert, kann nicht wieder aufgefüllt werden. Das persönliche Wohlbefinden gerät in Gefahr, aber auch die berufliche Leistungsfähigkeit. Um sich davor zu schützen, grenzen sich Menschen emotional ab, „kühlen aus". Kersting (2020) bezeichnet diesen Prozess als *Coolout*.

Empathiefähigkeit kann allerdings als Voraussetzung für mitfühlendes Verhalten betrachtet werden. Beim Mitgefühl geht es eher darum, die Situation einer anderen Person – auch auf emotionaler Ebene – *annehmen* zu können, *ohne* die Emotionen *mitzuerleben*. (Ruppert, 2016). Mitgefühl bietet daher die Möglichkeit der Fürsorge.

Sowohl Empathie als auch Mitgefühl sind mit der grundsätzlichen Motivation verbunden, helfen zu wollen. Empathie bezieht dies stark auf die Ebene einer emotionalen Angleichung. Die leidende Person fühlt, dass sie verstanden wird. Dies führt häufig dazu, dass von ihr ein großer seelischer Druck abfällt. Beim Mitgefühl liegt der Fokus nicht auf dem Nachempfinden, sondern auf dem Verstehen der Emotionen. Dies ist verbunden mit der inneren Bereitschaft, konkrete Möglichkeiten zu Linderung des Leids zu entwickeln (Bloom, 2017). Luerweg (2022) erläutert dies anhand eines Beispiels, bei dem ein Kleinkind Angst vor einem kleinen, bellenden Hund hat. Mitfühlende Menschen können den Stress des Kindes verstehen, ohne selbst Angst vor dem Hund zu empfinden. Sie können daher akut reagieren und verscheuchen beispielsweise den Hund. Beim Mitgefühl geht es daher auch um ein Gefühl von Fürsorge (Weiher, 2025). Die Hirnforscherin Tanja Singer wies nach, dass Empathie und Mitgefühl zwar in benachbarten, aber dennoch unterschiedlichen Hirnregionen verortet sind (Singer, 2013). Beide Begriffe sind im ICN-Ethikkodex als wesentliche Elemente der Beziehung zwischen Pflegefachpersonen und Patientinnen/Patienten benannt (International Council of Nurses, 2021).

Mitgefühl in der Pflege (PatientCare)
Patientinnen und Patienten, aber auch Angehörige, wünschen sich in der Regel, dass sie in ihrer jeweiligen Situation durch Pflegende wohlwollend, individuell und mitfühlend betreut werden. Ruppert (2016) beschreibt, dass Patientinnen und Patienten, die im Rahmen einer Studie befragt wurden, eine mitfühlende Haltung bei Pflegenden als Ausdruck moralischer Werte und Verantwortungsbewusstsein betrachten. Teilweise *erwarten* sie daher sogar Mitgefühl vonseiten der Pflegenden.

Nun ist es nicht so, dass alle Patientinnen, Patienten und Angehörige stets Mitgefühl benötigen. Allerdings begleiten Pflegende Menschen oft in existenziellen Situationen. Es geht oftmals um schwerkranke Menschen, um Menschen in der letzten Lebenszeit und auch um deren Angehörige.

Die meisten Patientinnen, Patienten und Angehörige fühlen sich gehört, gesehen, geschätzt und gut versorgt, wenn Pflegende ihnen echtes Mitgefühl entgegenbringen (Sheridan, 2020). Manchmal werden mögliche Befürchtungen und Ängste der betreuten Menschen und Angehörigen von Pflegenden aus Zeitgründen oder Überforderung mit Äußerungen wie „Das wird schon wieder, machen Sie sich keine Sorgen" beantwortet. Selbst wenn solche Aussagen in einem einfühlsamen Tonfall vorgetragen werden, sind sie meist nicht hilfreich. Weder für die zu betreuenden Personen, die sich nicht ernstgenommen fühlen. Noch für die Pflegenden selbst, die fühlen, dass sie für die Betroffenen keine adäquate Unterstützung bieten konnten. Echtes Mitgefühl dagegen ist fast immer hilfreich.

Und manchmal ist der Übergang von Empathie zu Mitgefühl auch fließend. Der belgisch-französische Film *In Liebe lassen* aus dem Jahr 2021 spielt zu großen Teilen auf einer Station in einem Krankenhaus. Dort werden viele unheilbar erkrankte Menschen bis zu ihrem Tod versorgt. Das multiprofessionelle Team aus Pflegenden, Therapeutinnen und Therapeuten, Ärztinnen und Ärzten etc. trifft sich dort regelmäßig zu gemeinsamen Teambesprechungen. Dabei wird über einzelne Patientinnen, Patienten und deren Angehörige gesprochen. Aber auch die Gefühlswelt der Beschäftigten selbst hat dort Platz. Im Rahmen einer solchen Besprechung berichtet eine Pflegende, dass sie vor kurzem bei einer sterbenden Person im Zimmer war. Es seien viele Angehörige und Freunde der Person anwesend gewesen. Die Stimmung im Raum war gelöst, aber dennoch von Traurigkeit durchzogen. Sie habe sich von der Stimmung anstecken lassen und mit den Anwesenden weinen müssen. Im Nachhinein finde sie ihr Verhalten jedoch unprofessionell. Daraufhin antwortet der Moderator der Besprechung sinngemäß: „Wenn Sie weinen müssen, schämen Sie sich nicht. Ihr Patient wird Ihre Solidarität spüren und damit auch die Erlaubnis, seine Gefühle ebenfalls zuzulassen" (Bercot, 2021).

Mitgefühl wird zu großen Teilen über eine wertschätzende Kommunikation (Brand-Hörsting, 2019) vermittelt. Damit ist einerseits der Inhalt der Gespräche selbst, aber eben auch nonverbales Verhalten bedeutsam (Ruppert, 2016).

Wie können Sie Mitgefühl zeigen?

Dies ist auf vielerlei Wegen möglich, z.B. indem Sie:

- sich bei Gesprächen zum Patienten, zur Patientin setzen oder Angehörige in die Sitzecke bitten und dort gemeinsam Platz nehmen
- zunächst einfach zuhören und Geduld zeigen
- behutsam nachfragen
- körperliche Nähe zulassen und herstellen (z.B. eine Hand auf die Schulter, den Arm oder die Hand der anderen Person legen)
- eine offene Körperhaltung einnehmen (z.B. die Arme nicht verschränken)
- die Körperhaltung der anderen Person übernehmen (Pacing)

- Raum für Gefühle ermöglichen – sowohl für die leidende Person als auch für sich
- wichtige Aussagen wiederholen – gerne mit eigenen Worten, aber auch mit Wörtern, die von der anderen Person genutzt wurden
- Schweigen zulassen
- Unabänderliches gemeinsam aushalten
- die leidende Person trösten
- sich für das Ihnen entgegengebrachte Vertrauen bedanken.

Die amerikanische Anthropologin Joan Halifax (2014) hat eine Methode entwickelt, mit der jede Begegnung zwischen Patientin/Patient und Pflegender/Pflegendem verlangsamt und zugleich achtsamer gestaltet werden kann. Die Methode GRACE erleichtert es somit, Mitgefühl im Arbeitsleben zu trainieren und zu praktizieren. GRACE besteht aus fünf Elementen mit jeweils einzelnen, aber aufeinander aufbauenden Vorgängen:

- ***G** (Gather your attention):* Nehmen Sie sich die Zeit, sich zu fokussieren, bevor Sie mit der anderen Person interagieren. Versuchen Sie Ablenkungen zu vermeiden und im Hier und Jetzt zu sein.
- ***R** (Recall your intention):* Machen Sie sich kurz Ihre eigene Absicht noch einmal klar. Was sind Ihre Grundwerte? Warum haben Sie den Beruf ergriffen?
- ***A** (Attune to yourself and the other person):* Stellen Sie sich zunächst auf sich selbst ein. Welche Gefühle haben Sie gerade? Sind Sie hektisch oder eher ruhig? Sobald Sie dies kurz wahrgenommen haben, können Sie sich besser auf die andere Person einstellen.
- ***C** (Consider what is truly helpful for the person):* Folgen Sie nicht automatisiert dem ersten Handlungsimpuls. Versuchen Sie zunächst zu erspüren, was für die andere Person wirklich hilfreich sein könnte. Handeln Sie nicht aufgrund von Mutmaßungen, sondern aufgrund von Wissen und Erfahrung.
- ***E** (Engage and enact):* An diesem Punkt wird mitfühlendes Verhalten möglich. Das aufgebaute Vertrauen in der Beziehung zwischen Ihnen und der anderen Person kann nun für konkrete Lösungsvorschläge genutzt werden. Das *E* steht aber auch für *ending*. Jede Interaktion sollte fokussiert und möglichst positiv abgeschlossen werden. Sie können für die andere Person und für sich noch einmal die Ergebnisse der Begegnung zusammenfassen. So werden Erwartungen konkretisiert.

Mitgefühl trainieren

Sowohl Empathie als auch Mitgefühl können trainiert werden. Dafür sind Achtsamkeit und der Wunsch, anderen Menschen wirklich zu helfen können, bedeutsam.

Lese-Tipp: Sheridan, C. (2020). *Achtsamkeit und Mitgefühl in der Pflege*. Hogrefe

Internet-Tipp: Das kostenlose eBook „Mitgefühl" geht auf viele verschiedene Aspekte des Mitgefühls ein und beschreibt diese sowohl in Texten als auch in Videos. Singer, T. & Bolz, M. (Hrsg.). (2013). *Mitgefühl in Alltag und Forschung*. Max-Planck-Institut für Kognitions- und Neurowissenschaften. Verfügbar unter https://www.compassion-training.org/?lang=de&page=about

3.3.2 Selbst-Spürung

Selbst-Spürung ist die Anwendungsentsprechung zu *Mitgefühl*. „Selbst" meint hier das *Konzept des Selbst*, wie es in **Kapitel 2.5** beschrieben wurde. Andere Autorinnen und Autoren, z.B. Aumüller und Hennig (2025) sprechen auch von Selbstmitgefühl. Und auch der englische Begriff Self-Compassion (Neff, 2011) ist international bekannt.

Selbst-Spürung meint, sich auf das eigene Selbst und sich selbst einzulassen. Dazu gehört es, die eigene Individualität und insbesondere die innere Gefühlswelt nicht nur wahrzunehmen, sondern das Wahrgenommene als Erlebnis zu vertiefen. Der Begriff Selbst-Spürung ist eine Eigenkreation der Arbeitsgruppe zu den Wittener Werkzeugen und wurde von den Begriffen *Grounding* und *Erdung* abgeleitet. Diese Begriffe wurden ursprünglich für dieses Self-Care-Werkzeug verwendet. Durch die Idee des Auf-dem-Boden-bleibens sollte die Bedeutung des Körpers für eine Beratungsbeziehung hervorgehoben werden. Damit ist sowohl der eigene Körper gemeint, aber auch der Körper der anderen Person. Wer andere Menschen berät, erforscht, therapiert oder pflegt, muss auch immer den Körper einbeziehen (Storch et al., 2022). In solchen (beruflichen) Beziehungen ist Rückzug in der Regel nicht möglich. Daher geht es ein bewusstes Wahrnehmen.

Selbst-Spürung meint insofern, für sich selbst, aber auch für die Patientinnen und Patienten mit als Person mit Körper, Geist und Seele *präsent* zu sein. Dazu gehört auch, sich individueller Erfahrungen bewusst zu sein und diese auch in die Beziehung zu Patientinnen, Patienten sowie An- und Zugehörigen einbringen zu können. Rogers (1981) beschreibt die Erfahrung, dass scheinbar von allem, was er tat, eine heilende Wirkung für seine Klientinnen und Klienten ausging. Allerdings unter der Voraussetzung, dass er mit *dem Unbekannten in sich selbst* in Kontakt war. Daraus resultierte nach seiner Erfahrung ein veränderter Bewusstseinszustand. Und zwar in der Form, dass anscheinend schon seine bloße Anwesenheit in diesem Zustand für Klientinnen und Klienten hilfreich und befreiend war.

Selbst-Spürung kann daher auch als stimmige Verbundenheit von bewusstem Ich und unbewusstem Selbst beschrieben werden. Dabei ist das *Selbst* mehr als *Ich*. Das Ich bezieht sich immer auf den aktuellen Moment, in dem eine Person sich befindet. Das Selbst ist immer Teil der Person.

Selbst-Spürung üben

Bei der Selbst-Spürung geht es ja darum, mit sich selbst – auch den unbewussten Anteilen – befreundet zu sein. Dies kann auf unterschiedliche Art und Weise geübt werden. So können Sie beispielsweise vor geplanten Gesprächen mit anderen zunächst kurz Durchatmen, sich sammeln. So können Sie sich kurz auf Ihre eigene Gefühlswelt konzentrieren. Nehmen Sie auch Ihren Körper wahr, indem Sie z. B. ihr Gewicht von einem Bein auf das andere verlagern und dabei Ihr Gleichgewicht halten.

Lese-Tipp: Storch, M., Cantieni, B., Hüther, G. & Tschacher, W. (2022). *Embodiment* (4 Aufl.). Hogrefe.

Internet-Tipp: Kostenlose Videos zu Entspannungsübungen und ein Video mit der Übung Body-Scan von der Unfallkasse Nordrhein-Westfalen. Verfügbar unter https://zuhause-pflegen-berater.unfallkasse-nrw.de/uebungen/meditation

3.4 Ermutigung (PatientCare) und Selbstermutigung (SelfCare)

Ermutigung als Werkzeug des PatientCare ist insbesondere im Umgang mit kranken und pflegebedürftigen Menschen sehr wichtig. Es geht darum, anderen Personen Mut zu machen und Hoffnung zu unterstützen. Bei der Anwendungsentsprechung *Selbstermutigung* als Self-Care-Werkzeug steht zunächst das Entdecken und dann das Vertrauen auf eigene Ressourcen im Zentrum.

3.4.1 Ermutigung

Jeder Mensch, jede einzelne Person besitzt innere Kraftquellen. Dabei handelt es sich um einen großen, individuellen Schatz. Diese Ressourcen liegen jedoch oft im Verborgenen. Die Erfordernisse des alltäglichen Lebens – besonders in Krisenzeiten – verdecken den eigenen Blick darauf. Es geht dabei einerseits um persönliche Eigenschaften wie Gelassenheit, Flexibilität, Selbstdisziplin, Fantasie, Loslassen und Vergeben können. Aber auch soziale Netzwerke wie Beziehungen zum Freundeskreis, im Sportverein oder auf der Arbeit gehören dazu. Solche Netzwerke schaffen Gemeinsamkeiten und jede Person hat ihren Platz und vielleicht auch ihre Funktion darin. Hier zeigt sich eine große Nähe zum Konzept des *Kohärenzgefühls* aus der *Salutogenese* nach Antonovsky (1997) mit den Elementen Handhabbarkeit, Verstehbarkeit und Sinnhaftigkeit. Es ermutigt Menschen, wenn sie Sinnzusammenhänge entdecken, Geschehnisse für sie nachvollziehbarer werden.

Pflegende können Menschen in einem gemeinsamen Weg dabei unterstützen, diese Ressourcen wieder aufzudecken. Daher hieß dieses Werkzeug zu Beginn der Konzeptentwicklung der Wittener Werkzeuge *Resourcing*. Menschen die zuversichtlich sind, nehmen ihr Schicksal eher wieder selbst in die Hand. Daher geht es darum, den Aufmerksamkeitsfokus des Patienten, der Patientin auf die eigene Potenziale zu lenken, sie hervorzuheben und Zuversicht zu fördern. So kann die Person erkennen, dass sie nicht ausschließlich krank oder pflegebedürftig, sondern vielseitig ist. Mit dieser Vielseitigkeit gehen zahlreiche Möglichkeiten einher, die eine Person stärken können.

Hoffnung

Ermutigung zielt darauf ab, Hoffnung zu unterstützen. Hoffnung ist ein Gefühl, welches Denken, Haltung und Verhalten beeinflusst. Ein „Fünkchen Hoffnung" oder ein „Silberstreif am Horizont" – beides reicht oft aus. Hoffnung ist in allen Lebenskrisen wichtig, besonders bei bedrohlichen Situationen, z. B. auf der Intensivstation. Sowohl Patientinnen und Patienten als auch Angehörige werden von Hoffnung getragen. Hoffnung ist eine große und machtvolle Ressource. Sie kann Berge versetzen und hat tatsächlich Heilungspotenziale. Hoffnung ist eines der zentralen menschlichen Motive. Sie ist Bestandteil aller Religionen, lässt Menschen durchhalten und setzt seit Jahrhunderten Migrationsströme in Bewegung (Abt-Zegelin, 2009).

Die Hirnforschung zeigt, dass neuronale Kreisläufe und hormonelle Dispositionen mit der Erwartungshaltung, die Hoffnung und Zuversicht beinhalten, einhergehen und dadurch auch Folgen bestimmen können (Wang et al., 2020). Ähnliches geschieht beim Placebo-Effekt oder der Sich-selbst-erfüllenden Prophezeiung (Merton, 1995). Das Besondere ist nun, dass echte Hoffnung dynamisch ist. Sie passt sich an die Realität an (Zegelin, 2020a). Sie ist auch offen für schmerzliche Erfahrungen. In einem solchen Fall richtet sich der Mensch neu aus und wieder auf – ggf. mit neuen Zielen, z. B. dem „Plan B". Hoffnung ist also ein an und für sich guter Schwebezustand: Ein günstiger Ausgang wird zwar erwartet, aber es bleibt eine gewisse Unsicherheit.

Dies unterscheidet Hoffnung von Wunschdenken und Schönreden. Damit es eher gemeint, dass Menschen sich an unrealistischen Ergebnissen ausrichten. Wenn die Erwartungen dann platzen, sind sie verzweifelt. Hoffnung hingegen ist eine tiefe Grundhaltung, die lebenslang bleibt. Sie speist sich aus Erfahrungen, dass doch alles gut werden könnte und auf jeden Fall Sinn hat. Die Ziele von Hoffnung verändern sich. Selbst im Sterbeprozess ist Hoffnung wichtig – etwa auf einen erträglichen Tod, eine gute Versorgung der Lieben, ein Wiedersehen im Jenseits oder einfach auch darauf, in Erinnerung zu bleiben.

Forschungen zeigen, dass zuversichtliche und hoffende Menschen mehr Energie haben als andere Menschen (Snyder, 2002). Sie möchten selbst einen Beitrag leisten. Sie ertragen Unangenehmes leichter, entwickeln mehr Optionen und bewältigen ihr Dasein besser – auch in schwerster Krankheit oder im Sterben. Jüngste Forschungen zeigen sogar, dass Menschen mit einer optimistischen Einstellung länger leben (Lee et al., 2019).

Menschen spüren dies und beschreiben dies nicht nur in wissenschaftlichen Texten. Es gibt viele Gedichte, Bücher und Lieder, in denen Hoffnung eine wichtige Rolle spielt. Und vermutlich kennen fast alle Menschen solche künstlerisch erdachten Geschichten. So ist auch das Lied „Hope" des schweizerischen Sängers Stephan Eicher nur *ein* Beispiel dafür. Eicher beschreibt darin eine schwierige Lebenssituation und drückt die Kraft der Hoffnung mit den folgenden knappen Worten aus: „Hope keeps me alive, (...) hope keeps me going" (Eicher, 1993).

Hoffnung speist sich aus vielen Quellen, v. a. aus dem bisherigen Leben und aus Beziehungen. Geliebt und gebraucht zu werden, kann Menschen ermutigen. Aber auch Aufgaben und Pflichten lassen Menschen weiterleben, z. B. die Verantwortung für ein Haustier oder ein Amt im Sportverein. Für andere Menschen spielt der Glaube eine Rolle oder der Blick in eine wünschenswerte Zukunft. „Grün ist die Hoffnung" heißt es. Auch Naturerleben ist immer eine Wurzel von Hoffnung, vielleicht wegen des Werdens und Vergehens. Manchmal sind diese Quellen verschüttet, können aber in guten Gesprächen gemeinsam wiederentdeckt werden. Die Hoffnung stirbt zuletzt!

Die **Abbildung 3-1** zeigt eine Postkarte mit einem Gedicht von Angelika Zegelin zum Thema „Hoffnung".

Ermutigung in der Pflege (PatientCare)
Ehrlichkeit ist ein Fundament für Hoffnung und Ermutigung. Patientinnen und Patienten, aber auch Angehörige sollten spüren, dass aufrichtig mit ihnen umgegangen wird. Daher ist wichtig: Ehrlichkeit ist kein Gegenspiel zur Hoffnung! Wenn auch in noch so dramatischen Situationen nur ein Fünkchen Hoffnung geblieben ist, kann manchmal viel mehr daraus werden. „Billiger Trost" im Sinne von „Das wird schon wieder werden!" ist dabei nicht hilfreich.

Pflegende sollten Zuversicht und Hoffnung als Verbündete im Umgang mit zu pflegenden Menschen und ihren Angehörigen wahrnehmen und aufgreifen. Wenn Pflegende solche Anteile bei einer Person identifizieren und wertschätzend ansprechen, ermöglicht dies der anderen Person, sich wie in einem Spiegel zu erkennen. Sie kann wahrnehmen, dass sie vielseitig und ihr momentaner Leidens- oder Krisenzustand nur ein *Teil* der eigenen Persönlichkeit ist. Zuversicht zu haben, ist eine bleibende Grundhaltung. Menschen erwerben sie im Laufe ihres Lebens, je nachdem wie sie Erfahrungen interpretieren.

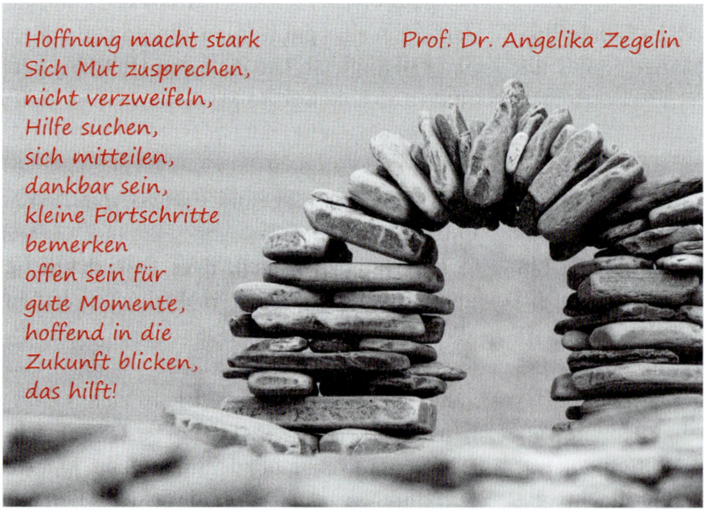
Hoffnung macht stark
Sich Mut zusprechen,
nicht verzweifeln,
Hilfe suchen,
sich mitteilen,
dankbar sein,
kleine Fortschritte
bemerken
offen sein für
gute Momente,
hoffend in die
Zukunft blicken,
das hilft!
Prof. Dr. Angelika Zegelin

Abbildung 3-1: Postkartensujet zum Hoffnungsspaziergang (Quelle: Getty Images, bystudio). Postkarte von www.asklepios-fuw-hessen.de

In vielen Krankheitssituationen ist es aber zunächst wichtig, basale körperliche Bedürfnisse (Maslow, 1981) zu beachten. So ist z.B. schlimme Pein (Pain) für viele Menschen kaum erträglich. Hier kann dann ein gutes Schmerzmanagement helfen, Hoffnung zu unterstützen.

Wie können Sie Menschen zu Hoffnung und Zuversicht ermutigen?

Hoffnung ist vielschichtig. Sie kann auf kleine Alltagsdinge gerichtet sein oder auch auf das große Ganze.

- Helfen Sie anderen Personen, eigene (verschüttete) Potenziale zu entdecken. Fragen Sie z.B.: „Haben Sie so etwas schon einmal erlebt? Was hat Ihnen früher geholfen?"
- Loben Sie Fortschritte, machen Sie Komplimente. Und nehmen Sie Schattierungen wahr. Ein Satz wie: „Sie sehen ja schon viel besser aus als gestern" kann Wunderbares bewirken. Vielleicht haben Sie selbst schon erlebt, dass eine Patientin, ein Patient Sie daraufhin angelächelt und die Haltung gestrafft hat. Worte können helfen.
- Rufen Sie zur Strategie der kleinen Schritte auf, um Erfolgserlebnisse zu fördern, z.B.: „Wenn Sie es heute bis zum Waschbecken schaffen, kommen Sie vielleicht übermorgen schon bis zur Zimmertür".
- Eröffnen Sie Optionen, z.B.: „Ich habe das Gefühl, dass Sie zur Hochzeit Ihrer Enkelin vielleicht schon nur einen Gehstock benötigen und nicht mehr den Rollstuhl nutzen müssen".

Menschen brauchen das Gefühl von Selbstwirksamkeit (Bandura, 1997). Insbesondere bei Krankheit oder Pflegebedürftigkeit ist dies ein wichtiges Ziel. Ermutigung und Hoffnungsunterstützung zielen darauf ab. „Jeder Mensch will notwendig sein", mit diesem Eigenzitat betitelte der bekannte Psychiater Klaus Dörner den Sammelband zu einem Fachkongress, der sich mit dem Recht auf Arbeit für alle Menschen mit Behinderung und psychischen Erkrankungen befasste (Dörner, 1995). Dabei muss sich das Zitat nicht nur berufliche Aspekte beziehen. Auch Liebhaberein und Hobbies oder die Verantwortung für ein Haustier sind unersetzbare Ressourcen und Quellen der Freude (Zegelin, 2020b).

Wenn Pflegende dazu die Möglichkeit haben, sollten sie Menschen dabei unterstützen. Ablenkung von der akuten Situation durch kleine Freuden wie Malen, Musik hören, Shoppen gehen oder Basteln können wie „Tankstellen für Licht" im dunklen Tunnel wirken. Vielleicht möchte ein Patient täglich sein Duschgel wechseln oder morgens gerne die Zeitung lesen. Eine Patientin möchte vielleicht ihren Nachmittagstee in Ruhe genießen. Solche kleinen Kraftquellen besitzt nahezu jeder Mensch. Entscheidend ist, sie zu entdecken und auch aus Alltagsmomenten etwas Besonderes zu machen.

Eine besonders ermutigende Wirkung hat die Natur. Daher wird Naturerleben zunehmend auch in Therapien eingebunden. Dabei muss es nicht direkt *Waldbaden* sein. Oft reicht schon die Freude über Blumen, die ins Krankenhaus mitgebracht werden. Die Natur stiftet durch ihr stetes Werden und Vergehen Kraft für uns Menschen (Retzlaff-Fürst & Pollin, 2021).

Und auch Humor ist wichtig. In den 1980er Jahren entwickelte der New Yorker Michael Christensen das Konzept des *Clown doctoring* zunächst für Kinderkliniken (Van Blerkom, 1995). Das Konzept wird zwischenzeitlich auch in Europa und auch bei Erwachsenen umgesetzt. Seit 2004 gibt es in Deutschland beispielsweise den *Dachverband Clowns in Medizin und Pflege Deutschland e.V.* (www.dachverband-clowns.de). Und der Arzt und Komiker Eckart von Hirschhausen gründete die Stiftung *Humor hilft heilen* (www.humorhilftheilen.de). **Abbildung 3-2** zeigt Angelika Zegelin, die als Nasenbotschafterin die Stiftung „Humor hilft heilen" unterstützte.

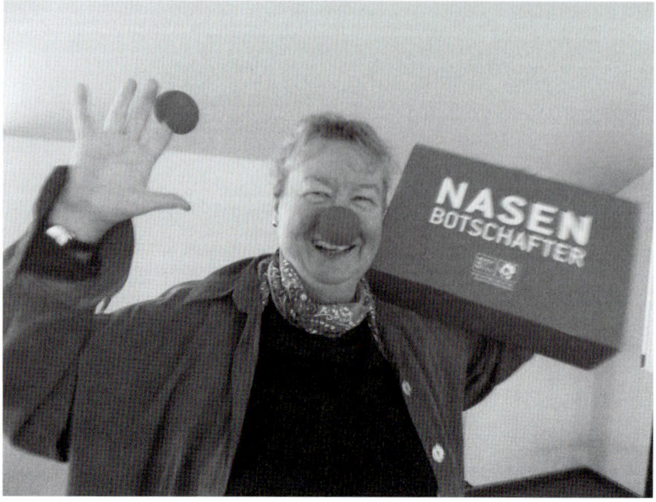

Abbildung 3-2: Angelika Zegelin als Nasenbotschafterin für die Stiftung „Humor hilft heilen" (Quelle: Angelika Zegelin)

Ein paar Gedanken von Angelika Zegelin

Mir selbst ist Dankbarkeit als besondere Ressource wichtig geworden – Dankbarkeit im Vergleich mit schlimmeren bisher erlebten Situationen. Im Grunde birgt unser Alltag viele Möglichkeiten dazu – dabei schätzen wir Selbstverständliches nicht. Erst wenn Störungen auftreten, merken wir den Verlust. Selbst zur Toilette gehen zu können, der Komfort einer Heizung oder fließendes Trinkwasser haben zu können, ist nicht überall möglich. Wir leben in einem sicheren Staat mit riesigen Vorteilen, auch gerade als Frau. Wer wie ich als Frau viel durch die Welt gereist ist, weiß dies zu schätzen.

In der Pflege gibt es also viele Möglichkeiten, Patientinnen und Patienten sowie An- und Zugehörige zu ermutigen. Hoffnungsunterstützung erscheint als eine der wichtigsten Aufgaben von Pflegenden, aber auch von Ärztinnen und Ärzten. In Fallbesprechungen und Übergaben, bei Visiten und auch in der Pflegedokumentation kann Hoffnung thematisiert werden. Die Pflegekonzepte *Caring* (**Kap. 2.3**) und *Comforting* (**Kap. 3.5**) beinhalten die Unterstützung von Hoffnung als Kern wohltuender, sich kümmernder und lindernder Pflegearbeit. Pflegende können durch ihr eigenes Verhalten selbst zu Hoffnungsträgern werden. Sie können kleine Wohltaten, Erinnerungen und Freuden spenden.

Ermutigung durch Hoffnungsunterstützung lernen

Um Menschen zu ermutigen und in ihrer Hoffnung zu unterstützen, muss zunächst die Bedeutung von Hoffnung wahrgenommen werden. Offenheit für die Bedeutung kleiner, alltagsbegleitender Freuden von Patientinnen und Patienten, An- und Zugehörigen ist dafür Voraussetzung.

Lese-Tipp: Frick, J. (2019). *Die Kraft der Ermutigung* (3. Aufl.). Hogrefe.

Erlebnis-Tipp: Hoffnung wird durch Bilder vermittelt, diese Bilder sind weltweit gleich: Sonnenaufgang, Natur, Meer, Kerzen, Licht, Gleise etc. Der Hoffnungsspaziergang ist eine Ausstellung von elf Postern mit Hoffnungssymbolen und hängt in vielen Einrichtungen. Er wurde von A. Zegelin im Rahmen des Pflege e.V. entwickelt und dient auch der Mobilitätsförderung. Sie erfahren mehr unter https://www.asklepios-fuw-hessen.de/programm/hoffnungsspaziergaenge

3.4.2 Selbstermutigung

Was für Patientinnen, Patienten und Angehörige und viele andere Personen gilt, trifft natürlich auch auf die Pflegenden zu: Oft sind die eigenen Ressourcen verdeckt. Um sich diesen zu nähern, ist der Blick auf die eigene Person (*Introspektion*) notwendig. Dabei kann Selbstermutigung jede Art und Weise sein, mit der eine Person sich Mut macht. Wenn eine Person sich ihrer Ressourcen und Potenziale bewusst wird, kann sie diese für einen positiven Selbstdialog nutzen. Dies kann zu Selbstinstruktionen im Sinne von „Ich kann viel Gutes bewirken, weil ich ..." führen (Schoenaker, 2017). Wenn eine Person in dem Bewusstsein handelt, über viele Stärken zu verfügen, stärkt dies in der Regel ihr Handeln (Pscherer, 2004). Einer solcher Effekt wird auch als *Self-fullfilling Prophecy* bezeichnet. Vor schwierigen Situationen kann der innere Dialog helfen, sich selbst Mut zuzusprechen. Oder die Situation die Lage vorab einmal durchzudenken – durchaus auch hörbar mit einer Affirmation (Motto, Leitspruch), um sich positiv zu verstärken (Davidhazir & Shearer, 1996).

Dann zeigt sich oft, dass nicht die Situation schwierig ist, sondern das eigene Denken und Fühlen darüber die Situation schwierig erscheinen lässt.

Selbstermutigung üben

Bei der Selbstermutigung geht es darum, verdeckte eigene Stärken und Ressourcen zu entdecken und im Anschluss für sich zu nutzen. Dies kann auf unterschiedliche Art und Weise geübt werden. Versuchen Sie beispielsweise grüblerische Gedanken gezielt zu stoppen und die eigenen Gedanken auf positive Erlebnisse zu richten.

Erinnern Sie sich an Erfolgserlebnisse, gute Ergebnisse, gelungen Lösungen und andere positive Gedanken.

Führen Sie dazu ein „Erfolgs-Tagebuch".

Erinnern Sie sich insbesondere daran, wie Sie sich im Erfolgsmoment gefühlt haben.

Legen Sie sich ein Motto oder ein Mantra zu.

Lese-Tipp: Das Heft 2/2016 von Psychologie Heute: *Sprich mit Dir!*

Internet-Tipp: Wer Sinnsprüchen etwas abgewinnen kann, findet auf dieser Internetseite eine Liste ermutigender Sprüche für unterschiedliche Anlässe: https://sprueche-liste.com/ermutigende-sprueche/

3.5 Berührung (PatientCare) und Selbststärkung (SelfCare)

Von allen Wittener Werkzeugen ist das *Patient-Care*-Werkzeug *Berührung* fast exklusiv Pflegenden vorbehalten. Die anderen Werkzeuge werden beispielsweise auch von psychologisch Beratenden oder Seelsorgerinnen und Seelsorgern angewendet. Aber Angehörige solcher Berufsgruppen berühren ihre Klientinnen und Klienten kaum. Die Möglichkeiten der Berührung sind ein *Schatz* der Pflegearbeit – eine Möglichkeit einer existenziellen Begegnung. *Selbststärkung* als Werkzeug der *SelfCare* ist hier die Anwendungsentsprechung. Dabei geht es in erster Linie darum, sich selbst immer wieder etwas Gutes zu tun und sich vor schädigenden Einflüssen zu schützen.

3.5.1 Berührung

Körperliche Berührung ist eine elementare Kommunikationsform und ein menschliches Grundbedürfnis. Vom Lebensanfang bis zum Lebensende bedeuten Berührungen insbesondere Geborgenheit, Bindung und Selbststärkung. Menschen, die sich mögen, gehen „Hand in Hand". Die Hautärztin Adler beschreibt Menschen, die viel berühren und berührt werden, als friedfertiger, diplomatischer und gelassener (Adler, 2021).

Gesellschaftliche Ebene

Einerseits ist unsere Gesellschaft in den letzten Jahrzehnten immer körpernäher geworden. Das Umarmen zur Begrüßung, oft mit einem flüchtigen Kuss, hat in vielen Bereichen das Händeschütteln (Handshake) abgelöst. Andererseits leben viele Menschen in unserer Gesellschaft allein und somit nehmen auch familiale Berührungskontakte ab. Viele Menschen vermissen Hautkontakte. Manche nutzen kommerzielle Angebote, die sich darauf eingestellt haben. Dazu gehören beispielsweise Wellness-Massagen oder auch Kuschelpartys. In vielen Friseurgeschäften gehören sanfte Kopfmassagen längst zum Standardprogramm. Seit 1986 gibt es den *Weltknuddeltag* (auch *Weltkuscheltag*), der jeweils am 21. Januar begangen wird (Melzer, 2011). Insbesondere an diesem Tag wird die weltweite Aktion *Free Hugs*, bei der Menschen – zumeist an belebten Orten – kostenfreie Umarmung anbieten, überall angenommen. Auf Messen oder Betriebsfesten sind Berührungsangebote wie Nackenmassagen häufig gebuchte Angebote. Tatsächlich haben Studien ergeben, dass Kellnerinnen und Kellner mehr Trinkgeld erhalten, wenn sie die Gäste kurz berühren. Dies wird wissenschaftlich als *Midas-Effekt* beschrieben (Crusco & Wetzel, 1984). Und bei nahezu jeder Mannschaftssportveranstaltung lässt sich beobachten, wie sich die Teams körperlich (meist durch Umarmungen oder zumindest Abklatschen) unterstützen – sowohl beim Punktegewinn, aber auch beim Verlieren.

Berührungsarmut geht mit Depressionen, Entwicklungsstörungen und dem Gefühl des Ausgeschlossenseins einher (Floyd, 2013). Wir als Menschen sind lebenslang empfindlich für Berührungen. Das ist sicher auch ein Grund dafür, dass viele Menschen sich Tiere anschaffen.

Individuum und Kultur

Jeder einzelne Mensch hat eine eigene Berührungsgeschichte. Nicht jede Berührung ist für alle Menschen angenehm. Und natürlich gibt es auch unerwünschte Berührungen. Dies hängt insbesondere mit individuellen Erfahrungen zusammen. Die Formen des Körperkontaktes variieren auch von Kulturkreis zu Kulturkreis. In einigen Ländern sind Begrüßungsrituale mit ein bis drei Umarmungen üblich. Im asiatischen Raum sind eher zurückhaltende Begrüßungen mit Verbeugungen alltäglich. Und auch in unterschiedlichen Gruppen einer Gesellschaft oder bei verschiedenen Anlässen gibt es variierende Stufen körperlicher Nähe bei Begrüßungen. So wird der potenzielle Kunde eher mit Handschlag begrüßt, während die gute Freundin herzlich gedrückt wird.

Selbstberührung

Auch Selbstberührungen sind wichtig. Wir berühren uns unzählige Male am Tag selbst, geben uns Streicheleinheiten und werden dadurch „selbstgewiss".

Angelika Zegelin: „Mir geht es so beim Nachdenken. Unbewusst falte ich die Hände und drehe die Daumen kreisförmig untereinander."

Martin Schieron: „Ich habe festgestellt, dass ich, wenn ich einen Bart trage, mir häufig mit der Hand übers Kinn fahre."

Offenbar leiden besonders alte, alleinlebende Menschen und Heimbewohnerinnen und Heimbewohner unter Armut an guten Berührungen. Manchmal ist zu beobachten, dass sie ohne Unterlass ihre Oberschenkel streichen. Und auch Selbstverletzungen wie das sogenannte „Ritzen" dienen vielfach dazu, sich selbst zu spüren.

Berührungen werden oft auch stark emotional empfunden. „Das hat mich berührt" heißt es oft. Und ähnlich wie bei er Hoffnung wird dies auch häufig in Gedichten oder Liedern beschrieben. Wenn beispielsweise die britische Sängern Lisa Stansfield singt: „He don't bring me flowers, oh no. But he touches me, he touches me. No crazy dreams, no limousines. He makes me feel I can do anything. And that's power. When he touches me, he touches me." (Stansfield, 2004), kann daraus sowohl das körperliche als auch das emotionale Berührt-Sein gehört werden.

Die Verbindung von Körper und Seele wird auch hier wieder deutlich. Überall auf der Welt scheinen auch Trost- und Beistandsrituale ähnlich zu sein. Menschen suchen Körperkontakt, wiegen sich Hin und Her. Sie legen Kopf an Kopf und murmeln Worte, die aber akut nicht wichtig sind. Offenbar ist dies ein elementares menschliches Verhalten mit gleichzeitiger somatischer, verstibulärer und vibratorischer Stimulation.

Wirkungen und Bedeutung von Berührung

Die Haut ist unser größtes Sinnesorgan. Abhängig vom Reiz, der Situation oder der Einstellung gegenüber einer anderen Person werden Berührungen unterschiedlich empfunden. Eine andere Person zu berühren, kann dieser helfen, sich zu spüren und als lebendig wahrzunehmen. Gleichzeitig ist Berührung eine Verbindung in die Außenwelt (außerhalb des eigenen Körpers). Berührung kann insofern Verbundenheit, Zugehörigkeit und Geborgenheit bedeuten. Der Philosoph W. Schmid (2010) sagt „Wenn ich berühre und berührt werde, sinnlich, seelisch, geistig und vielleicht auch transzendent, lebe ich und spüre, dass ich lebe" (S. 42).

Klassische Untersuchungen zum Thema Berührung wurden schon vor vielen Jahrzehnten durchgeführt. Sehr bekannt ist das Experiment von H. Harlow (1958). Er setzte kleine Rhesusaffen ohne ihre Mutter in einen Käfig. Dann bot er ihnen als „Ersatzmutter" jeweils eine Attrappe aus Draht, die Milch spenden konnte und eine mit Fell überzogene Attrappe zum Kuscheln an. Die jungen Affen hielten sich ständig bei der kuscheligen „Ersatzmutter" auf und gingen nur zur Nahrungsaufnahme zum Drahtgestell. Wuchsen die Affen nur mit dem Drahtgestell auf, zeigten sie später schwere Verhaltensauffälligkeiten im Sinne von Deprivation (Entbehrung, Entzug). Bei Problemen erstarrten sie und umklammerten sich selbst. Dies erinnert auch an die „Waisenkinderversuche", die dem Stauferkaiser Friedrich II. (1194–1250) zugeschrieben werden (Horst, 2003). Um herauszufinden, ob sich eine Ursprache von selbst entwickelt, ließ er Neugeborene ohne Ansprache und Hautkontakt versorgen. Die Säuglinge wurden lediglich ernährt und gesäubert. Die Babys starben alle innerhalb weniger Monate. Aus heutiger Sicht ist klar, dass sich ihre Gehirne nicht entwickeln konnten. Ebenfalls in den 1950er Jahren entwickelte J. Bowlby (2024) seine Theorien über den frühkindlichen Kontakt zu Eltern. Er gilt als Pionier der Bindungsforschung und fand u. a. heraus, dass insbesondere im ersten Lebensjahr das „Gehaltensein" wichtig ist. Es ist praktisch als Fortsetzung der sicheren Umgebung und Zeit im Uterus zu betrachten. Auch der Anthropologe Montagu (2015) zeigte in den 1980er Jahren die Bedeutung der Haut/Berührung für die Entwicklung des Menschen auf. Wir Menschen sind „Traglinge". Wir benötigen den Schutz durch Andere, um uns zu entwickeln. Unsere Vorstellung vom *Selbst* geschieht durch Berührung. Wir entwickeln ein notwendiges Urvertrauen durch verlässlichen Kontakt. Auch für die Demenzforschung ist die Bedeutung von Berührung zunehmend wichtiger geworden. „Klammerndes" Verhalten und Anhänglichkeit entsteht oft aus der aus der Angst, sich gänzlich zu verlieren (Kitwood, 2019).

All diese Erkenntnisse sind in der Versorgung hilfloser Menschen umgesetzt worden. Wurde z. B. früher gesagt, Babys sollen ruhig einmal länger schreien und dürfen nicht zu sehr verwöhnt werden, ist heute das Gegenteil der Fall. Auch das sogenannte *Kangarooing* (Känguruhen) hat große Verbreitung gefunden. Dabei werden etwa Frühgeborene, nackt oder nur mit einer Windel bekleidet, einem Elternteil für eine Zeit auf den unbekleideten Oberkörper gelegt. Und selbst auf Intensivstationen wird zunehmend – entgegen aller hygienischen Bedenken – gestattet, dass sich Partnerinnen und

Partner zu den dort behandelten Menschen legen dürfen.

Eine Reihe anderer Ansätze nutzt ebenfalls die Wichtigkeit von Berührung. Darauf soll an dieser Stelle jedoch nicht weiter eingegangen werden. So werden beispielsweise in der *Anthroposophie* rhythmische Einreibungen eingesetzt. *Therapeutic Touch* ist eine bekannte Methode der komplementären Pflege und Medizin und es gibt zahlreiche *manuelle Therapien* bis hin zu einer immer wieder beschriebenen Heilswirkung eines bloßen „Handauflegens".

Berührung in der Pflege (PatientCare)

Pflegende berühren die Hilfebedürftigen täglich nahezu unzählige Male: bei der Mundpflege, beim Verbandwechsel, bei der Blutdruckmessung, Pulsmessung oder beim Transfer. Je hilfebedürftiger ein Mensch ist, desto häufiger ist die Berührung. Die Hände der Pflegenden sind ein wichtiges Instrument – auch der nonverbalen Kommunikation. Oft geht es nur um eine eilige Be*handlung*: Eine Creme wird rasch eingerieben, der Waschlappen wird zügig über den Rücken geführt.

Pflegebedürftige und erkrankte Menschen wünschen sich aber zumeist eine anteilnehmende Berührung. Eine Form von Berührung, die eher personen- oder situationszentriert ist und sich nicht nur auf die Aufgabe der Versorgung konzentriert. Als erster Schritt dazu wäre es schon hilfreich, dass diese Berührungen bewusster ausgeführt werden und in die Versorgung Ruhe einkehrt. Und natürlich sollten Fragen wie:

- Fühlt die Patientin, der Patient sich wohl mit der Berührung?
- Lädt die Patientin, lädt der Patient zur Berührung ein oder wird sie nur ungerne ertragen?

beachtet werden.

Viele Pflegende sind sich der Bedeutung von Berührung nicht bewusst. Natürlich müssen Hygienevorschriften beachtet und auch eigene Ekelgefühle gedämpft werden. Aber dort, wo es möglich ist, sollte beim Berühren der Hilfebedürftigen auf das Tragen von Handschuhen verzichtet werden.

Berührung kann verbale Kommunikation begleiten oder sogar ersetzen. Eine Berührung sagt oft mehr als tausend Worte, heißt es. Auch kann Körperkontakt bei langwierigen oder schmerzhaften Prozeduren erleichternd wirken.

Günter Bamberger meint dazu:

„Psychisch gesehen bedeutet Krankheit oft eine große Enge und Einsamkeit: Die Gedanken kreisen nur noch um den ärztlichen Befund, Ängste werden zum ständigen Begleiter, Gefühle der Depression stellen sich ein, manchmal auch Verzweiflung und Wut. Die Frage ist dann, wie ich einem solchen Menschen aus seiner Enge und Einsamkeit herauszuhelfen vermag. Ein erster Schritt könnte darin bestehen, ihn einfach zu berühren – sacht zu berühren. (...) Das ist sicherlich das wirksamste Werkzeug in der Unterstützung der Patienten, und es macht mich als Psychologen geradezu neidisch auf die Pflegenden: Sie haben die ‚Lizenz zum Berühren'. In der psychologischen Beratungsarbeit spüre ich immer wieder, wie hilfreich mitunter eine längeres Händehalten, ein kurzes Streichen über den Unterarm oder ein leichtes Schulterklopfen ist. Aber mehr geht bei psychologischen Beratungskontakten nicht. Anders als im Krankenhaus oder auf der Pflegestation, wo körperliche Nähe und Kontakt selbstverständlicher Teil der täglichen Arbeit sind. Dabei wissen und spüren sowohl die Gebenden als auch die Empfangenden, wie gut das tut, wie hilfreich das ist, wie sehr Körper und Seele geradezu berührungshungrig sind." (Bamberger, 2024, S. 13).

Selbstverständlich muss Berührung immer achtsam geschehen. In der Pflege muss die berührende Person schauen, hören, spüren, ob sie überhaupt zu Berührung eingeladen ist. Denn: Wie bei allen Gesten gibt es hier auch eine zweite Botschaft, nämlich Macht. Wer berührt, stellt von sich aus eine intime Beziehung her. Will das die berührte Person überhaupt?

Basale Stimulation®

Der Sonderpädagoge Andreas Fröhlich entwickelte *Basale Stimulation®* in den 1970er Jahren als Förderangebot für Kinder mit schweren Behinderungen. Dafür nutzte er insbesondere neurobiologische und sowie entwicklungsphysiologische Erkenntnisse (Fröhlich, 2015). Durch die Pflegewissenschaftlerin Christel Bienstein gelangte dieser Ansatz Ende der 1980er Jahre in die Pflege. Gemeinsam mit Fröhlich übertrug sie den Ansatz für die Pflege erwachsener Menschen (Bienstein & Fröhlich, 2021). Dies gilt besonders für Menschen mit großen Einschränkungen der Körperwahrnehmung. Dadurch wurde Berührung in der Pflege deutlich aufgewertet. Durch bewusste Berührung der Haut als größtes menschliches Sinnesorgan kann die Wahrnehmungsfähigkeit gefördert werden. Und auch die Sinne *Hören* und *Riechen* können einbezogen werden.

Berührung kann belebend oder beruhigend wirken, die Wahrnehmung der Form des Armes oder Beines durch Umfahren zurückgeben und Trost vermitteln. Zumeist empfinden Menschen flächige Berührungen von mittlerem Druck und etwas längerer Dauer als angenehm. Flüchtige Berührungen erzeugen eher Abwehr. Insofern ist sogenanntes Tätscheln nicht zu empfehlen und sollte unterlassen werden. Berührungen sollten für die zu berührenden Menschen voraussagbar sein. Dies bedeutet, dass sie, auch bei kognitiv eingeschränkten Personen angekündigt werden sollten. Dies kann verbal geschehen, aber auch durch eine *Initialberührung*, z.B. an der Schulter. Während pflegerischer Tätigkeiten am Körper einer hilfebedürftigen Person ist eine sogenannte *Referenzberührung* hilfreich. Damit ist ein ruhiges Kontakthalten mit einer Hand gemeint. Personen mit Wahrnehmungsstörungen können beruhigt werden, wenn deren eigene Hand zu Verbänden, Sonden etc. geführt wird und diese so erklärt werden. Pflegende können so Eigenberührungen ersetzen und unterstützen die sogenannte *Autostimulation*.

In manchen Pflegebereichen (häufig in der Palliativversorgung) ist die Anamnese durch eine Berührungsbiografie ergänzt worden. So können Pflegende erfahren, welche Berührungen eine Person als angenehm empfindet und welche eher nicht. Die Unterstützung oder vollständige Übernahme der Körperpflege durch Pflegende ist durch die Kenntnis über beruhigende oder stimulierende Waschungen aufgewertet worden. Dabei kommt der Haarwuchsrichtung am jeweiligen Körperbereich eine Bedeutung zu. Und auch für die Anleitung von Angehörigen wurden zwischenzeitlich Konzepte zu einer *guten Berührung* entwickelt und verbreitet. Berührungen haben unterschiedliche Qualitäten. Dies bedeutet, sie können auch missverstanden werden. Das sanfte Auflegen der eigenen Hand auf den Unterarm einer Arbeitskollegin oder eines Arbeitskollegen geschieht in der Regel aus anderen Gründen als das Auflegen der Hand auf den Arm der Partnerin oder des Partners. Aber manchmal bleibt es doch uneindeutig. Dies kann zu unangenehmen Situationen führen. Für Berührungen in der Pflege gilt daher: Sie sollten klar und eindeutig sein!

Pflege genießt das Privileg, Wohlbefinden über die Haut anbieten zu können. Dabei kann es sich um eine Wärmflasche, einen kalten Wadenwickel, die Hand auf der Stirn oder eine zusätzliche Decke handeln. *Caring* wird durch *Comforting* (Kolcaba, 2014) erweitert.

Insgesamt ist das Thema *Berührung in der Pflege* viel umfassender, als es hier dargestellt werden kann. Es geht auch um das individuelle Körperbild. Es geht um den Tast- und Empfindungssinn (*Haptik*). Es geht um die gesamte somatische Wahrnehmung. Kinder *begreifen* die Welt durch Tasten. Es geht um Liegen, um Druck, um Geborgenheit. Es geht darum, jeweils Symmetrie herzustellen, also über die Mittellinie des Körpers Gleiches wahrzunehmen. Die Bedeutung von Berührung zieht sich durch viele Ansätze, die in der Pflege genutzt werden, z.B. Kinästhetik. Und auch in den

Pflege-Lehrbüchern ist das Thema inzwischen angekommen.

Berührung bewusster wahrnehmen

Es gibt viele Übungen, um sich der Wirkung von Berührung bewusster zu werden:

- Erforschen Sie beispielsweise mit einem Zahnstocher langsam und vorsichtig unterschiedliche Wahrnehmungen am eigenen Körper.
- Oder achten Sie auf die verschiedenen Qualitäten beim Händeschütteln – fester oder eher lascher Griff, unterschiedliche Temperatur usw.
- Haben Sie Möglichkeit, etwas mit einer Kollegin, einem Kollegen auszuprobieren? Dann kann sich eine Person mit geschlossenen Augen hinlegen. Die andere Person drückt das Handgelenk der liegenden Person in deren Atemrhythmus – beim Einatmen das Handgelenk drücken, beim Ausatmen loslassen. Dies wird zum Kontakt bei komatösen Personen empfohlen. Tun Sie dies ca. 3 Minuten und wechseln Sie dann die Rollen. Anschließend können Sie sich über Ihre Erfahrungen austauschen.

Lese-Tipp: Staudacher, D. (2014). Die spürbare Seele. Grundlagen und Perspektiven einer berührungssensiblen Pflege. NOVAcura, 14(2), 17–19.

Internet-Tipp: Videos und Audiodateien zur Basalen Stimulation® können beim Internationalen Förderverein Basale Stimulation e.V. abgerufen werden unter https://basale-stimulation.de/medien/

3.5.2 Selbststärkung

Selbststärkung ist die Anwendungsentsprechung des SelfCare zu *Berührung* als Werkzeug des PatientCare. Sich selbst immer wieder Gutes zu tun, um die alltäglichen Herausforderungen des Lebens besser bestehen zu können. Auch alle anderen Werkzeuge des SelfCare enthalten diese Aufforderung. *Selbststärkung* bezieht aber explizit die körperliche Ebene der Pflegenden ein.

Damit ist einerseits gemeint, gezielt die Nähe von z. B. Menschen, Tätigkeiten oder Dingen zu suchen, die als körperlich und/oder geistig wohltuend empfunden werden. Aber auch der Schutz vor schädigenden Einflüssen ist damit gemeint. Schmid (2010) bezeichnet dies als „Muschelkompetenz der Seele“ (S. 42). Er meint damit die Fähigkeit, sich einerseits öffnen zu können. Dies kann andererseits allerdings auch verletzbar machen. Daher ist es ebenfalls wichtig, sich verschließen und abschotten zu können, um sich vor Verletzungen zu schützen. Dabei ist immer auch die absichtsvolle Lenkung der eigenen Aufmerksamkeit von Bedeutung. Nur so kann der eigene aktuelle physische und psychische Zustand rechtzeitig wahrgenommen, bewertet und ggf. korrigiert werden.

Immer wieder fallen Sätze wie, „Nur wer sich selbst pflegt, kann sich auch gut um andere Personen kümmern.“ Die Aufforderung, sich im Flugzeug im Falle eines Druckabfalls zunächst selbst eine herabfallende Sauerstoffmaske überzuziehen und erst danach hilfebedürftigen Personen zu helfen, ist ein – wenn auch drastisches – Beispiel dafür. Es zeigt allerdings auch recht deutlich, wie wichtig es ist, Verantwortung für das eigene Wohlbefinden, die eigene Gesundheit zu übernehmen. Dies gelingt am besten, wenn eigene Bedürfnisse ernstgenommen werden. Damit ist allerdings kein „Egoismus um jeden Preis“ gemeint. Es geht vielmehr darum, nicht nur bei anderen, sondern auch bei sich selbst Grenzen zu akzeptieren. Dazu ist es sinnvoll, immer wieder für Ausgleich zu sorgen, z. B. durch:

- immer wieder kurz Innehalten
- sich körperlich aufzurichten
- tief durchzuatmen
- die Schultern entspannen
- den Kaffee oder Tee genießen

- Freundschaften pflegen
- Hobbys nachgehen.

Selbststärkung üben

Neben den bereits genannten Aspekten gibt es auch während des Dienstes Möglichkeiten, sich etwas Gutes zu tun. Eine gute Hautpflege – insbesondere der Hände – gehört zum Berufsbild der Pflege (Berufsgenossenschaft Gesundheitsdienst und Wohlfahrtspflege, 2023). Nutzen Sie diese *berufliche Notwendigkeit* und machen Sie daraus einen Moment der Selbstpflege und Selbststärkung. Angelika Zegelin entwickelte dafür das *Achtsame Händeeincremen*. Es ist auf einen Zeitraum von drei Minuten ausgelegt:

- Nutzen Sie dazu eine möglichst wohlriechende Creme.
- Reiben Sie die die Creme mit beiden Händen sowohl in den Handflächen als auch auf den Handrücken langsam ein.
- Dabei streichelt die rechte Hand die linke und umgekehrt.
- Sorgen Sie dafür, dass auch die Fingerzwischenräume mit der Creme versorgt werden. Falten Sie dazu z.B. die Hände und reiben sie gegeneinander.
- Spreizen Sie Ihre Finger und betrachten Sie ihre Hände, die Ihnen Tag für Tag gute Dienste leisten.
- Halten Sie schließlich die Hände für einige Sekunden aneinander.
- Beenden Sie das Eincremen mit dem Umreiben beider Handgelenke.

Lese-Tipp: Dietrich, L. & Schwarzmann, H. (2009). Die Kunst, im Beruf gesund zu bleiben – mit Kunst sich Sorge tragen. *palliative.ch, 2009*(4), 1–8.

Internet-Tipp: Es gibt Institutionen, die sich mit der Sicherheit und Gesundheit bei der Arbeit befassen. Sie bieten viele hilfreiche Informationen und auch ein paar Vorgaben, um Schädigungen durch die Pflege anderer Personen zu vermeiden. Dieses Thema nimmt auf dem Internetportal „Sicheres Krankenhaus“ der UK/BG eine große Rolle ein: https://sicheres-krankenhaus.de/

3.6 Literatur

Abt-Zegelin, A. (2009). Hoffnung – Energiequelle in schwierigen Zeiten. *Die Schwester Der Pfleger, 48*(3), 290–294.

Abt-Zegelin, A. & Kocks, A. (2013). Ich muss selbst leben, was ich weitergeben soll. *Die Schwester Der Pfleger, 52*(1), 92–95.

Adler, Y. (2021). *Haut-nah*. Droemer.

Anderssen-Reuster, U. (2013). *Achtsamkeit*. Trias.

Antonovsky, A. (1997). *Salutogenese – Zur Entmystifizierung der Gesundheit*. DGTV.

Aumüller, E. & Hennig, V. (2025). Wenn Empathie erschöpft. *NOVAcura, 56*(5), 21–23.

Bamberger, G. (2024). Das bewundernswerte Engagement der Pflege. *Pflege Professionell, 35*(1), 13–18. https://markusgolla.at/wp-content/uploads/2024/09/ausgabe-pp35.pdf

Bandura, A. (1997). *Self-efficacy: The exercise of control*. W.H. Freeman.

Benkel, T., Bührmann, A.D., Klimke, D., Lautmann, R., Stäheli, U., Weischer, C. & Wienold, H. (Hrsg.). (2024). *Lexikon zur Soziologie* (7. Aufl.). Springer VS. https://doi.org/10.1007/978-3-658-42567-8

Benner, P. (2022). *Stufen zur Pflegekompetenz* (3. Aufl.). Hogrefe.

Bercot, E. (Regisseur). (2021). *In Liebe lassen* [Film, Drama]. Les Films du Kiosque.

Berufsgenossenschaft Gesundheitsdienst und Wohlfahrtspflege. (2023). *Hauptsache Hautschutz*. https://www.bgw-online.de/resource/blob/14554/29983529f0704428a51ded0c2d2ad97d/bgw06-12-002-hauptsache-hautschutz-data.pdf

Bienstein, C. & Fröhlich, A. (2021). *Basale Stimulation® in der Pflege: Die Grundlagen*. Hogrefe. https://doi.org/10.1024/86043-000

Bischoff-Wanner, C. (2002). *Empathie in der Pflege*. Huber.

Bloom, P. (2017). Empathy and its discontents. *Trends in Cognitive Sciences, 21*(1), 24–32. https://doi.org/10.1016/j.tics.2016.11.004

Bowlby, J. (2024). *Bindung als sichere Basis: Grundlagen und Anwendung der Bindungstheorie* (6. Aufl.). Ernst Reinhardt Verlag.

Brand-Hörsting, B. (2019). *Wertschätzende Kommunikation für Pflegefachkräfte und Ärzte*. Junfermann.

Buber, M. (2021). *Ich und du*. Reclam.

Crusco, A.H. & Wetzel, C.G. (1984). The Midas touch: the effects of interpersonal touch on restaurant tipping. *Personality and Social Psychology Bulletin, 10*(4), 512–517. https://doi.org/10.1177/0146167284104003

Cuff, B.M. P., Brown, S.J., Taylor, L. & Howart, D.J. (2016). Empathy: A Review of the Concept. *Emotion Review, 8*(2), 144–153. https://doi.org/10.1177/1754073914558466

Davidhazir, R.E. & Shearer, R. (1996). Increasing Self-Confidence Through Self-Talk. *Home Healthcare Nurse: The Journal for the Home Care and Hospice Professional, 14*(2), 119–122.

Deutsches Netzwerk Evidenzbasierte Medizin. (2018). *Glossar zur Evidenzbasierten Medizin*. Netzwerk Evidenzbasierte Medizin e.V. https://ebm-netzwerk.de/de/service-ressourcen/ebm-glossar

Dörner, K. (Hrsg.). (1995). *Jeder Mensch will notwendig sein: neue Chancen für das Recht auf Arbeit aller psychisch Kranken und Behinderten*. Gütersloher Fortbildungswoche, Gütersloh. Verlag Jakob van Hoddis.

Dusse, K. (2019). *Achtsam morden*. Heyne.

Eicher, S. (1993). Hope [Lied]. In *Carcassonne*. Barclay.

Ende, M. (2014). *Momo*. Thienemann.

Floyd, K. (2013, August 31). What lack of affection can do to you. *Affectionado*. https://www.psychologytoday.com/us/blog/affectionado/201308/what-lack-of-affection-can-do-to-you

Fröhlich, A. (2015). *Basale Stimulation. Ein Konzept zur Arbeit mit schwer beeinträchtigten Menschen*. Verlag selbstbestimmtes Leben.

Goleman, D. (1999). *EQ: Emotionale Intelligenz* (19. Aufl.). Dtv.

Grossman, P. (2013, Oktober 22). *Jemand sollte die Euphorie dämpfen* (U. Schnabel) [ZEIT ONLINE]. https://www.zeit.de/karriere/beruf/2013-10/interview-grossmann-achtsamkeitstraining

Halifax, J. (2014). G.R.A.C.E. for Nurses: Cultgivating Compassion in Nurse/Patient Interactions. *Journal of Nursing Education and Practise, 4*(1), 121–128.

Harlow, H. (1958). The nature of love. *American Psychologist, 13*, 673–685. https://doi.org/10.1037/h0047884

Horst, E. (2003). *Friedrich der Staufer: Die Biographie*. Ullstein.

International Council of Nurses. (2021). *Der ICN-Ethikkodex für Pflegefachpersonen*. DBfK, ÖGKV, SBK [Übersetzung & Herausgabe]. https://www.dbfk.de/media/docs/newsroom/publikationen/ICN_Code-of-Ethics_DE_WEB.pdf

Kabat-Zinn, J. (2019). *Gesund durch Meditation*. Knaur.

Kersting, K. (2020). *„Coolout" in der Pflege* (6. Aufl.). Mabuse.

Kitwood, T. (2019). *Demenz* (8. Aufl.). Hogrefe. https://doi.org/10.1024/86004-000

Kolcaba, K. (2014). *Pflegekonzept Comfort*. Huber.

Lee, L.O., James, P., Zevon, E.S., Kim, E.S., Trudel-Fitzgerald, C., Spiro, A., Grodstein, F. & Kubzansky, L.D. (2019). Optimism is associated with exceptional longevity in 2 epidemiologic cohorts of men and women. *Proceedings of the National Academy of Sciences, 116*(37), 18357–18362. https://doi.org/10.1073/pnas.1900712116

Leiß, O. (2020). *Konzepte und Modell integrierter Medizin*. transcript. https://doi.org/10.14361/9783839453643

Luerweg, F. (2022, August 10). Empathie: Definition, Merkmale und Ausprägungen. *Psychologie Heute*. https://www.psychologie-heute.de/leben/artikel-detailansicht/42084-empathie-definition-merkmale-und-auspraegungen.html

Maslow, A.H. (1981). *Motivation und Persönlichkeit*. Rowohlt.

McAllister, M. & Lowe, J.B. (2013). Vorbereitung auf die Praxis: Wie man Resilienz entwickelt. In M. McAllister & J.B. Lowe, *Resilienz und Resilienzförderung bei Pflegenden* (S. 25–53). Huber.

Melzer, C. (2011, Januar 20). Wenn fremde Menschen sich umarmen: 25 Jahre „National Hugging Day". *ntv.de*. https://www.n-tv.de/panorama/Wenn-fremde-Menschen-sich-umarmen-article2407176.html

Merton, R.K. (1995). *Soziologische Theorie und soziale Struktur*. De Gruyter. https://doi.org/10.1515/9783110871791

Montagu, A. (2015). *Körperkontakt. Die Bedeutung der Haut für die Entwicklung des Menschen* (13. Aufl.). Klett-Cotta.

Neff, K.D. (2011). Self-compassion, self-esteem and well-being. *Social and personality psychological compass, 5*(1), 1–12. https://doi.org/10.1111/j.1751-9004.2010.00330.x

Orem, D.E. (1997). *Strukturkonzepte der Pflegepraxis*. Ullstein Mosby.

Pörksen, B. (2016, August 11). Hört doch mal zu! *DIE ZEIT*. https://www.zeit.de/2016/34/kommuni

kation-zuhoeren-aufmerksamkeit-du-ohr-verdraengung-schweigen

Pscherer, J. (2004). Der Glaube an die eigene Kraft versetzt Berge. *Psychologie Heute, 2004*(11), 24–27.

Retzlaff-Fürst, C. & Pollin, S. (2021). Naturerfahrung als Quelle des Wohlbefindens – Zum Verhältnis von Naturerfahrung und Gesundheit. In U. Gebhard, A. Lude, A. Möller, & A. Moormann (Hrsg.), *Naturerfahrung und Bildung* (S. 79–99). Springer VS.

Rogers, C.R. (1981). *Der neue Mensch*. Klett-Cotta.

Rogers, C.R. (1983). *Therapeut und Klient*. Fischer.

Rogers, C.R. (1999). *Die nicht-direktive Beratung* (9. Aufl.). Fischer.

Ruppert, N. (2016). Pflege braucht Mitgefühl. *Die Schwester Der Pfleger, 55*(4), 36–39.

Scharmer, O. & Käufer, K. (2008). Führung vor der leeren Leinwand. *OrganisationsEntwicklung, 2008*(2), 4–11.

Schieron, M., Sunder, N. & Büker, C. (2020). Kurzgespräche – „Kostbarkeiten im Pflegealltag“. *Pflegewissenschaft, 2020*(1), 61–67.

Schmid, W. (2006). Der Blick von außen – philosophische Reflexionen eines integrierten Außenseiters. In C. Hess & A. Hess-Cabalzar, *Menschenmedizin* (S. 217–232). Suhrkamp.

Schmid, W. (2010). *Die Liebe neu erfinden*. Suhrkamp.

Schoenaker, T. (2017). *Mut tut gut – Das Encourage-Training* (18. Aufl.). RDI Verlag.

Schulz von Thun, F. (2014). *Miteinander reden* 1–4. Rowohlt.

Sheridan, C. (2020). *Achtsamkeit und Mitgefühl in der Pflege*. Hogrefe. https://doi.org/10.1024/85982-000

Singer, T. (2013). Empathie und Mitgefühl werden von unterschiedlichen biologischen Systemen und Hirnstrukturen unterstützt. In T. Singer & M. Bolz (Hrsg.), *Mitgefühl in Alltag und Forschung*. Max-Planck-Gesellschaft.

Snyder, C.R. (2002). Hope Theory: Rainbows in the Mind. *Psychological Inquiry, 13*(4), 249–275. https://doi.org/10.1207/S15327965PLI1304_01

Stansfield, L. (2004). He Touches Me [Lied]. In *The Moment*. ZTT; Edel Records.

Storch, M. (2004). Gute Entscheidungen treffe: Die Pizza-Probe. *Gehirn & Geist, 2004*(1), 86–88.

Storch, M., Cantieni, B., Hüther, G. & Tschacher, W. (2022). *Embodiment* (4 Aufl.). Hogrefe.

Van Blerkom, L.M. (1995). Clown Doctors: Shaman Healers of Western Medicine. *Medical Anthropology Quarterly, 9*(4), 462–475. https://doi.org/10.1525/maq.1995.9.4.02a00030

Wang, B.A., Schlaffke, L. & Pleger, B. (2020). Modulations of Insular Projections by Prior Belief Mediate the Precision of Prediction Error during Tactile Learning. *The Journal of Neuroscience, 40*(19), 3827–3837. https://doi.org/10.1523/JNEUROSCI.2904-19.2020

Watson, J. (1996). *Pflege: Wissenschaft und menschliche Zuwendung*. Huber.

Weiher, S. (2025, April 1). Gefühle verstehen: Der Unterschied zwischen Mitgefühl und Empathie. *Apotheken Umschau*. https://www.apotheken-umschau.de/gesund-bleiben/psyche/gefuehle-verstehen-der-unterschied-zwischen-mitgefuehl-und-empathie-1255093.html

Zegelin, A. (2020a). Hoffnung schenken. *Angehörige pflegen, 2020*(1), 34–35.

Zegelin, A. (2020b). Hoffnung unterstützen. *Die Schwester Der Pfleger, 59*(1), 4–7.

Zegelin, A. (2016). Hungrig nach Zuwendung. *Altenpflege, 2016*(1). 55–57.

Weiterführende Literatur

André, C. & Lelord, F. (2000). *Die Kunst der Selbstachtung*. Kiepenheuer.

Anzieu, D. (2022). *Haut Ich*. Suhrkamp.

Bamberger, G.G. (2013). Entscheidend ist eine Haltung der Eingelassenheit [Interview]. *Die Schwester Der Pfleger, 52*(7), 640–645.

Bartens, W. (2014). *Wie Berührung hilft*. Knaur.

Blonski, H. (Hrsg.). (2018). *Hoffnung im Alter*. Mabuse. https://doi.org/10.5771/9783863214661

Buchholz, T. & Schürenberg, A. (2013). *Basale Stimulation® in der Pflege alter Menschen* (4. Aufl.). Huber.

Bundesministerium für Gesundheit. (2006). *Rahmenempfehlungen bei herausforderndem Verhalten*. Abrufbar unter: https://www.bundesgesundheitsministerium.de/fileadmin/Dateien/5_Publikationen/Pflege/Berichte/Bericht_Rahmenempfehlungen_zum_Umgang_mit_herausforderndem_Verhalten_bei_Menschen_mit_Demenz_in_der_stationaeren_Altenhilfe.pdf

Chinn, P.L. & Kramer, M.K. (1996). *Pflegetheorie*. Ullstein Mosby.

Dalferth, I.U. (2016). *Hoffnung*. De Gruyter. https://doi.org/10.1515/9783110491968

Dietrich, L. & Schwarzmann, H. (2009). Die Kunst, im Beruf gesund zu bleiben – mit Kunst sich Sorge tragen. *palliative.ch, 2009*(4), 1–8.

Ekmekcioglu, C. (2015). *Drück mich mal – Warum Berührungen so wichtig für uns sind*. Westend.

Ernst, H. (2003). Intuition: Können wir unserem Bauchgefühl vertrauen? *Psychologie heute, 2003* (3), 20–27.

Farran, C.J., Herth, K.A. & Popovich, J.M. (1999). *Hoffnung und Hoffnungslosigkeit*. Ullstein Medical.

Frick, J. (2019). *Die Kraft der Ermutigung* (3. Aufl.). Hogrefe. https://doi.org/10.1024/85747-000

Fröhlich, A. (2016). *Basale Stimulation® in der Pflege – Arbeitsbuch* (3. Aufl.). Hogrefe.

Grossmann-Schnyder, M. (1992). *Berühren*. Hippokrates Verlag.

Hatz-Casparis, M., Roth Sigrist, M., Remer, M. & Schoop, B. (2020). *Basale Stimulation® in der Akutpflege* (2. Aufl.). Hogrefe. https://doi.org/10.1024/86015-000

Holmes, J. (2006). *John Bolwby und die Bindungstherapie* (2. Aufl.). Ernst Reinhardt.

Hüther, G. (2014). *Die Macht der inneren Bilder*. Vandenhoeck & Ruprecht.

Kabat-Zinn, J. (2007). *Achtsamkeit und Meditation im täglichen Leben*. Arbor.

Kostrzewa, S. & Kutzner, M. (2022). *Was wir noch tun können: Basale Stimulation in der Sterbebegleitung* (6. Aufl.). Hogrefe. https://doi.org/10.1024/86203-000

Maio, G. (2016). *Die Kunst des Hoffens*. Herder.

McKay, M., Davis, M. & Fanning, P. (2007). *Gedanken und Gefühle- ein Arbeitsbuch*. Junfermann.

Mohr, l., Zündel, M. & Fröhlich, A. (Hrsg.). (2019). *Basale Stimualtion® – Handbuch*. Hogrefe. https://doi.org/10.1024/85701-000

Neundorfer, G. (2020). *Achtsam unterwegs*. Pattloch.

Reisach, B. & Zegelin-Abt, A. (1998). Die Ressourcen des Patienten erkennen- was ist das? *Die Schwester Der Pfleger, 37*, 672–675.

Schmid, W. (2007). *Mit sich Selbst befreundet sein*. Suhrkamp.

Schönberger, B. (2009). Wie entsteht ein gutes Gespräch? *Psychologie heute, 2009*(10), 30–35.

Siegle, D. (Chefredaktorin) (2016). Sprich mit Dir! [Themenheft]. *Psychologie Heute, 43*(2).

Singer, T. & Bolz, M. (Hrsg.). (2013). *Mitgefühl in Alltag und Forschung*. Max-Planck-Institut für Kognitions- und Neurowissenschaften. https://www.compassion-training.org/?lang=de&page=about

Specht-Tomann, M. & Tropper, D. (2004). *Hilfreiche Gespräche und heilsame Berührungen im Pflegealltag*. Springer.

Staudacher, D. (2014). Die spürbare Seele. Grundlagen und Perspektiven einer berührungssensiblen Pflege. *NOVAcura, 14*(2), 17–19.

Tanner, L.J. (2018). *Berührungen und Beziehungen bei Menschen mit Demenz*. Hogrefe. https://doi.org/10.1024/85855-000

Thiry, T., Schönefeld, V., Deckers, M. & Kocks, A. (2021). *empCARE: Arbeitsbuch zur empathiebasierten Entlastung in Pflege- und Gesundheitsberufen*. Springer. https://doi.org/10.1007/978-3-662-59472-8

Weckert, A. (2011). Empathie in der Pflege. Lässt sich eine einfühlsame Grundhaltung erlernen? *Die Schwester Der Pfleger, 50*(6), 540–543.

Zegelin, A. (2021). Spaziergänge der Hoffnung. *Pflegen palliativ, 49*, 8–11.

4

Die Kunst des Fragens

Günter G. Bamberger

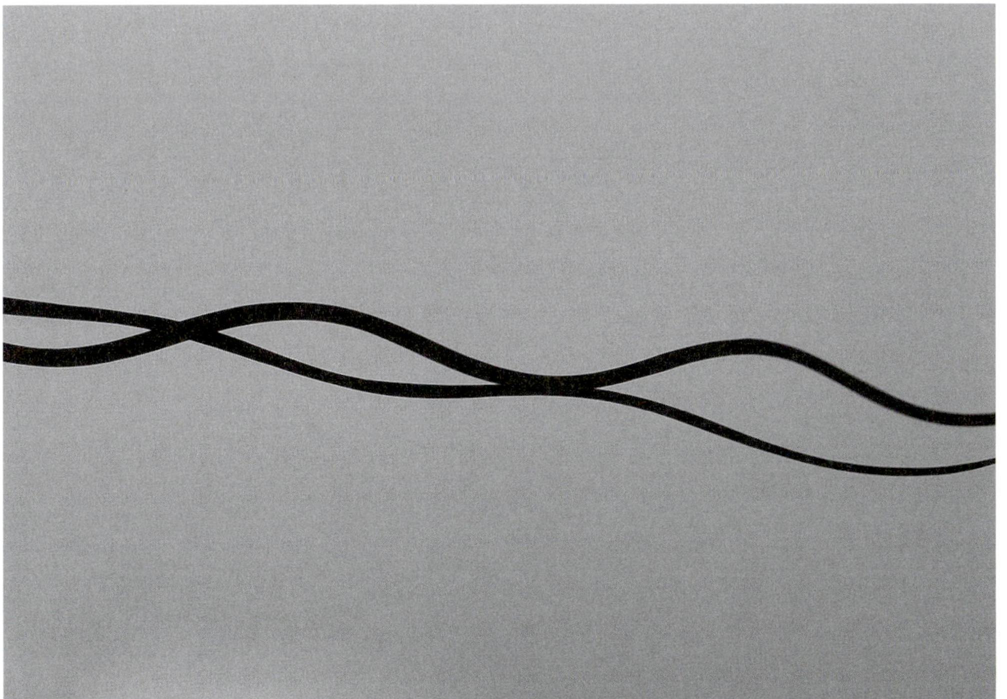

„Wie geht es Dir/Ihnen?"

Diese Frage haben wir alle unzählige Male gestellt und beantwortet. Während die Frage inhaltlich immer gleich bleibt, kann die Antwort dagegen stark variieren und reicht von einem knappen „gut" bis zu einer ausgedehnten Schilderung und Analyse der persönlichen Situation. Woran liegt das?

Ist es nur eine Frage der Persönlichkeit der angesprochenen Person? Weil manche Menschen eben zurückhaltender und andere redefreudiger sind? Oder spüren die Angesprochenen vielleicht am Sprechtempo, an der Betonung der Worte, an der körperlichen Haltung des Fragenden, ob eine kurze oder längere Antwort gewünscht und erwartet wird?

Kommt es womöglich vor allem auf *die fragende Person* an?

4.1 Die fragende Person

Ja, die wichtigste Rolle bei einer „Kunst des Fragens" spielt die fragende Person selbst. Sie ist es ja, die die Frage formuliert, und das vor dem Hintergrund ihrer ganz eigenen Lebenssituation und Lebenserfahrungen. Insofern halte ich es für wichtig, dass Sie zuallererst für sich selbst einmal folgende Fragen klären:

- Wie signalisiere ich meiner Gesprächspartnerin, meinem Gesprächspartner, dass ich aufmerksam ihre/seine Antworten registriere?
- Wie gebe ich ihr/ihm das Gefühl, dass sie/er kompetent und stark ist?
- Wie drücke ich meine Wertschätzung aus?

Es war Carl R. Rogers (1902–1987), der große amerikanische Psychotherapeut und Begründer der *Gesprächspsychotherapie*, der in seinen Forschungsaktivitäten versuchte herauszufinden, was eine Person im Gespräch, und damit auch beim Fragen, hilfreich für eine andere Person macht. Er definierte schließlich drei Bedingungen und bezeichnete sie als die drei „Basisvariablen des Therapeutenverhaltens". Man könnte, allgemeiner formuliert, aber auch von „Basisvariablen der Kommunikation" sprechen. Hier die drei *Roger'schen Variablen:*

Kongruenz. Damit meint er die *Authentizität* der sprechenden Person. D.h., diese ist in ihrem Verhalten unbefangen, frei und wirklich ganz sie selbst. Im Deutschen wird oft auch von *Echtheit* gesprochen. Wie das im Idealfall aussieht, hat Rogers in seiner Publikation „Der neue Mensch" so beschrieben: „Ich stelle fest, dass von allem, was ich tue, eine heilende Wirkung auszugehen scheint, wenn ich meinem inneren, intuitiven Selbst am nächsten bin, [...] Dann ist allein schon meine Anwesenheit für den anderen befreiend und hilfreich. [...] Es ist, als habe meine Seele Fühler ausgestreckt und die Seele des anderen berührt" (Rogers, 1981, S. 80).

Empathie. Darunter versteht er die Fähigkeit der sprechenden Person, sich so in die (Innen-) Welt ihrer Gesprächspartnerin, ihres Gesprächspartners einzufühlen, als wäre es die eigene, und doch ganz selbst zu bleiben. „Unter optimalen Umständen ist der Therapeut so sehr in der privaten Welt der anderen drinnen, dass er oder sie nicht nur die Bedeutungen klären kann, der sich der Patient bewusst ist, sondern auch jene knapp unterhalb der Bewusstseinsschwelle. Diese Art des sensiblen, aktiven Zuhörens ist äußerst selten in unserem Leben. Wir glauben zuzuhören, aber es geschieht sehr selten mit wirklichem Verständnis und echter Einfühlung. Dennoch ist diese ganz besondere Art des Zuhörens eine der mächtigsten Kräfte der Veränderung, die ich kenne" (Rogers, 1981, S. 68).

Akzeptanz. So bezeichnet Rogers die bedingungslose positiv Haltung der sprechenden Person gegenüber den Gefühlen und Äußerungen der anderen Person, sodass diese sich selbst immer mehr akzeptieren und wertschätzen kann. Auf diese Weise wird dann etwas wirksam, was die amerikanische Schriftstellerin und Bürgerrechtlerin Maya Angelou (1928–2014) in Abwandlung eines Zitats in etwa sinngemäß formuliert hat: Die Menschen vergessen, was du sagst und was du tust. Aber wie sie sich in deiner Gegenwart gefühlt haben, das vergessen sie nie.

Es gehört zum Curriculum aller psychotherapeutischen Ausbildungsgänge und ist ebenso Inhalt bei den Lehrgängen zu den *Wittener Werkzeugen*, diese „Basisvariablen der Kommunikation" im Sinne einer Persönlichkeitsentwicklung in der Ausbildungsgruppe zu stärken. Es ist wieder das Verdienst von Rogers, dass er diese Form der gegenseitigen Unterstützung geradezu populär gemacht hat. Er tat dies u. a. mit seiner 1974 in deutscher Sprache erschienenen Publikation „Encounter Gruppen – Das Erlebnis der menschlichen Begegnung". Im Deutschen ist die Bezeichnung „Selbsterfahrung in der Gruppe" geläufiger. Dabei sitzen ca. sechs bis zehn Personen im Kreis und geben sich unter der Leitung einer moderierenden Person gegenseitig Rückmeldungen, um so „das persönliche Wachsen sowie die Entwicklung und Verbesserung der interpersonalen Kommunikation und Beziehungen durch einen Erfahrungsprozess" (Rogers, 1974, S. 12) anzuregen und zu unterstützen.

Neuere Forschungsbefunde lassen es allerdings fraglich erscheinen, dass es sich hier um drei voneinander unabhängige Verhaltensvariablen handelt. Dazu sind die Interkorrelationen einfach zu hoch. Analog hat sich ja die Wirksamkeitsforschung zur Psychotherapie ebenfalls von verschiedenen spezifischen Wirkfaktoren verabschiedet. Stattdessen wird ein Allgemeinfaktor favorisiert: die Beziehungsqualität zwischen Therapeutinnen/Therapeuten und Klientinnen/Klienten. Womöglich gilt das in gleicher Weise für die Kunst des Fragens. D. h., es kommt nicht auf eine besondere Fragetechnik an, sondern auf die Fragehaltung, genauer: die Haltung der Fragenden. Und damit schließt sich der Kreis. Wir sind wieder bei der Einsicht: Die zentrale Rolle bei einer „Kunst des Fragens" spielt die fragende Person selbst. Und das in ihrer wohlwollend-zugewandten Haltung gegenüber den Befragten.

4.2 Das Fragen

Wenn es bei der Kunst des Fragens also nicht auf Technik ankommt, sondern auf Haltung, dann steht die Überlegung an, wie diese Haltung sich ausdrückt. Genauer: Wie Sie ganz persönlich einer anderen Person im Gespräch wohlwollende Zuwendung vermitteln.

4.2.1 Erste Kunstfertigkeit des Fragens: Wertschätzung

Als erste Kunstfertigkeit des Fragens möchte ich das wertschätzende Verhalten der Fragenden gegenüber ihren Gesprächspartnerinnen und Gesprächspartner definieren. Dabei ist es ganz gleich, ob es sich dabei um einen Klienten, die Lebenspartnerin, einen Bekannten oder bei Pflegenden um deren Patientinnen und Patienten handelt. Es war Klaus Grawe (1943–2005), zuletzt Professor für Klinische Psychologie und Psychotherapie in Bern, der die Wertschätzung als eines der wichtigsten menschliche Grundbedürfnisse hervorgehoben hat (Grawe, 1998).

Wenn in Ihrer Frage die Wertschätzung der anderen Person gegenüber ausgedrückt wird, schenken Sie ihr also etwas Wunderbares, nämlich Achtung, Anerkennung und Respekt.

Und: Die Erfahrung von zugewandter Wertschätzung ermöglicht es der befragten Person sozusagen spiegelbildlich zu reagieren, Wertschätzung kommt zurück. Damit etabliert sich ein sogenannter „Engelskreis". Reinhard Haller (2021), österreichischer Psychotherapeut und Psychiater, hat einmal in einem Vortrag die Empfehlung gegeben: „Weniger werten, mehr wertschätzen, führt zu Mehrwert!"

4.2.2 Zweite Kunstfertigkeit des Fragens: Perspektivenerweiterung

In der Psychologie definiert man entsprechend der Intention des Fragens verschiedene Fragetypen, z. B.:

- lösungsorientierte Fragen
- Selbsterkundungs-Fragen
- systemische Fragen.

Allen drei Fragen gemeinsam ist, dass sie die befragte Person einladen, in neuen, erweiterten Perspektiven zu denken.

Die *lösungsorientierte Frage* ist insofern interessant, als damit die befragte Person eingeladen wird, ihre Möglichkeiten für ein hilfreiches Tun zu erkunden. In allgemeinster Form wird man so fragen:

- „Was sollte mehr Platz in Ihrem Leben haben bzw. was sollten Sie öfter tun?"
- „Was sind Ihre Begabungen und Potenziale, damit es Ihnen gut geht?"

Schon die Frage als solche vermittelt dabei ein Gefühl von Wohlbefinden. Ein anderes Beispiel ist:

- „Was soll in Ihrem Leben so bleiben, wie es gerade ist – weil es gut ist, so wie es ist?"

Solche zukunftsorientierten Fragen haben zur Entwicklung einer eigenen psychotherapeutischen Schule geführt, der *Lösungsfokussierten Kurzzeittherapie*. Initiator war der amerikanische Psychotherapeut Steve de Shazer (1940–2005). Sein in Deutschland berühmtestes Buch trägt den Titel „Der Dreh – Überraschende Wendungen und Lösungen in der Kurzzeittherapie". Mit „Dreh" ist dabei gemeint, dass hier nicht die sonst in der Psychotherapie übliche Suche nach den Problemursachen von Bedeutung ist, sondern die Suche nach möglichen Lösungen im Zentrum der therapeutischen Bemühungen steht (de Shazer, 2022). Der Heidelberger Arzt und Psychotherapeut Gunthard Weber hat diese neue Sichtweise bei einem Vortrag im Jahr 1991 in Heidelberg in etwa folgendermaßen karikiert: „Wenn ich weiß, wie ein Karren in den Dreck gefahren wurde, weiß ich noch lange nicht, wie ich weder herauskomme" (Weber, 1991).

- Eine Patientin, einen Patienten könnte man beispielsweise fragen: „Wenn es Ihnen wieder besser geht, was werden Sie dann häufiger tun?"

Die *Selbsterkundungs-Frage* zielt darauf ab, die befragte Person zur Selbstreflexion anzuregen und Selbstklärungsprozesse zu initiieren. Beispiel:

- „Was tun Sie eigentlich für sich selbst?"

Eine so erweiterte Sicht auf die eigene Person braucht allerdings Zeit, weil wir diese Innenschau nicht gewohnt sind, und schon gleich gar nicht uns selbst zu interviewen. Die fragende Person sollte ihrem Gegenüber also für Innenschau und Antwortformulierung genügend Zeit lassen.

- Eine Patientin, einen Patienten könnte man beispielsweise fragen: „Angenommen, Sie wollten wieder mehr Ihre Zuversicht und Ihre Kräfte spüren, an welche Erfahrungen in der Vergangenheit könnten Sie da denken?"

Bei der *systemischen Frage* wird die befragte Person eingeladen, sich in die Gefühls- und Gedankenwelt einer anderen Person zu versetzen – einer Person aus ihrem sozialen Beziehungssystem. Sie soll aus deren Perspektive die Frage beantworten, beispielsweise

- „Was vermuten Sie, wie Ihre Partnerin darüber denkt?"

Der Effekt ist, dass dadurch die befragte Person aus ihrer eigenen Befindlichkeit herausgeführt wird und sich emotional wie kognitiv öffnen und neu orientieren kann.

- Eine Patientin, einen Patienten könnte man beispielsweise fragen: „Was würde Ihnen Ihr Freund bzw. Ihre Freundin in dieser Situation wohl ans Herz legen?"

4.2.3 Dritte Kunstfertigkeit des Fragens: Ressourcenaktivierung

Das stellt jetzt den Übergang zu einer weiteren Perspektive dar, bei der es nun um die Effekte des Fragens geht: „Was bewirkt mein Fragen bei der befragten Person? Was sind die Folgen?"

Wer fragt, der führt – sagt man in der Psychologie und meint damit, dass die fragende Person die Aufmerksamkeit der befragten Person auf etwas ganz Bestimmtes lenkt. Dadurch kommen spezifische psychodynamische Prozesse in Gang. Es ist nämlich so, dass das, auf was wir in unserer Aufmerksamkeit fokussiert sind, immer von korrelierenden Emotionen begleitet wird. Salopp formuliert: Wir sehen, und unsere Psyche produziert die dazu passenden Gefühle.

Wenn ich Sie beispielsweise frage: „Was ist denn Ihr schönstes Urlaubserlebnis gewesen?" werden Sie sich bestimmt völlig anders fühlen, als wenn ich Sie frage: „Wie kann man sich bei diesem Massentourismus wohlfühlen?"

Oder: „Erinnern Sie sich noch an Ihren ersten Kuss?" Gegen: „Wie war das für Sie, als Ihr geliebter Partner Sie ganz unerwartet verlassen hat?"

Wenn man sich diese Zusammenhänge einmal bewusst gemacht hat, lässt sich eine dritte Kunstfertigkeit des Fragens definieren: Indem ich dazu einlade, etwas Bestimmtes zu fokussieren, kann ich der anderen Person quasi positive Gefühle schenken. Die Psychotherapeutin Carmen Kindl-Beilfuß hat in einem Buch dazu zehn Tipps für hilfreiche Fragethemen aufgelistet (Kindl-Beilfuß, 2025). Alle Tipps laufen darauf hinaus, dass die befragte Person sich ihrer vielen Ressourcen bewusst wird (Ressourcenaktivierung). In Anlehnung an Kindl-Beilfuß formulierte ich für mich folgende Sätze:

- Stelle Fragen zu Situationen, in denen der Klient sich stark und souverän fühlt.
- Lass' dir immer wieder von seinen Ressourcen erzählen.
- Schau' dir mit ihm zusammen seine wertvollen Lebensbilanzen an.
- Frage ihn danach, was seine Freunde an ihm mögen.
- Recherchiere, auf was in der Zukunft er sich besonders freut.
- Bitte ihn zu erzählen, wie seine guten Gefühle für andere sichtbar werden.
- Mache ihm bewusst, wie sich sein positives Erleben von anderem Erleben unterscheidet.
- Erkundige dich, was du für ihn tun kannst.
- Ermuntere ihn zu einem aktiven Handeln mit einer Strategie der kleinen Schritte.
- Lade ihn zu der Sichtweise ein, dass Leben auch immer Herausforderungen beinhaltet, in denen er jedoch seinen Kompetenzen voll und ganz vertrauen kann.

Damit bin ich am Ende meiner Überlegungen zur „Kunst des Fragens". Andererseits ist mir bewusst, dass man so nicht aufhören kann, denn: Die Kunst des Fragens ist lediglich der erste Schritt eines gelingenden Dialogs. Mindestens ebenso wichtig ist der zweite Schritt: die „Kunst des Zuhörens".

4.3 Das Zuhören

Carl Rogers stellt hierzu fest: „Ohne Zuhören kann es kein Verstehen und damit keine Kommunikation geben" (Rogers, 1972, S. 311). Das klingt banal, wird von Expertinnen und Experten jedoch als die größte Herausforderung auf dem Weg zu einer besseren Kommunikationsfähigkeit angesehen. Dass Zuhören tatsächlich gelernt werden kann, dafür hat sich Friedemann Schulz von Thun, ehemals Professor für Psychologie in Hamburg, immer engagiert, insbesondere mit seinem populären Vier-Ohren-Modell des Zuhörens (Schulz von Thun, 2025).

Ausgangspunkt war für ihn die Erkenntnis, dass immer ein ganzes Bündel an Botschaften in dem steckt, was wir zu jemandem sagen. Beispiel: „Ich schätze Sie sehr."

- Beim *Sachinhalt* geht es um das, worüber ich Sie informiere: meine Wertschätzung.

- Aber niemand sagt etwas nur so, und Sie fragen sich vielleicht: „Was will der von mir?" Das betrifft den *Appell* einer Botschaft, wozu ich Sie veranlassen möchte, z. B., dass Sie sich selbst in gleicher Weise wertschätzen.
- Fühlen Sie sich womöglich auch etwas geschmeichelt durch diese Botschaft? Schulz von Thun beschreibt das als Aussage zur *Beziehung*, wie wir zueinanderstehen.
- Nicht zuletzt vermuten Sie vielleicht, wie es mir gerade geht, wenn ich so etwas Nettes zu Ihnen sage. Diese Botschaft nennt Schulz von Thun *Selbstoffenbarung*, was ich von mir zeige, z. B. eine sehr emotionale Seite.

Eine Aussage enthält also immer vier Botschaften: Sachinhalt, Appell, Beziehung, Selbstoffenbarung.

Sich dieser Komplexität von Aussagen bewusst zu sein und sensibel darauf zu achten, ob die sprechende Person z. B. durch ihre Stimmführung vielleicht eine der vier Botschaften als für sie am wichtigsten hervorhebt, das zeichnet die gut Zuhörenden aus.

Es spielen aber noch weitere Kompetenzen bei den Zuhörenden eine Rolle, die den Sprechenden signalisieren, dass man ihnen aufmerksam folgt:

4.3.1 Erste Kunstfertigkeit des Zuhörens: Empathie

Als erste Kunstfertigkeit des Zuhörens möchte ich das einfühlsame Verhalten der Zuhörenden gegenüber ihren Gesprächspartnerinnen und Gesprächspartnern definieren. Das macht das Zuhören zu einem Geschenk, denn indem man so zuhört, fühlt sich der andere angenommen.

Wie sich diese Empathie ausdrückt und für die Sprechenden spürbar wird? Zuallererst kommt hier den nonverbalen Signalen eine besondere Bedeutung zu, insbesondere der zugeneigten Körperhaltung und dem Augenkontakt. Beides wird von der Gesprächspartnerin, dem Gesprächspartner intuitiv als Wertschätzung interpretiert. Ferner sei auf die minimalen paraverbalen Äußerungen verwiesen, z. B. „hm" oder „oh". Darüber hinaus spielen Ein-Wort-Verstärker eine Rolle: „toll", „perfekt", „wunderbar" usw. Vor allem jedoch ist es wichtig, dass die Zuhörenden immer wieder das Verstandene zurückmelden: „Meinen Sie damit ...?" Man spricht deshalb auch gerne vom *Aktiven Zuhören* (**Kap. 3.2**). Der motivationale Hintergrund von all dem ist letztlich Empathie, also die Fähigkeit sich auf die Innenwelt der anderen Person einzulassen und sich einzufühlen.

4.3.2 Zweite Kunstfertigkeit des Zuhörens: Berührung

Am allerwichtigsten wird das Zuhören, wenn die andere Person in eine Innenschau geht und dabei etwas fokussiert, was mit großem Leid und Schmerz verbunden ist. Dann kommt für sie ein Erlebensprozess in Gang, der oft sprachlos macht und zum Verstummen führt. Für die zuhörende Person ist es jetzt wichtig, dass sie weiter zuhört, so absurd das vielleicht auch klingen mag. Und dass sie das der schweigenden Person signalisiert, am besten durch eine Geste der Verbundenheit, vielleicht in Form einer leichten Berührung. Die zweite Kunstfertigkeit des Zuhörens lässt sich so definieren als die mitunter „berührende" Zuwendung der zuhörenden Person zur sprechenden Person.

4.3.3 Dritte Kunstfertigkeit des Zuhörens: Selbstwert-Bestärkung

Einmal angenommen, Sie würden aufmerksam, achtsam, bedacht, empathisch, geduldig, konzentriert usw. zuhören und damit ihre Gesprächspartnerin, Ihren Gesprächspartner unausgesprochen ermutigen, immer genauer über ihr bzw. sein Thema zu berichten. Dann kann es vielleicht geschehen, dass Ihre dadurch vermittelte Wertschätzung die andere Person sozusagen ansteckt und sie dazu veranlasst, sich selbst mehr wertzuschätzen. Diese Bestärkung der anderen Person wäre ein großartiges Geschenk.

4.4 Fazit

Es sind also sechs Haltungen bzw. Kompetenzen bei einer fragenden Person, die einen gelingen Dialog ermöglichen, den ich gerne als einen „Dialog der Mitmenschlichkeit" bezeichnen möchte: Wertschätzung, Perspektivenerweiterung, Ressourcenaktivierung, Empathie, Berührung, Selbstwert-Bestärkung.

Dabei kann ich Ihnen versichern: Was auf den ersten Blick vielleicht komplex anmutet, wird im Alltag des Gesprächs aber immer geläufiger werden. Konzentrieren Sie sich einfach mal auf die eine und dann auf die andere Haltung usw. Und: Sie werden sich angesichts der positiven Resonanzen mit immer mehr Freude dabei engagieren. Letztlich ist auf diese Weise ein sogenannter „Engelskreis" etabliert, der Sie zum geschätzten Gesprächspartner, zur geschätzten Gesprächspartnerin macht. Fangen Sie einfach an! Gleich nachher bei Ihrem nächsten Gespräch!

4.5 Literatur

de Shazer, S. (2022). *Der Dreh* (15. Aufl.). Carl-Auer-Verlag.

Grawe, K. (1998). *Psychologische Therapie*. Hogrefe.

Haller, R. (2021, Juni 8). *Das Wunder der Wertschätzung* [Vortrag]. Kongress „Alles bleibt anders", Design-Center Linz.

Kindl-Beilfuß, C. (2025). *Fragen können wie Küsse schmecken* (13. Aufl.). Carl-Auer-Verlag.

Rogers, C. R. (1972). *Die klientenzentrierte Gesprächspsychotherapie*. Kindler.

Rogers, C. R. (1974). *Encounter Gruppen – Das Erlebnis der menschlichen Begegnung*. Kindler.

Rogers, C. R. (1981). *Der neue Mensch*. Klett-Cotta.

Schulz von Thun, F. (2025). *Miteinander Reden – Störungen und Klärungen* (62. Aufl.). Rowohlt.

Weber, G. (1991). *„Das Ende der großen Entwürfe und das Blühen systemischer Praxis"* [Vortrag im Rahmen des Kongresses]. Heidelberg.

5
Umsetzung der Wittener Werkzeuge durch „Team Care“

Bernhard Langner

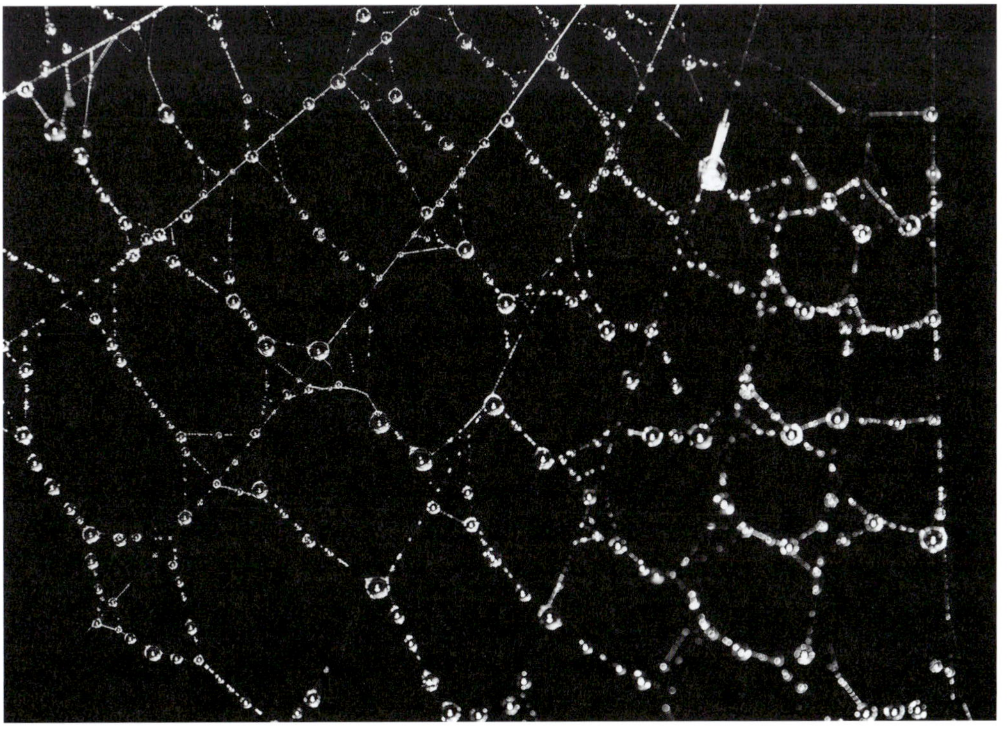

Dieses Kapitel ist ein persönlicher Bericht von Bernhard Langer zur Umsetzung der Wittener Werkzeuge.

Im Frühling 2017 war es dann so weit. Die Schulung zu den Wittener Werkzeugen war abgeschlossen. Viel Wissen, viel Reflexion, viel Nachdenken über das eigene Selbstverständnis und die persönliche Einstellung lagen hinter uns.

Eine Gruppe von 14 Pflegefachpersonen aus dem Malteser-Krankenhaus Berlin-Charlottenburg, dem Sankt-Gertrauden Krankenhaus und dem Seniorenheim Haus Malta hatte sich aufgemacht, etwas über Beratung zu lernen, was sich jedoch schnell als zu kurz gegriffen herausstellte. Nicht die Beratung stand im Vordergrund, sondern die Haltung jeder und jedes Einzelnen zum eigenen Beruf und zu den zu versorgenden Personen. Doch wie sollte es nun nach dem theoretischen Input weitergehen? Das Vorwissen für die praktische Umsetzung im Alltag war gering, aber: Das war das Ziel. Keine Fortbildung, die nach kurzer Zeit in Vergessenheit gerät, sondern ein Leben mit den Wittener Werkzeugen, ja die Entwicklung einer spezifischen Haltung aller Mitarbeitenden im Sinne der Wittener Werkzeuge.

Die Zusammensetzung der Gruppe der Teilnehmenden war heterogen. Es waren die Pflegedienstleitungen eines Krankenhauses und der Pflegeeinrichtung dabei, Wohnbereichs- und Stationsleitungen, Praxisanleitende sowie Pflegefachpersonen der geriatrischen Stationen und der Pflegeeinrichtung. Die Motivation war ebenfalls unterschiedlich stark ausgeprägt. Einige Teilnehmende brannten sofort für das Thema, andere blieben distanziert und vorsichtig abwartend.

Wie ging es also in den Einrichtungen weiter?

5.1 Interne Verantwortlichkeit ist nötig

Zum Ende des letzten Seminars durch die Trainerinnen und Trainer der Wittener Werkzeuge wurde bereits der Termin für die interne Arbeitsgruppe verabredet, an dem die konkrete Umsetzung besprochen werden sollte.

Das erste Treffen fand in der Cafeteria der Pflegeeinrichtung statt, für Getränke war gesorgt. Ungefähr zehn Teilnehmende des Seminars, die nun als Multiplikatorinnen und Multiplikatoren wirken sollten, erschienen und diskutierten eine Stunde lang, wie es weitergehen kann. Bereits am Ende des ersten Treffens war klar, dass eine Visitation des Krankenhauses der Barmherzigen Brüder in Trier stattfinden sollte, in dem die Wittener Werkzeuge bereits umgesetzt wurden. Auch klar war, dass die zehn Werkzeuge allen Kolleginnen und Kollegen, die nicht an der Weiterbildung teilgenommen hatten, nahegebracht werden sollten. Es wurden monatliche Treffen der Arbeitsgruppe der Multiplikatorinnen und Multiplikatoren (kurz: Arbeitsgruppe) vereinbart und terminiert. Die Koordination der Gruppe übernahm der Qualitätsmanager des Malteser-Krankenhauses.

Hospitation in Trier

Die Hospitation in Trier mit vier Multiplikatorinnen und Multiplikatoren aus Berlin fand im April 2017 statt. Wir wurden in Trier herzlich empfangen und das Team hatte sich den ganzen Tag Zeit für uns genommen, uns einen Einblick in die Arbeit mit den Wittener Werkzeugen gegeben und stand für Fragen bereit. Der Austausch blieb dann die kommenden Jahre lose bestehen. Es gab immer wieder Kontakte per Telefon und E-Mail sowie einen Gegenbesuch einige Jahre später.

Mit neuem Schwung und Ideen für die Umsetzung im Alltag, insbesondere die Vermittlung des Lebensgefühls und der Verankerung der Beratung im täglichen Tun, ging es zurück nach Berlin.

Das nächste Treffen der Arbeitsgruppe drehte sich um die Hospitation und die Eindrücke aus Trier.

Werkzeug des Monats

Wir beschlossen jeden Monat ein Werkzeug vorzustellen, wie in **Abbildung 5-1** dargestellt. Das sollte wechselweise in der Pflegeeinrichtung oder im Krankenhaus stattfinden. Damit wurden zwei Ziele verfolgt: Zum einen sollte möglichst vielen Mitarbeitenden die Teilnahme ermöglicht werden. Andererseits sollten auch die Räumlichkeiten der jeweils anderen Einrichtung vertraut werden. Auch langjährige Mitarbeitende waren so teilweise zum ersten Mal in der jeweils anderen Einrichtung, obwohl sie auf einem gemeinsamen Grundstück liegen. Bedingt durch die Veranstaltungen der Wittener Werkzeuge vertiefte sich so insgesamt die Zusammenarbeit zwischen dem Krankenhaus und Seniorenheim, wobei auch das Verständnis füreinander wuchs.

Die Vorstellung der Werkzeuge wurde durch jeweils eine Person aus der Arbeitsgruppe durchgeführt. Jede und jeder konnte sich sein oder ihr Lieblingswerkzeug aussuchen und es in einem Monat vorstellen. Durch die unterschiedlichen Herangehensweisen und Vortragsstile konnten die teilnehmenden Kolleginnen und Kollegen gut einbezogen werden. Einige Multiplikatoren und Multiplikatorinnen stellten ihr Werkzeug mit einer Power Point Präsentation vor. Andere bezogen die Teilnehmenden durch Spiele mit ein. Wieder andere fragten nach eigenen Erfahrungen oder erzählten eine Geschichte. So war für jeden und jede etwas dabei und es entwickelten sich meist gute Diskussionen. Die Veranstaltungen wurden gut besucht, nach und nach nicht mehr nur von den adressierten beruflich Pflegenden, sondern auch von Kolleginnen und Kollegen aus dem ärztlichen, therapeutischen und psychologischen Bereich.

Das Wissen um die einzelnen Werkzeuge wuchs so stetig im gesamten Team heran. Jede einzelne Multiplikatorin, jeder einzelne Multiplikator wuchs ebenfalls mit der Zeit. Selbstsicherheit und Sicherheit im Thema nahmen spürbar zu. Das Gefühl der Selbstwirksamkeit wurde immer wieder beschrieben und thematisiert. Die Fähigkeiten im Umgang mit Technik und Software machten bei einigen Multiplikatorinnen und Multiplikatoren durch die Vorträge enorme Fortschritte. Alle gewannen in der Anwendung von Moderationsmethoden und

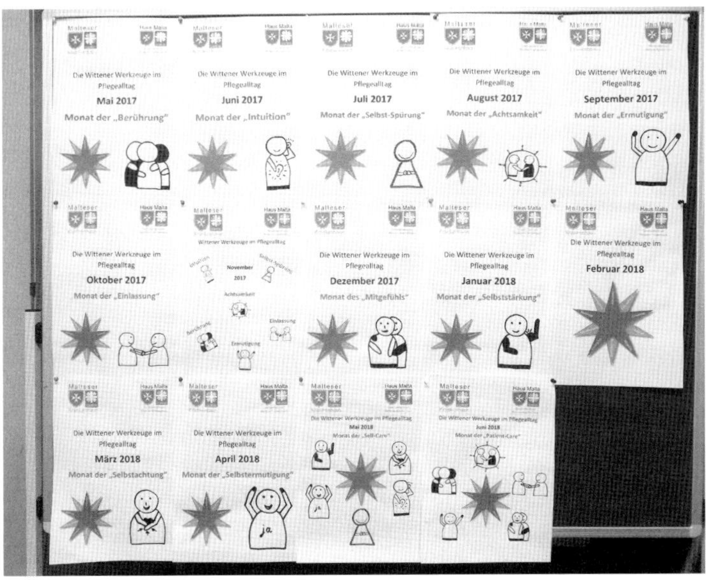

Abbildung 5-1: Werkzeug des Monats (Quelle: Bernhard Langner)

der Flüssigkeit der Vorträge. Auch die Arbeitsgruppe selbst wurde von Treffen zu Treffen immer stabiler, Vertrauen und Zusammenarbeit etablierten sich. Dank der konsequenten Unterstützung durch die Pflegedienstleitungen im Krankenhaus und in der Pflegeeinrichtung, die für die Bereitstellung der zeitlichen Ressourcen bei den Multiplikatorinnen und Multiplikatoren sorgten, konnte das gesamte Projekt umgesetzt werden. Diese nahmen auch aktiv an den Gruppentreffen teil und stellten auch selbst Werkzeuge vor. Das sorgte für Authentizität und Glaubwürdigkeit nach innen und nach außen. Nachdem alle zehn Werkzeuge vorgestellt waren, wurden zwei „Potpourri-Monate“ gestaltet. Einmal standen die fünf Werkzeuge der SelfCare und einmal die fünf Werkzeuge der PatientCare im Zentrum. Ein künstlerisch begabter Multiplikator gestaltete zu jedem Werkzeug ein Emblem, eine immer wiederkehrende Figur, die das jeweilige Werkzeug symbolisiert. Diese Embleme wurden auf den Plakaten zu den jeweiligen Werkzeugen stets mit abgebildet, so dass auch diese nach und nach zu einem Wiedererkennungseffekt führten.

Gefühle reflektieren

In den Treffen der Arbeitsgruppe wurde immer deutlicher, dass es ohne Selbstreflexion nicht möglich ist, eine personenorientierte Beratung durchzuführen. Sich der eigenen Gefühle bewusstwerden und diese auch benennen zu können, wurde als Ziel formuliert. Dass das nicht so trivial ist, wie es vielleicht klingen mag, wurde schnell klar, als die Gruppe der Multiplikatoren und Multiplikatorinnen versuchte, eigene Gefühle in der Gruppe zu formulieren. Mit Hilfe von Darstellungen diverser Gefühle in Form eines Schaubildes gelang es der Gruppe nach und nach, sich der eigenen Gefühle bewusst zu werden und diese auch zu formulieren. Dies war nicht nur für die Arbeit mit den Wittener Werkzeugen gewinnbringend, sondern auch im privaten Umfeld hilfreich. Im Rahmen von Fortbildungen wurde dies auch allen anderen Mitarbeitenden im Krankenhaus und in der Pflegeeinrichtung als Möglichkeit der Selbsterfahrung nahegebracht. Nach und nach erfolgte so bei vielen Mitarbeitenden ein bewussterer Umgang mit den eigenen Gefühlen, denen auch Raum gegeben werden durfte.

Nachdem viele Werkzeuge vorgestellt wurden und insgesamt acht Treffen der Arbeitsgruppe stattgefunden hatten, wurde ein eintägiges Treffen der Gruppenmitglieder organisiert. Dabei sollten zwei Aspekte im Vordergrund stehen. Einerseits sollte ein Rückblick auf die geleistete Arbeit erfolgen, um sich zu vergegenwärtigen, was in den vergangenen knapp zwölf Monaten bereits alles an Aktivitäten stattgefunden hat. Andererseits sollten weitere Ideen entwickelt werden, wie die Arbeit mit den Wittener Werkzeugen vertieft weitergeführt werden kann und wie auch erneute Motivation gelingen kann. Bei der Reflexion der bisherigen Arbeit kamen auch viele kritische Aussagen zum Vorschein. Die eigene Motivation war stark gesunken, im Arbeitsalltag gingen die Werkzeuge unter, bei vielen Kolleginnen und Kollegen wäre das Interesse sehr gering ausgeprägt, die Bereitschaft zu persönlicher Veränderung und Mut dazu sei bei vielen nicht vorhanden. Positive Stimmen äußerten eine nach wie vor hohe Motivation und Offenheit vom Team. Es wurde auch berichtet, dass die Werkzeuge zu Diskussionen und Gesprächen einladen, und auch von Bewohnerinnen und Bewohnern sehr gut aufgenommen würden. In Kleingruppen wurden dann Ideen entwickelt, wie es weitergehen kann.

Sichtbarkeit in der Praxis erhöhen

Ganz praktisch kam dabei heraus, dass der Beratungsstern in allen Aufzügen im Krankenhaus und in der Pflegeeinrichtung ausgehangen wird. Auch im Eingangsbereich des Krankenhauses wurde der Beratungsstern in DIN A0-Größe ausgehangen und von allen Multiplikatorinnen und Multiplikatoren unterschrieben. So nahm die Sichtbarkeit der Wittener Werkzeuge noch einmal stark zu. Zur Bestärkung der Mitarbeitenden wurde vorgeschlagen, dass im Meinungsmanagement eingehendes Lob allen

Mitarbeitenden kenntlich gemacht wird, wie in **Abbildung 5-2** dargestellt. Das erfolgte in Form der Zusammenstellung auf Metaplanwänden, die von Bereich zu Bereich wandern. Jeder und jede Mitarbeitende konnte auf diese Weise die Wertschätzung, die der Arbeit entgegengebracht wird und vielleicht nicht immer so deutlich geäußert wird, erleben.

Ferner entstand die Idee, in den monatlichen Teamsitzungen einen festen Tagesordnungspunkt „Wittener Werkzeuge“ einzuführen. Das konnte ein kurzer Input einer Person aus der Arbeitsgruppe sein, eine Rückfrage, wie die Umsetzung im Team gelingt oder auch die Frage, ob die Wittener Werkzeuge überhaupt bereits bekannt sind. Dies wurde dann in den nächsten Jahren ziemlich kontinuierlich weiterverfolgt, wodurch das Wissen, aber insbesondere die Anwendung der Werkzeuge, deutlich vertieft werden konnte.

Je nach Team wurde die Umsetzung mehr oder weniger stark gelebt. In allen Teams waren die Wittener Werkzeuge dadurch präsent und das Thema erreichte letztlich alle Mitarbeitenden. Quartalsweise fanden in beiden Einrichtungen berufsgruppenübergreifende Teamsitzungen statt. Auch in diesen wurde stets über Aspekte der Wittener Werkzeuge gesprochen. Es wurden Ergebnisse der Arbeit, wie das Plakat „Wenn die Schicht nicht kommt“ oder die Zusammenstellung der positiven Rückmeldungen aus dem Meinungsmanagement präsentiert.

Am Ende des ganztägigen Treffens gab es vonseiten der Multiplikatorinnen und Multiplikatoren nur positive Rückmeldungen und den Wunsch, häufiger so intensiv zusammen zu arbeiten.

Follow-Up Juli 2018

Im Juli 2018 fand mit einigen Trainerinnen und Trainern der Wittener Werkzeuge – Angelika Zegelin, Tanja Segmüller und Günter Bamberger – eine große Follow-up-Veranstaltung in Berlin statt. An diesem Tag stellte die Berliner Gruppe ihre bisherige Arbeit dar und wie sie die Wittener Werkzeuge im Pflegealltag integriert hat. Neben bereichernden Vorträgen durch die Trainerinnen und Trainer wurde den beiden Einrichtungen in Berlin der Titel Referenzeinrichtung für die Wittener Werkzeuge feierlich verliehen. Die Verleihung zeigt **Abbildung 5-3**.

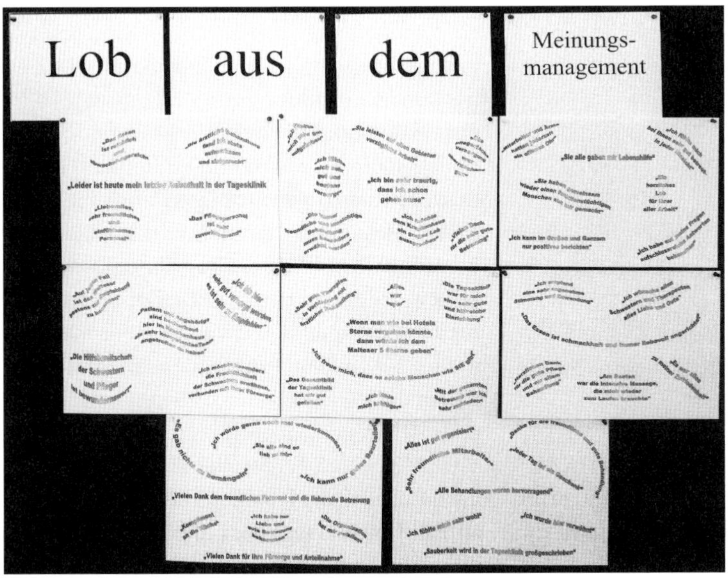

Abbildung 5-2: Lob aus dem Meinungsmanagement (Quelle: Bernhard Langner)

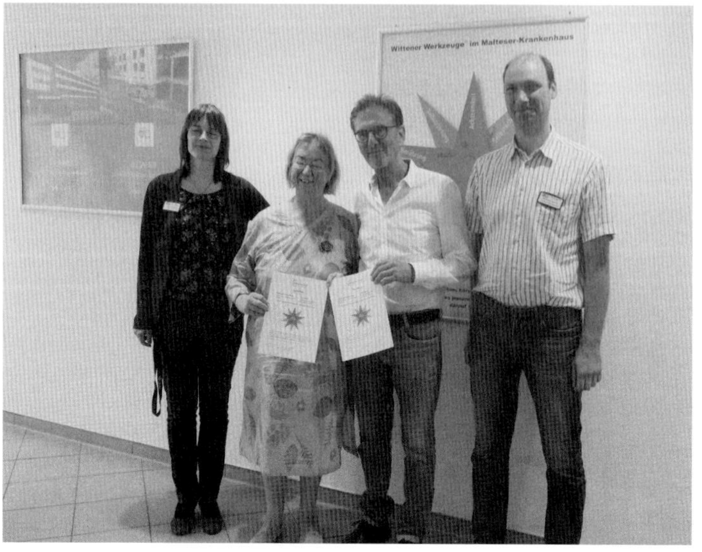

Abbildung 5-3: Überreichung Urkunde Referenzeinrichtung. Die Personen (von links): A. Tiersch, A. Zegelin, B. Bamberger und B. Langner (Quelle: Bernhard Langner; mit freundlicher Genehmigung)

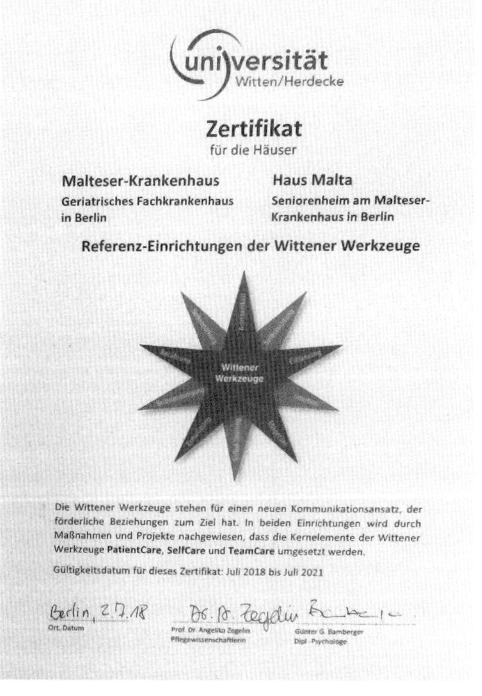

universität
Witten/Herdecke

Zertifikat
für die Häuser

Malteser-Krankenhaus
Geriatrisches Fachkrankenhaus in Berlin

Haus Malta
Seniorenheim am Malteser-Krankenhaus in Berlin

Referenz-Einrichtungen der Wittener Werkzeuge

Wittener Werkzeuge

Die Wittener Werkzeuge stehen für einen neuen Kommunikationsansatz, der förderliche Beziehungen zum Ziel hat. In beiden Einrichtungen wird durch Maßnahmen und Projekte nachgewiesen, dass die Kernelemente der Wittener Werkzeuge **PatientCare**, **SelfCare** und **TeamCare** umgesetzt werden.

Gültigkeitsdatum für dieses Zertifikat: Juli 2018 bis Juli 2021

Berlin, 2.7.18
Ort, Datum

Prof. Dr. Angelika Zegelin
Pflegewissenschaftlerin

Günter G. Bamberger
Dipl.-Psychologe

Abbildung 5-4: Urkunde Referenzeinrichtung (Quelle: Bernhard Langner)

Die Überreichung der Urkunde – wie sie in **Abbildung 5-4** dargestellt ist – blieb noch lange im Gedächtnis und war ein weiterer Ansporn für die zukünftige Arbeit. Durch den feierlichen Akt mit der Verwaltungs- und Einrichtungsleitung erhielten die Wittener Werkzeuge auch außerhalb der Berufsgruppe der Pflege einen neuen Stellenwert in den Einrichtungen. Die Erwähnung der Einrichtungen in Publikationen zu den Wittener Werkzeugen war selbstverständlich sehr willkommen.

Kollegiale Beratung

Angeregt durch die Einführung von Tanja Segmüller zur kollegialen Beratung wurde diese einmal monatlich gemeinsam im Krankenhaus und der Pflegeeinrichtung angeboten. Nach einer kurzen Einführung zur Methodik der kollegialen Beratung führten die Kolleginnen und Kollegen diese selbstständig durch und unterstützten sich so gegenseitig in ihrer täglichen Arbeit. Besonders wertvoll an der kollegialen Beratung wurde die Berufserfahrung jedes einzelnen, jeder einzelnen Teilnehmenden empfunden. Wertgeschätzt wurden aber auch die unterschiedlichen Problemlösungsstrategien, die für die jeweils einen Fall erzählende Person mitunter zu ganz ungewöhnlichen Lösungsansätzen führten. Der gewollte Wechsel der jeweiligen Rollen in der kollegialen Beratung von Fall zu Fall führte dazu, dass alle Teilnehmenden ihre Fähigkeiten der Kommunikation und Moderation weiter ausbauen konnten. Auch wenn aufgrund der üblichen Herausforderungen im Pflegealltag nicht konsequent jeden Monat eine kollegiale Beratung durchgeführt werden konnte, war dies ein etablierter Bestandteil des großen Systems Wittener Werkzeuge.

Laufgruppe
Um die Teamzusammengehörigkeit zu stärken, wurde eine Laufgruppe ins Leben gerufen, die sich wöchentlich in der Mittagspause zu einer halbstündigen Joggingrunde traf. Die Laufgruppe selbst blieb eine sehr überschaubare Veranstaltung und bestand nicht selten nur aus einer Person. Zweimal konnte eine Gruppe von fünf bzw. acht Mitarbeitenden am 5 km langen Firmenlauf in Berlin starten, was für die Teilnehmenden ein tolles Erlebnis war. Die Identifikation mit der Gruppe stieg dadurch weiter an, es bildete sich eine Art Laufteam und Mitarbeitende, die vorher kaum Zugang zu den Wittener Werkzeugen gefunden hatten, fanden so in die Gruppe hinein.

Streiktag in der Pflege
Unter dem Slogan „Wenn die Schicht nicht kommt" hatte Angelika Zegelin eine Hausaufgabe formuliert. Jeder Multiplikator, jede Multiplikatorin sollte aufschreiben, was passiert, wenn keine Pflegenden für einen Dienst bzw. für einen ganzen Tag nicht vor Ort sind. Es wurden dramatische Auswirkungen geschildert, bis hin zu Todesfällen bei den Bewohnerinnen und Bewohnern. Die befürchteten Auswirkungen wurden dann zusammengefasst unter dem Motto „ohne uns". Damit es nicht bei einer Dystopie bleibt, wurden unter dem Motto „mit uns" die positiven Wirkungen von Pflegefachpersonen vor Ort gesammelt. Diese Zusammenstellung auf einer Seite im DIN A3-Format wurde in den Einrichtungen in jedem Aufzug ausgehangen. In der Pflegeeinrichtung wurde dies zusätzlich im Foyer angebracht. In einem Monat wurde diese Aufstellung vorgestellt und besprochen, was auch bei anderen Berufsgruppen mit viel Aufmerksamkeit verfolgt wurde. Diese Darstellung der Wirkung von Pflege wurde in den Runden der Multiplikatoren und Multiplikatorinnen immer wieder thematisiert und besprochen. Die an so sichtbarer Stelle aufgehängten positiven Wirkungen von Pflege hatten eine große Außenwirkung. Besucherinnen und Besucher und An- und Zugehörige und auch Bewohnerinnen und Bewohner sowie Patientinnen und Patienten sprachen die Pflegenden darauf an. Für viele waren die vielfältigen Tätigkeiten und Auswirkungen, die mit und durch Pflege möglich waren, schlicht nicht bewusst. Nach innen in den Kreis der Arbeitsgruppe bzw. aller Pflegenden in den Häusern bewirkte es eine Stärkung des Selbstwertgefühls. Vielen Pflegenden waren die Sinnhaftigkeit und Vielfältigkeit ihrer Tätigkeit nicht präsent. Es erfolgte immer wieder eine hohe Wertschätzung durch Außenstehende. Die Pflege insgesamt gewann einen neuen Stellenwert.

5.2 Die Werkzeuge des TeamCare

Bereits am Ende des letzten Seminars zu den Wittener Werkzeugen und dann verstärkt in der Follow-up-Veranstaltung wurden durch die Teilnehmenden Begrifflichkeiten für *TeamCare* Werkzeuge gesammelt. Und es wurde überlegt, wie die Wittener Werkzeuge zur Teamentwicklung genutzt werden können. Zuerst bildeten sich etwas sperrige Begrifflichkeiten angelehnt an die SelfCare Werkzeuge heraus. Moderiert durch Günter Bamberger entwickelte sich die Idee, die Begrifflichkeiten der *Sieben neuen Werke der Barmherzigkeit* als Themen der TeamCare zu nutzen. Die *Sieben neuen Werke der Barmherzigkeit* wurden vom Thüringer Bischof Wanke anlässlich des Elisabeth-Jahres 2006 formuliert. Im Vorfeld wurde eine Umfrage durchgeführt, wo heute Barmherzigkeit besonders Not tut. Herausgekommen sind sieben Formulierungen, die unabhängig von Glauben und Weltanschauung für eine positive Entwicklung der Gemeinschaft stehen können. Teilweise leicht umformuliert, die meisten aber komplett übernommen, konnten fünf Werke der Barmherzigkeit als Werkzeuge des TeamCare fungieren.

Der *Achtsamkeit* und der *Selbstachtung* wurde das Werkzeug *„Du gehörst dazu“* beigestellt. In Pflegeteams ist es nicht selbstverständlich, dass es ein zusammenhaltendes Team gibt. Schnell steht eine Person am Rande, wird zum Außenseiter, zur Außenseiterin – vielleicht, weil sie nicht raucht, kein Fußballfan ist, keine Schlager hört. Ausgrenzen geht schnell und verbindet den Rest der Gruppe umso mehr. Für gelingende Teamarbeit ist das sicherlich nicht förderlich. Die Integration aller zu einem Team ist Arbeit für alle. Achtsam nicht nur auf die Patienten und Patientinnen, Bewohnerinnen und Bewohner schauen, sondern auch auf die Teammitglieder, die sich selten äußern, die weniger gesehen werden und die Selbstachtung jedes Teammitglieds fördern.

Dem Kommunikationskanal Hören mit den Werkzeugen *Einlassung* und *Intuition* wurde das Werkzeug *„Ich höre dir zu“* an die Seite gestellt. **Abbildung 5-5** stellt das Werkzeug vor. Jeder und jede von uns hat eigene Überzeugungen, Erfahrungen, Ideen und Methoden und kann sich manchmal nicht vorstellen, dass es weitere und andere Vorstellungen geben kann. Mit den eigenen fertigen Lösungen im Kopf da zu sein und bereits zu wissen, wie es geht, lässt keinen Raum für Vielfältigkeit und unterschiedliche Herangehensweisen. Echtes Zuhören kann hier helfen. Nicht nur neue Lösungen eröffnen sich auf diese Weise. Auch das Verständnis füreinander kann wachsen und zu persönlichen Veränderungen führen. Als Teamgedanke ein echtes Zuhören zu etablieren, stellt einen Gewinn für alle dar.

„Ich fühle mit dir“ ist dem *Mitgefühl* und der *Selbst-Spürung* an die Seite gestellt. In Situationen als Berufsanfänger oder -anfängerin, in herausfordernden persönlichen Lebenssituationen, mit pflegerischen Ausnahmesituationen – in allen Bereichen ist das Verständnis für die Situation der Kolleginnen und Kollegen hilfreich, um Äußerungen und Verhaltensweisen richtig einordnen zu können. Jeder und jede von uns ist im Leben mit Herausforderungen konfrontiert und dann wieder in besonders positiven Erfahrungen und Situationen geborgen. Die vielfältigen Gefühle und Lebenssituationen bereichern ein Team und alle stehen füreinander ein und sind füreinander da.

Dem Sprechen sind *Ermutigung* und *Selbstermutigung* als PatientCare und SelfCare Werkzeuge zugeordnet. *„Ich rede gut über dich“* steht

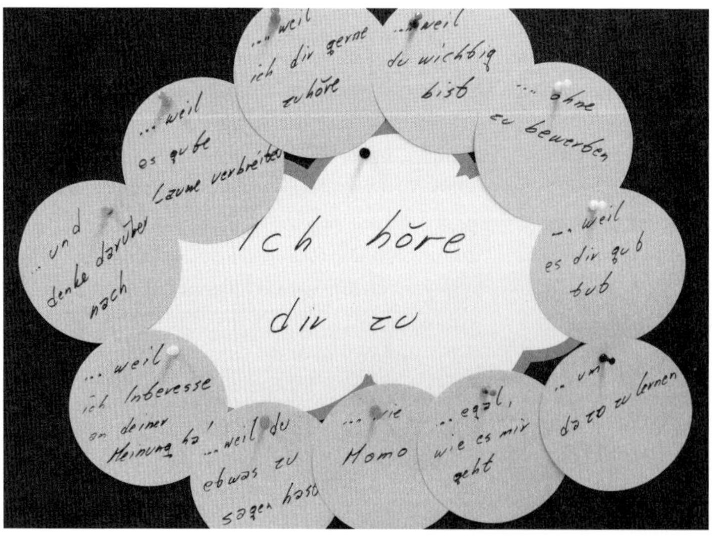

Abbildung 5-5: Das Werkzeug „Ich höre dir zu“ (Quelle: Bernhard Langner)

als Werkzeug des TeamCare daneben. Welch hoher Anspruch wird damit sogleich formuliert. Viel schneller sind wir dabei festzustellen, was der- oder diejenige wieder nicht gemacht hat, wie unaufgeräumt das Dienstzimmer ist. Als negativ empfundene Eigenschaften anderer Personen können meist sehr schnell benannt werden. Was besonders positiv auffällt, ist meist deutlich schwerer zu formulieren. Welch spannender Perspektivwechsel würde sich wohl einstellen, wenn „Ich rede gut über dich" in der Arbeitswelt umgesetzt würde.

„Ich gehe ein Stück mit dir" ist das TeamCare Werkzeug, das dem Tun zugeordnet ist. *Berührung* und *Selbststärkung* sind die weiteren zugeordneten Werkzeuge. Ein Stück den Lebensweg anderer Person in der täglichen gemeinsamen Arbeit begleiten. Halt sein, Rat geben, Freundin oder Mentor sein. Voneinander und miteinander lernen, sich gegenseitig unterstützen und sich gemeinsam weiterentwickeln sind wesentliche Aspekte.

Mit diesen fünf ausformulierten TeamCare Werkzeugen standen wir nun da. Wo lassen sich da Anknüpfungspunkte für die Umsetzung in die tägliche Praxis finden? Im Team der Multiplikatorinnen und Multiplikatoren wurden die fünf Werkzeuge weiter ausformuliert. Es wurden Ideen dazu entwickelt, was das in der täglichen Arbeit bedeuten kann. Letztlich war klar, dass dies kein Selbstläufer wird. Die TeamCare Werkzeuge können nicht nur im Rahmen einer Veranstaltung vorgestellt werden und dann setzt sie jeder und jede für sich um. Als Ausgangspunkt für Teamentwicklung – siehe Emblem **Abbildung 5-6** – stellen sie jedoch wertvolle Impulse dar. Bisher wurde mit drei Teams die Teamentwicklung mit den Wittener Werkzeugen angestoßen. Die Ressourcen für Ganztagesveranstaltungen zur Teamentwicklung inklusive passender Räumlichkeiten und Verpflegung wurden von den Pflegedienstleitungen zur Verfügung gestellt. Nach einer theoretischen Einführung in Teamentwicklung, Teamphasen und verwandte Themen, wurden die Team Werkzeuge auf Metaplanwänden allen Teammitgliedern zugänglich gemacht. Durch ein Punktebewertungssystem wählte das Team das Werkzeug, mit dem es sich den Tag beschäftigen wollte. Durch eine Moderation, die nur kleine Impulse gab, gelang es den Teams, ganz individuelle Wege der Arbeit mit den Werkzeugen zu gehen. Es entwickelten sich lebhafte Diskussionen, sehr gute und tiefgehende Gespräche und ein tiefes Verständnis füreinander. Natürlich gab es auch viele Kontroversen, doch konnten diese durch die Teams selbst gelöst werden. Am Ende des Tages verdichteten die Teams ihre geleistete Arbeit auf zwei Kernaussagen zu „ihrem" TeamCare Werkzeug, an denen sie weiterarbeiten wollten und die ihnen für die gemeinsame Arbeit als Team wichtig waren. Die Kernaussagen wurden mit dem ausgewählten Werkzeug im Dienstzimmer ausgehan-

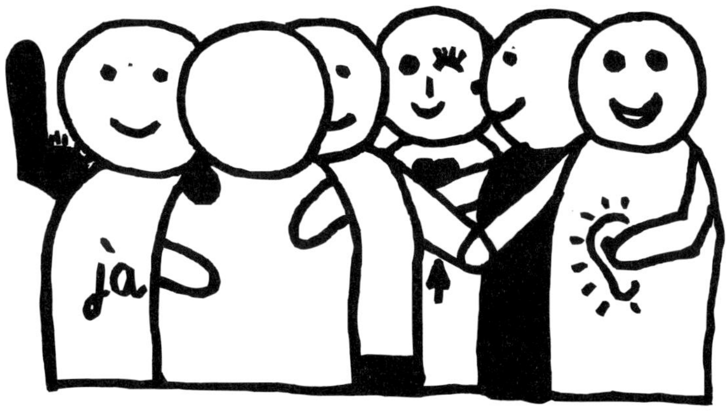

Abbildung 5-6: Emblem Teamentwicklung: (Quelle: Jochen Zenke; mit freundlicher Genehmigung)

gen. Sie waren so in jeder Dienstübergabe präsent und erinnerten an den gefundenen Konsens. In vielen Gesprächen wurde darüber berichtet, dass die Teamentwicklung mit den Wittener Werkzeugen unglaublich gewinnbringend war. Durch die Teamentwicklung kamen die PatientCare- und SelfCare-Werkzeugen wie von selbst zum Vorschein und wurden gelebt. Das stärkere Aufeinander-achten, Probleme ansprechen und gemeinsam nach einer Lösung suchen, die positiven Seiten jeder Person im Team im Blick zu haben, all das führte zu einem tiefen Verständnis der Wittener Werkzeuge und zur Entwicklung einer entsprechenden Haltung der Offenheit und Eingelassenheit.

5.3 Jemand muss sich kümmern!

Es gibt sicherlich viele Wege, wie ein so umfangreiches Konzept wie die Wittener Werkzeuge in Einrichtungen umgesetzt werden kann. Ohne eine Person, die sich für die Umsetzung verantwortlich fühlt, wird es allerdings nicht gelingen. Die Organisation der verschiedenen Veranstaltungen ist ein wichtiger Teil der Tätigkeit. Einladungen an die Teilnehmenden, Räumlichkeiten organisieren, Hilfsmittel wie Flipchart, Moderationskarten und Metaplanwand aufbauen, für Getränke sorgen, inhaltlich planen, was gemacht wird, die Moderation der Veranstaltungen und das Protokoll führen. Ein umfangreiches Programm für die Sitzungen der Multiplikatorinnen und Multiplikatoren gestalten. Für die Bekanntmachung innerhalb des Hauses dann die Plakate entwerfen, drucken und aushängen. Termine für die Fortbildungsveranstaltungen festlegen und durch Aushang bekanntgeben. Auch da sind wieder Räumlichkeiten zu organisieren und die Referentinnen und Referenten zu erinnern. Die Thematisierung in den Teamsitzungen anstoßen, bzw. nachfragen, die begleitenden Aktivitäten wie die kollegiale Beratung und den Teamlauf im Blick behalten. Diverse organisatorische Aufgaben, die neben der „normalen“ Arbeit zu bewältigen sind. Noch wichtiger erscheint der Aspekt, die Multiplikatorinnen und Multiplikatoren inhaltlich „bei der Stange zu halten“. Die sich kümmernde Person muss motivierend wirken und frustrationstolerant sein sowie Rückschläge gut abfangen können. Sie muss als Ansprechperson zur Verfügung stehen und alle auf ihrem ganz individuellen, persönlichen Weg begleiten. Und zu guter Letzt muss sie auch als Vorbild vorangehen, versuchen die Haltung zu leben, die Umsetzung im Alltag gelingen zu lassen. Den Kontakt zu den Hausleitungen zu pflegen, damit die erforderlichen Ressourcen zur Verfügung gestellt werden, ist ebenfalls ein sehr wichtiger Aspekt. Die Hausleitungen müssen inhaltlich mitgenommen werden, z. B.:

- Was geschieht in einem so umfassenden Projekt?
- Welche Fortschritte wurden gemacht?
- Was ist das Ziel?
- Welche Veranstaltungen und Aktionen sind geplant?

Nur so kann es zu einer Haltung im Sinne der Wittener Werkzeuge in der gesamten Einrichtung kommen.

Die sich kümmernde Person muss eine hohe Motivation mitbringen und diese auch über einen langen Zeitraum halten können. Lob oder Dank ist sehr schön, kann jedoch nicht erwartet oder eingefordert werden. Die Überzeugung mit der aktuellen Tätigkeit einen wichtigen Beitrag zur Weiterentwicklung der Einrichtung zu leisten und damit eine hohe Sinnhaftigkeit im eigenen Tun zu erleben, sind wichtige Einflüsse auf die eigene Motivation. Die Unterstützung der projektverantwortlichen Person durch ein Coaching ist sinnvoll und sollte bei den zu berücksichtigenden Ressourcen mitgedacht werden. Menschen, die diese Bereitschaft und Fähigkeit mitbringen, sollten in Einrichtungen gepflegt werden.

5.4 Fazit

Die Umsetzung der Wittener Werkzeuge war ein großer Gewinn für die beteiligten Einrichtungen. Sowohl die Einrichtungen als Ganzes, als auch die Multiplikatorinnen und Multiplikatoren und alle Mitarbeitenden haben persönlich und beruflich von der Umsetzung profitiert. In der Gruppe der Multiplikatorinnen und Multiplikatoren war es besonders schön zu beobachten, wie sich Fähigkeiten bei den einzelnen Personen weiterentwickelten. Sowohl im beruflichen Kontext als auch in der Entwicklung der Persönlichkeit gab es erstaunliche Resultate. Die Selbstreflexion und die kollegiale Beratung haben auch im beruflichen Selbstverständnis eine neue Sichtweise eröffnet. Die Teamentwicklung hat zu einer deutlich höheren Arbeitszufriedenheit geführt, was sich wiederum auf die Versorgung der Bewohnerinnen und Bewohner, Patientinnen und Patienten positiv ausgewirkt hat. Somit hat die Umsetzung der Wittener Werkzeuge in allen Bereichen der Einrichtungen zu positiven Entwicklungen beigetragen und kann nur uneingeschränkt empfohlen werden.

Anhang

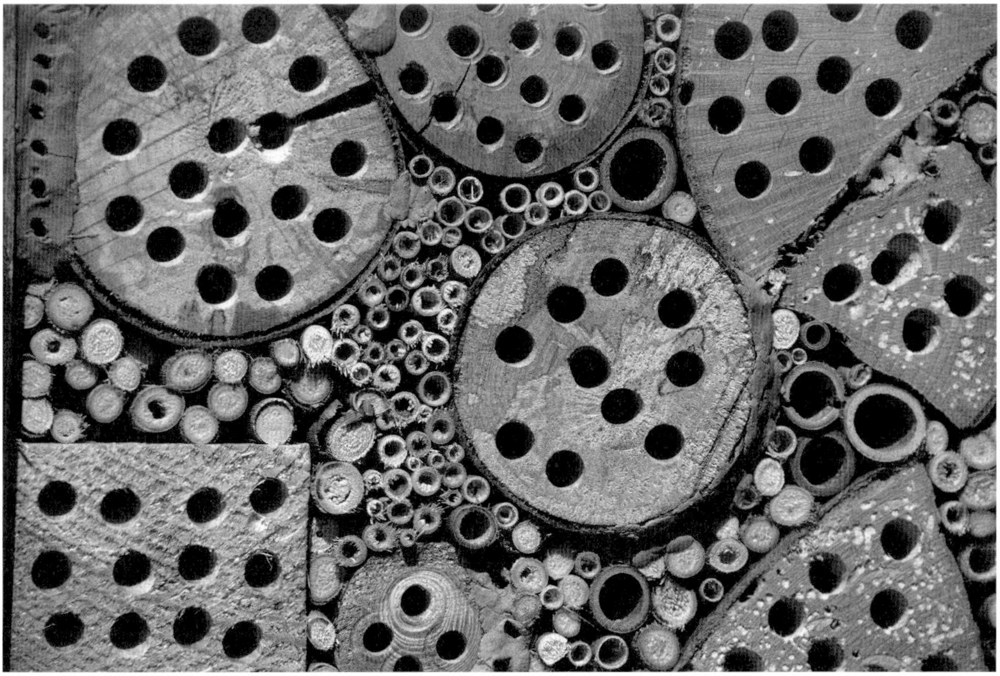

Im Anhang finden sich zunächst drei Themen, die als inhaltlicher Impuls gedacht sind. In den durchgeführten Seminaren wünschten sich die Teilnehmenden zusätzlich zu den vermittelten Themen verschiedene weitere Inhalte. Sie wollten sich über zusätzliche Themen austauschen. So kam ein guter Mix aus Erfahrungen und Neuem zustande. Da insbesondere die Themen Veränderungsmanagement, Wert der Arbeit und Entspannung gewünscht wurden, sind Beiträge dazu im Anhang aufgeführt sowie einige Artikel zu den Wittener Werkzeugen und zur kollegialen Beratung. Wir danken den Autorinnen, Autoren und Verlagen dafür, dass die folgenden fünf Artikel hier erneut abgedruckt werden können:

„Von Kollege zu Kollegin", von Angelika Abt-Zegelin und Martin Schieron. Erschienen 2012 in *Die Schwester Der Pfleger, 51*(1), Seiten 22–25. Abdruck mit freundlicher Genehmigung von Bibliomed Medizinische Verlagsgesellschaft mbH.

„Beratungsgespräche in der Pflege – Rückblick und Ausblick – Teil 5", von Günter G. Bamberger. Erschienen 2010 in *Die Schwester Der Pfleger, 48*(12), Seiten 1180–1184. Abdruck mit freundlicher Genehmigung von Bibliomed Medizinische Verlagsgesellschaft mbH.

„Entscheidend ist eine Haltung der Eingelassenheit", Interview mit Günter G. Bamberger. Erschienen 2013 in *Die Schwester Der Pfleger, 52*(7), Seiten 640–645. Abdruck mit freundlicher Genehmigung von Bibliomed Medizinische Verlagsgesellschaft mbH.

„Das bewundernswerte Engagement der Pflege", von Günter G. Bamberger. Erschienen 2024 in *Pflege Professionell, 58,* Seiten 13–18. Abdruck mit freundlicher Genehmigung von Prof. (FH) Markus Golla.

„Teamentwicklung mit den Wittener Werkzeugen", von Bernhard Langner. Erschienen 2021 in *Pflegezeitschrift, 74*(5), Seiten 18–21. Mit freundlicher Genehmigung, Springer Medizin Verlag GmbH.

Sämtliche Artikel sind auch über die Mediathek zu diesem Buch verfügbar, falls Sie sie im Original lesen möchten. Die Anleitung für den Online-Zugang finden Sie auf der letzten Seite des Buches.

Hinweise zum Change-Management

Angelika Zegelin

Schon im ersten Seminardurchlauf zu den Wittener Werkzeugen äußerten die Teilnehmenden, dass positive Veränderungen in der Pflegepraxis kaum möglich seien. Daher wurde das Thema Change-Management als Seminarinhalt aufgenommen. Viele der hier vorgestellten Gedanken entstammen aus meiner Erfahrung in Kombination mit dem Konzept *Change-Management*.

Wenn Sie nach der Lektüre des vorliegenden Buches nun Einiges in der Praxis verändern möchten, dann können die nachfolgenden Tipps für Sie eventuell nützlich sein.

Vermeiden Sie den Begriff „Veränderung"

Wir Menschen sind „Gewohnheitstiere" und lehnen Änderungen zunächst ab. Und dies geschieht auch aus gutem Grund: Stabilität dient unserer Seelenökonomie!

Es kann daher besser sein, von Innovationen, Neuerungen oder Weiterentwicklungen zu sprechen.

Zuerst möchte ich die vier für mich wichtigsten Ideen vorstellen:

1. Suchen Sie sich Verbündete im Team.
2. Lernen Sie mögliche Widerstände kennen und nehmen Sie diese ernst.
3. Untermauern Sie Ihre Argumente.
4. Betrachten Sie das, was Sie umsetzen möchten als Projekt, räumen Sie sich selbst eine Befristung für die Umsetzung ein.

Sie benötigen in erster Linie ein hohes Maß an Geduld und einen langen Atem. Verhaltensänderungen sind komplex, kurze Fortbildungen reichen da in der Regel nicht aus.

Zu Beginn sollten Sie sich fragen: „Wie gehe ich selbst mit Neuerungen um?" Manchmal lösen schon einfache Veränderungen einen Widerstand aus, z. B. wenn eine Freundin plötzlich eine neue Frisur hat. Bezogen auf das Berufsleben kann es interessant sein, sich selbst zu überlegen: „Bin ich selbst eine Person, die Erneuerungen will und durchsetzt? Oder beharre ich eher auf vertrauten Strukturen? Frustriere ich dadurch meine Kolleginnen und Kollegen, meine Vorgesetzen?"

Für Teams ist eine Mischung von Persönlichkeitstypen hilfreich. Personen, die immer sofort und für Alles im Übermaße zu begeistern sind, wechseln ihre Ziele zu oft. Da hilft es durchaus, wenn Kolleginnen und Kollegen eher misstrauisch sind. Es ist insgesamt nützlich, Überlegungen zur Innovationsfreudigkeit des gesamten Teams anzustellen.

Situation in der Pflege

In den letzten Jahrzehnten wurde die Pflege vielen Neuerungen ausgesetzt. Häufig entwickelten sich diese nicht aus der Pflege selbst, sondern wurden ihr – oft aus ökonomischen Aspekten – übergestülpt. Pflegende waren vielfach enttäuscht von Neuerungen, denn diese liefen in der Regel für sie auf mehr Arbeit und gleichzeitigen Abbau hilfreicher und gewohnter

Strukturen hinaus. Auch werden Pflegende oft nicht in Entscheidungen einbezogen und auch nicht gut über die Gründe und Notwendigkeiten von Veränderungen informiert. Dann gibt es noch häufige Fluktuation in den Teams. Insbesondere Wechsel in der Leitung bedeuten oft Wechselbäder für die Arbeitsgruppen. Viele Pflegende legen sich eher einen Panzer zu, lehnen Neuerungen ab. Bei Druck „von oben“ werden die Neuerungen oft nur oberflächlich integriert. Sie existieren dann sozusagen nur auf dem Papier, werden aber nicht wirklich gelebt. Ein bekanntes Beispiel dafür ist die Umsetzung der Expertenstandards für die Pflege.

Bevor eine Neuerung in alltägliche Prozesse oder gar in Verhalten *(Performance)* übergehen kann, braucht es viele Schritte. Die Implementierung von Neuerungen ist ein „eigenes Geschäft“, dass Personalressourcen, Forschung/Theoriebildung usw. erfordert. Anordnungen reichen dazu in der Regel nicht aus. Um Fortschritte zu stabilisieren wird Einsatz benötigt. Jahrzehntelang war Pflege in einem Entwicklungsvakuum (Pflegerituale), heutzutage fehlen Ressourcen, um neue pflegerelevante Erkenntnisse umzusetzen. Dennoch sollten Berufspflegende lernen, Entwicklungen in ihrem Berufsfeld selbst in die Hand zu nehmen.

Erklärende Theorien

Eine Vielzahl von Theorien bzw. theoretischen Ansätzen beschäftigen sich mit *Änderungen*. Am bekanntesten sind vielleicht die Ausführungen zu Widerständen von Sigmund Freud (2014). Hier geht es um Ansätze aus der Psychoanalyse bzw. der tiefenpsychologischen Therapie. Trotzdem lassen sich die von Freud beschriebenen Verhaltensweisen auch bei Personen finden, die sich gerade nicht in tiefenpsychologischen Therapien befinden. Freud beschreibt:

- Verleugnen/Ignorieren
- Hochstilisieren
- Sublimieren
- Herabwürdigen
- Bekämpfen
- etc.

All diese Verhaltensweisen helfen uns, am Gewohnten festzuhalten. In Teams kommt oft noch das Phänomen der Verbrüderung dazu. Häufig ist schon zu Beginn der Einführung von Neuerungen zu hören: „Das machen wir doch schon.“ Oder: „Bei uns ist es besonders schwierig, da geht das nicht.“

Einen eher „technischen“, aber auch interessanten Beitrag liefert der Sozialpsychologe Kurt Lewin (2012). In seiner *Kraftfeld-Theorie* zeigt er auf, dass wir ständig von sozialen Strömungen umgeben sind. Er sieht treibende und hemmende Kräfte für Veränderungen.

Leon Festinger, ein Einstellungsforscher, entwickelte die *Theorie der Kognitiven Dissonanz* (Festinger, 2020). Er sagt, dass die Bereiche *Kognition*, *Gefühl* und *Verhalten* eigentlich nach Übereinstimmung *(Konsistenz)* streben. Trotzdem ist der Alltag durchsetzt mit Dissonanzen. Wir lernen mit mangelnder oder gar nicht vorhandener Übereinstimmung z. B. unseres Gefühls und unseres Verhaltens umzugehen. Wir versuchen aber Widersprüche zu meiden, suchen Gleichgesinnte, nehmen selektiv wahr. Wir schwanken, schaukeln hin und her, machen – nur oberflächlich überzeugt – mit *(Konformismus)*. Wenn es gelingt, andere Menschen über ein „Einfallstor“ (z. B. Wissen oder Gefühl) zu erreichen, kann Einverständnis zur Veränderung erreicht werden.

James Prochaska und Carlo DiClemente zeigten mit dem *Transtheoretischen Modell*, wie umfangreich die Schritte zur Verhaltensänderung sind (Prochaska & DiClemente, 1984). Sie fassten verschiedene Ansätze zusammen und probierten ihre Erkenntnisse zunächst bei einzelnen Personen mit individuellen Verhaltensneuerungen aus. Später zeigte sich das Modell auch bei Teamprozessen als erfolgreich (Prochaska et al., 2008).

All diese Theorien können sinnvoll zur Erklärung und Ermöglichung von Fortschritten genutzt werden.

Es gibt Veränderungsprozesse unterschiedlicher Reichweite, z. B.:

- das Ordnungssystem in einem Schrank zu ändern,
- die Gestaltung von Arbeitspausen zu variieren,
- neue Arbeitsprozesse einzuführen (z. B. Übergabe am Bett statt im Dienstzimmer),
- digitale Dokumentation zu implementieren,
- Stationen oder Wohnbereiche zusammenzulegen,
- neue Pflegesysteme (z. B. Primary Nursing) einzuführen.

Veränderungen sind schwieriger zu bewältigen, wenn sie Lebensgewohnheiten oder Einstellungen betreffen, z. B. Dienstzeiten oder Verhaltenskodizes.

Nützliche Hinweise

- Fragen Sie sich: Passt das Projekt/die Idee *jetzt*, oder gibt es aktuell andere Prioritäten?
- Jemand muss verantwortlich sein und sich für das Projekt begeistern.
- Holen Sie alle Beteiligten ins Boot und informieren Sie Vorgesetzte.
- Sorgen Sie für eine gute und durchgängige Information aller Beteiligten
- Führen Sie regelmäßig Besprechungen durch.
- Gehen Sie kleinschrittig vor und planen Sie Evaluationen ein.
- Fahren Sie in Einrichtungen, in denen die Idee/das Projekt schon umgesetzt ist.
- Präsentieren Sie Zwischenerfolge.
- Stützen Sie fachliche Aspekte auf Literaturquellen.
- Fertigen Sie Protokolle an. Solche Texte könne auch strategisch wirken, wenn es z. B. darum geht, Aufgaben zu verteilen.
- Irgendwann muss ein Projekt zu Ende kommen: Ziehen Sie ein Resümee. Lassen Sie die Ergebnisse nicht einfach versanden.
- Tauchen Schwierigkeiten auf: Halten Sie inne, gehen Sie die Probleme an und halten Sie trotzdem am Projekt fest.
- Zeigen einzelne Personen Widerstände, gehen Sie mit ihnen in Kontakt. Versuchen Sie die Gründe für die Widerstände zu erfahren.
- Auch wenn es eine große Ablehnungsfront gibt: Versuchen Sie einzelne Personen auf Ihre Seite zu ziehen. Gewinnen Sie Schlüsselpersonen für sich. Im besten Fall können Sie so auch Mitläuferinnen und Mitläufer gewinnen.
- Skeptischen Vorgesetzten können Sie das Gefühl geben, dass es ja eigentlich deren eigene Idee war, die jetzt umgesetzt wird.
- Wenn Sie doch nicht weiterkommen: Lernen Sie den Umgang mit Scheitern.

Literatur

Festinger, L. (2020). *Theorie der kognitiven Dissonanz* (3. Aufl.). Hogrefe. https://doi.org/10.1024/86032-000

Freud, S. (2014). *Gesammelte Werke*. Anaconda.

Lewin, K. (2012). *Feldtheorie in den Sozialwissenschaften* (2. Aufl.). Huber.

Prochaska, J.O. & DiClemente, C.C. (1984). *The transtheoretical approach: Crossing the traditional boundaries of therapy*. Krieger Publishing Company.

Prochaska, J.O., Redding, C.A. & Evers, K.E. (2008). The transtheoretical model and stages of change. In K. Glanz, B.K. Rimer & K. Viswanath (Hrsg.), *Health behavior and health education: Theory, research, and practice* (4. Aufl., S. 97–121). Jossey-Bass.

Weiterführende Literatur

Beil-Hildebrand, M.B. (2014). *Change Management in der Pflege*. Huber.

Zegelin, A. (1998). Change als Chance. *Pflege aktuell, 52*(4), 301–395.

Der Wert von Pflege und Berufsstolz

Angelika Zegelin

In allen Veranstaltungen zu den Wittener Werkzeugen gab es Klagen über den Zustand und die geringe Wertschätzung der Pflege. Aus diesem Grund wurde im Laufe der Entwicklung dazu ein kleines Reflexionsangebot gemacht. Es ist wichtig, dass die Angehörigen der Pflegeberufe Selbstbewusstsein aufbauen (Zegelin, 2021a).

Beruflich Pflegende durchschauen die Macht- und Lobbystrukturen im Gesundheitswesen oftmals nicht. Sie sind immer noch kaum organisiert und auch zumeist nicht in der Lage, ihre Arbeit kompetent und öffentlich darzustellen.

Im Rahmen der Wittener Werkzeuge spielt das Selbstwertgefühl eine große Rolle. Damit hängt Berufsstolz eng zusammen.

Im Allgemeinen jammern beruflich Pflegende vor sich hin (Zegelin, 2017). Manche organisieren sich in lokalen Bündnissen für bessere Pflege. Sie beteiligen sich an Flashmobs, in dem sie sich auf den Boden legen oder unterstützen CareSlams im Sinne von Entertainment. Auch der Austausch auf Facebook ändert nichts. Nur durch machtvolle Demonstrationen oder Streiks wird Aufmerksamkeit erzeugt. Die von der breiten Öffentlichkeit getragen Proteste in der ehemaligen DDR Ende der 1980er Jahre oder in Hongkong in den Vor-Corona-Jahren haben jeweils Systemwechsel erzeugt. Auch die *Fridays for Future Bewegung* konnte viele Menschen mobilisieren. Es mag sein, dass der *totale Pflegenotstand* (Pflegebedürftige Menschen werden überhaupt nicht mehr beruflich versorgt) Änderungen erzeugt. Dies geht dann aber auch mit einem absoluten Niedergang des Pflegeberufes einher. Daher wäre die Überlegung sinnvoll, wie die pflegerische Versorgung in 40 Jahren aussehen könnte.

Kurzum: Es scheint mir und anderen wichtig, die Situation der Pflege in positiver Weise zu diskutieren – auch um ein ständiges Klagen zu reduzieren. Beruflich Pflegende haben allen Grund, auf ihren Beruf stolz zu sein (Zegelin, 2020). Aber oft ist ihnen der Wert ihrer Arbeit nicht bewusst. Er geht unter in eiligen, alltäglichen Routinen.

Zu Beginn der positiven Auseinandersetzung sollten die guten und wertvollen Aspekte des Berufes zusammengestellt werden. Dazu gehören insbesondere die Sinnhaftigkeit, die Vielfältigkeit und die Zukunftsorientierung (Zegelin, 2019). Pflegende übernehmen Verantwortung für hilfebedürftige Menschen. Dazu benötigen sie viele Kompetenzen und Fachkenntnisse.

Von „außen" wird der Beruf zumeist völlig falsch wahrgenommen. Dazu könnten mediale Beispiele wie Filme, Fernsehserien, Zeitungsberichte gesammelt werden. Diese könnten dann im Zusammenspiel mit Berichten über „Gute Momente in der Pflege" betrachtet werden. Dazu sollten auch Eindrücke aus dem Ausland eingebracht werden. Zahlreiche Artikel zum Berufsstolz und zum Wert der Pflege finden sich im Volltext unter Materialien auf der Homepage www.angelika-zegelin.de. In den letzten Jahren ist das Thema viel nachgefragt – nicht zuletzt durch das bereits in der 3. Auflage vorliegende Buch *Berufsstolz in der Pflege* (Quernheim & Zegelin, 2025).

Literatur

Quernheim, G. & Zegelin, A. (2025). *Berufsstolz in der Pflege: Das Mutmachbuch* (3. Aufl.). Hogrefe. https://doi.org/10.1024/86364-000

Zegelin, A. (2017). Raus aus dem Jammertal. *Die Schwester Der Pfleger, 56*(5), 40–41.

Zegelin, A. (2019). Der Wert von Pflege. *Pflegen, 2019*(1+2), 9–11.

Zegelin, A. (2020). Warum Berufsstolz so wichtig ist. *Die Schwester Der Pfleger, 59*(8), 4–7.

Zegelin, A. (2021a). *Pflegende brauchen Berufsstolz.* Verfügbar unter https://magazin.pflegenetz.at/artikel/pflegende-brauchen-berufsstolz/

Weiterführende Literatur

Zegelin, A. (2021b). Berufsstolz ist wichtig für Pflegende. *Pflege Professionell, 36*, 23–37. https://markusgolla.at//wp-content/uploads/2024/02/ausgabe-pp22.pdf

Zegelin, A. & Quernheim, G. (2021). Stolze Pflegende stehen auf. *NOT, 3*, 14–17.

Impulse zu Entspannungsverfahren

Martin Schieron

„Alles gesunde Leben erstreckt sich zwischen den Polen Spannung und Entspannung" (Schultz, 2016, S. 15).

Spannung und Entspannung gehören also grundsätzlich zum Leben. Daher sind auch die Möglichkeiten zur Entspannung in der Natur aller Menschen verankert. Die Fähigkeit, sich bewusst zu entspannen, muss jedoch oft erst geweckt und erlernt werden. Dies kann mit Hilfe von Entspannungsverfahren gelingen.

Grundsätzlich kann gesagt werden, dass körperorientierte Entspannungsverfahren (z. B. *Progressive Muskelentspannung*, *Autogenes Training*) auch Auswirkungen auf die Psyche haben. Eher psychisch orientierte Methoden (z. B. jede Art von *Meditation*) wirken sich im Umkehrschluss auch auf den Körper aus. Daher sind Entspannungsreaktionen sowohl an körperlichen als auch an psychischen Anzeichen zu erkennen. Alle Entspannungsmethoden bewirken u. a.:

- Gelassenheit
- Verbesserung von Merk- und Konzentrationsfähigkeit
- Schmerzlinderung bzw. Abnahme von Schmerzintensität und -häufigkeit
- Wahrnehmung von Autonomie und Selbstwirksamkeit
- Stärkung der Selbstreflexion
- Verringerte Spannung der Skelettmuskulatur
- Verbesserung der Kreislauf- und Atemtätigkeit.

Darüber hinaus kann es je nach Methode noch weitere Reaktionen geben.

Entspannung wirkt auf das vegetative Nervensystem. Es besteht aus den Gegenspielern *Sympathikus* und *Parasympathikus*. Ersterer sorgt für eine erhöhte Leistungsfähigkeit des Organismus (z. B. Steigerung der Pulsfrequenz, Erhöhung des Blutdrucks), um z. B. anstrengende Aufgaben zu erledigen. Leider treten solche, in vielen Situationen sinnvolle Körperreaktionen, auch als Begleiterscheinungen von Angst oder Stress auf. Der *Parasympathikus* hat dagegen beruhigende Wirkung und wird durch bewusste Entspannung in seiner Aufgabe unterstützt (Sammer, 2017).

Prinzipiell können die im Folgenden aufgeführten Entspannungsmethoden von jeder Person erlernt und durchgeführt werden. Die Fähigkeit, die Aufmerksamkeit auf eigene, innere Prozesse zu lenken, muss jedoch vorhanden sein. Darüber hinaus sollen die Methoden ja erlernt werden, damit sie auch ohne Anleitung weiter durchgeführt werden können. Dies setzt u. a. ein gewisses Erinnerungsvermögen voraus. Insofern ergeben sich Beschränkungen zur Nutzung der Entspannungsmethoden, so bei sehr kleinen Kindern oder Personen mit starken kognitiven Einschränkungen. Es gibt jedoch auch Kontraindikationen zur Anwendung solcher Methoden. Dies kann der Fall sein, wenn die Konzentration auf innere Vorgänge bewirkt, dass Erkrankungen und Störungen (z. B. Psychosen, Hypochondrismus) verstärkt werden.

Es können sich Einschränkungen zur Nutzung aus den einzelnen Methoden selbst ergeben. So kann z. B. die *Progressive Muskelentspannung* nur von Personen durchgeführt werden, die in der Lage sind, ihre Muskeln willentlich und systematisch anzuspannen und die Spannung wieder zurückzunehmen. Beim *Autogenen Training* werden Atmung und Herzfrequenz gezielt beeinflusst. Daher kann z. B. das Vorliegen von Herzfunktionsstörungen eine Kontraindikation darstellen. Wenn zudem eine Abneigung gegen eine bestimmte Methode vorliegt, muss dies ebenfalls beachtet werden (Brenner, 2011).

Im Folgenden werden die *Progressive Muskelentspannung*, das *Autogene Training* sowie das *Sounder Sleep System*™ vorgestellt. Der Absatz zur *Meditation* beschränkt sich auf einen allgemeinen Überblick über die Traditionen verschiedener Meditationsverfahren.

Progressive Muskelentspannung

Der amerikanische Arzt Edmund Jacobson (1885–1976) kam nach langjähriger Forschung zu der Überzeugung, dass psychische Anspannung immer von übermäßiger Muskelspannung begleitet wird. Anderseits fand er jedoch auch heraus, dass eine Entspannung der Muskeln positive Auswirkungen sowohl auf den Körper als auch auf die Psyche hat. Diese Erkenntnisse wurden von ihm zunächst 1929 für die Fachöffentlichkeit zugänglich gemacht (Jacobson, 1929). Bereits im Jahr 1934 veröffentlichte Jacobson seine Ideen im Buch „You Must Relax“ auch für die Allgemeinheit (Jacobson, 1934).

Ihm ging es darum, Menschen darin zu unterstützen, unnötige Spannungen zu vermeiden. Und er sah die Chance, dass Menschen ihren Energieverbrauch verringern, ohne dass sie dabei ihre Aufgaben oder Ziele vernachlässigen oder aufgeben. Für Jacobson ist dies jedoch nur mit der Übernahme von Verantwortung für das eigene Tun möglich. Die eigenen Handlungsspielräume zu sehen und zu gestalten (lernen), ist für ihn der Kern des Prinzips der Selbstverantwortung. Er ist der Ansicht, dass jede Person begreifen muss, dass sie selbst verantwortlich (und in der Lage) ist, sich zu entspannen (Löhmer & Standhardt, 2024).

Progressive Muskelentspannung beruht darauf, zunächst Körperspannung zu erzeugen, um diese dann aus der angespannten Körperregion wieder herauszulassen. Danach wird den Unterschieden zwischen angespannter und gelockerter Muskulatur nachgespürt. Regelmäßiges Üben bzw. Praktizieren führt dazu, dass bereits beginnende Verspannungen frühzeitig wahrgenommen werden. Zudem wird Wissen über das Lösen dieser Verspannungen erlangt und kann so umgesetzt werden (Jacobson, 2021).

Heutzutage sind verschiedene Anleitungsformen verbreitet. Diese unterscheiden sich im Wesentlichen dadurch, wie viele Muskelgruppen gleichzeitig bearbeitet werden. So arbeitet beispielsweise die sogenannte *Langform* mit 17 Schritten. Im ersten Schritt werden zunächst Hand und Unterarm des Arms betrachtet, mit dem eine Person hauptsächlich agiert. Die sind z. B. bei Rechtshänderinnen und Rechtshändern die rechte Hand und der rechte Unterarm.

Jeder Schritt besteht aus fünf Phasen:

1. Spüren der Muskelgruppe (7 bis 10 Sekunden)
2. Anspannen der Muskelgruppe
3. Halten der Spannung (7 bis 10 Sekunden)
4. Lösen der Spannung
5. Wahrnehmen der Veränderungen in der jeweiligen Muskelgruppe (ca. 30 Sekunden).

Im zweiten Schritt werden diese Phasen beim Oberarm durchlaufen. In der Langform ist der Körper in 17 Regionen eingeteilt. Für einen Durchlauf der Übung durch den gesamten Körper sind daher mindestens 20 Minuten zu veranschlagen. Wichtig ist, dass die Übung durch die sogenannte *Rücknahme* beendet wird. Durch die Entspannung ist der Blutdruck oft leicht abgesunken, manche Menschen fühlen sich müde. Wenn nicht direkt nach der Übung geschlafen werden soll, muss der Körper wieder auf ein normales Aktivitätsniveau zurückgeführt werden. Dies geschieht am einfachsten durch ausgiebiges Recken und Strecken.

Bei der *Kurzform in 7 Schritten* wird z. B. direkt der ganze Arm und bei der *Kurzform in 4 Schritten* direkt beide Arme gleichzeitig betrachtet. Daher wird hier ein geringerer Zeitaufwand benötigt. Um die Progressive Muskelentspannung sicher selbst zu beherrschen, ist jedoch das Erlernen der *Langform* Voraussetzung. Dafür werden in der Regel vier bis sechs Wochen täglichen Übens notwendig sein (Sammer, 2017).

Links zur Progressiven Muskelentspannung

In der Regel kann Ihnen in Deutschland Ihre Krankenkasse Auskunft darüber geben, wo in Ihrer Nähe Kurse zur *Progressiven Muskelentspannung* angeboten werden und ob sie sich an den Kosten beteiligt.

Unter den drei exemplarischen Internet-Links können Sie MP3-Dateien zur *Progressiven Muskelentspannung* kostenlos herunterladen, Videos zur Anleitung anschauen oder z. B. CDs bestellen (Stand Oktober 2025). Die Liste erhebt keinen Anspruch auf Vollständigkeit. Bitte beachten Sie, dass es sich hierbei sowohl um Sozialversicherungen wie auch um kommerzielle Anbieter handelt:

- https://www.tk.de/techniker/magazin/life-balance/aktiv-entspannen/progressive-muskelentspannung-zum-download-2021142
- http://www.migraene-kopfschmerzen.de/therapie-ohne-medikamente/entspannung/index.html
- https://www.youtube.com/watch?v=vsJ01LxdAi4

Autogenes Training

Der Berliner Neurologe und Psychiater Johannes Heinrich Schultz (1884–1970) entwickelte das Autogene Training als Entspannungsverfahren ursprünglich zur Unterstützung psychotherapeutischer Behandlungen. Er hatte zuvor mit Hypnose gearbeitet. Er erkannte aber bald, dass das Gefühl der Entspannung nicht nur dadurch hervorzurufen war, wenn eine Person Anweisungen zur Entspannung durch eine andere Person erhält. Diese Entspannung konnte auch durch „Selbsthypnose“ (auch Selbstinstruktion, Autosuggestion) herbeigeführt werden. Die *passive* Behandlung in Form der Hypnose geht somit in ein *aktives* Handeln in Form des Autogenen Trainings über. So wird auch hier der Gedanke der Selbstverantwortung aufgegriffen. Denn Autogenes Training zielt auf die Selbststeuerung und somit auf die Übernahme von Eigenverantwortung für die eigene Gesundheit. Die Veröffentlichung „Das autogene Training“ wurde von Schultz 1932, das „Übungsheft für das Autogene Training“ drei Jahre später veröffentlicht.

Methoden der Selbstbeeinflussung und Entspannung sind bereits seit dem Altertum bekannt (z. B. die indische Yogalehre oder die japanische Zen-Meditation). Allerdings sind diese Methoden oft sehr eng mit den dahinterliegenden Weltanschauungen verbunden. Losgelöst aus diesem Rahmen verlieren sie meist an Wirkung. Daher lag Schultz daran, mit dem Autogenen Training eine von Weltanschauung und kulturellem Umfeld unabhängige Methode zu entwickeln (Hoffmann, 2017).

Beim Autogenen Training wird zwischen verschiedenen Stufen unterschieden. So ist die *Oberstufe* als tiefenpsychologisches Konzept zu verstehen, das weit über die Intention der Entspannungsförderung hinausgeht. Insofern wird hier ausschließlich die *Grundstufe* betrachtet.

Schultz beschreibt Autogenes Training als eine Möglichkeit der „konzentrative(n) Selbstversenkung“ (Schultz, 2016, S. 15). Sie kann zur Beseitigung von Störungen/Erkrankungen aber auch zur Steigerung des Wohlbefindens oder der eigenen Leistung genutzt werden.

Beim Autogenen Training soll die Entspannung des gesamten Körpers in sechs Schritten (bezogen auf Organe oder Körperregionen) erreicht werden:

- Empfinden von Schwere in den Gliedern (Muskeln)
- Empfinden von Wärme in den Gliedern (Blutgefäße)
- Ruhige Atmung
- Empfinden strömender Wärme (Leiborgane)
- Kühler Kopf
- Ruhiger Herzschlag.

Hierzu werden für die Konzentration auf die einzelnen Körperregionen/-funktionen sogenannte Formeln genutzt, die die Übenden autosuggestiv selbst *denken*. Begonnen wird dabei in der Regel mit Formeln wie „Ich bin ganz ruhig". Anschließend folgen entsprechend der benannten Schritte Formel wie „Mein rechter Arm ist schwer", „Mein linker Arm ist schwer", „Mein rechtes Bein ist schwer", „Mein linkes Bein ist schwer", „Mein rechter Arm ist warm" etc. Mit zunehmenden Übungserfolg können die Formeln mehrere Organe und Empfindungen beinhalten, z. B. „Meine Arme sind schwer", „Meine Arme und Beine sind schwer", „Meine Arme und Beine sind schwer und warm" (Schwarz & Schwarz, 2013). So kann die Übung in zunehmend kürzer Zeit durchgeführt werden. Auch die Entspannung stellt sich zunehmend schneller ein. Um diesen Übungsgrad zu erreichen, muss jedoch das Erlernen der einzelnen Schritte vorausgehen.

Links zu Autogenem Training

In der Regel kann Ihnen in Deutschland Ihre Krankenkasse Auskunft darüber geben, wo in Ihrer Nähe Kurse zum *Autogenen Training* angeboten werden und ob sie sich an den Kosten beteiligt.

Unter den drei exemplarischen Internet-Links können Sie MP3-Dateien zum *Autogenen Training* kostenlos herunterladen, Videos zur Anleitung anschauen oder z. B. CDs bestellen (Stand Oktober 2025). Die Liste erhebt keinen Anspruch auf Vollständigkeit. Bitte beachten Sie, dass es sich hierbei sowohl um Sozialversicherungen wie auch um kommerzielle Anbieter handelt:

- https://www.hescuro.de/uebungen/autogenes-training/
- https://www.vigo.de/rubriken/koerper-und-seele/entspannung-und-achtsamkeit/lesen/autogenes-training-cd-bestellen.html
- https://www.youtube.com/watch?3v=3ecpgmF1IB8 (YouTube-Kanal der AOK)

Meditation

Es gibt eine große Anzahl – zum Teil schon sehr lange bekannter – Meditationsmethoden, die auf viele verschiedene Traditionen, Schulen und Gründerinnen und Gründer zurückgehen. Da sie zumeist spirituell geprägt sind, zielen sie primär auf geistige Weiterentwicklung sowie Selbsterkenntnis und nicht auf Entspannung und Stressbewältigung. Diese werden vielmehr als die Grundlage betrachtet, ohne die eine Bewusstseinserweiterung kaum oder nicht möglich ist. Ziel der Meditation ist zunächst ein Freiwerden, ein Gehen-Lassen, damit die Aufmerksamkeit ungehindert dorthin schweifen kann, wo sie hin will. Dies wird als „unkorrigierter Geisteszustand" (Sammer, 2017, S. 26) bezeichnet, der das Bewusstsein für das jeweils individuell Wesentliche öffnet. Dieser „Zustand ruhevoller Wachheit" (Sammer, 2017) kann auf verschiedenen Wegen erreicht werden, z. B. über gedachte oder gesungene Mantras oder auch über die Betrachtung bildhafter Strukturen (z. B. Mandalas). Aber auch eine imaginäre Reise durch den Körper (Body Scan), die Konzentration auf die Atmung und viele andere Sinnesreisen sind möglich.

Es gibt Meditationen aus *christlicher Tradition*, die jedoch weitestgehend auf religiöse Anwendungen beschränkt sind, wie die *Ignatianischen Exerzitien* oder das Herzensgebet (auch *immerwährendes Gebet*) der Ostkirchen.

Einen weitaus größeren Bekanntheitsgrad haben inzwischen Meditationsmethoden aus *fernöstlicher Tradition.* Meditative Verfahren wie *Tai Chi* und *Qigong* aus China oder auch einige der indischen *Yoga*-Schulen verbinden geistige Elemente mit Bewegung. Wieder andere Yoga-Schulen bevorzugen die rein geistige Konzentration auf ein Mantra oder ein anderes Mediationsobjekt und verzichten auf begleitende Bewegungen (stille Meditation). Gleiches gilt für die buddhistische Form der Achtsamkeitsmeditation *(Vipassna)* und die ebenfalls aus der buddhistischen Tradition stammende Chan-Meditation. Diese hat sich von China aus über Korea und Vietnam bis nach Japan verbreitet und erhielt dort den Namen *Zen.* All diese Meditationsmethoden sind zum Teil seit mehr als 1000 Jahren überliefert und beruhen auf spirituell geprägten Überzeugungen. Die *Transzendentale Meditation* ist eine jüngere Form der Verfahren mit fernöstlicher Yoga-Tradition. Sie wurde von Maharishi Mahesh Yogi (1918–2008) in den 1950/1960ern begründet.

Im westlichen Kulturkreis wurden in den 1970 Jahren verschiedene Meditations-Methoden entwickelt, die ohne die spirituellen Hintergründe der christlichen und fernöstlichen Traditionen auszukommen versuchen. Die *Clinically Standardized Meditation,* entwickelt von der Psychologin Patricia Carrington (1924–2019) sowie die *Benson-Meditation* (Relaxation Response), entwickelt vom Kardiologen Herbert Benson (1935–2022) orientieren sich an der Transzendentalen Meditation. Es handelt sich dabei um Varianten dieser – ohne weltanschaulichen Hintergrund. Auch der Molekularbiologe Jon Kabat-Zinn (*1944), der das Programm *Stressbewältigung durch Achtsamkeit* (Mindfulness-Based Stress Reduction – MSBR) begründete und der körperliche Hatha-Yoga-Übungen mit der Achtsamkeitsmeditation (Vipassna) verbindet, verzichtete auf einen solchen spirituellen Hintergrund (Ott, 2020).

Links zu Mediation

In der Regel kann Ihnen in Deutschland Ihre Krankenkasse Auskunft darüber geben, wo in Ihrer Nähe Kurse zu den genannten Meditationsverfahren angeboten werden und ob sie sich an den Kosten beteiligt.

Unter den drei exemplarischen Internet-Links können Sie MP3-Dateien zu verschiedenen Meditationen kostenlos herunterladen, Videos zur Anleitung anschauen oder z. B. CDs bestellen (Stand Oktober 2025). Die Liste erhebt keinen Anspruch auf Vollständigkeit. Bitte beachten Sie, dass es sich hierbei sowohl um Sozialversicherungen wie auch um kommerzielle Anbieter handelt:

- https://www.tk.de/techniker/magazin/life-balance/aktiv-entspannen/body-scan-download-2007110
- https://zentrum-fuer-achtsamkeit.koeln/gratis-downloads-gefuehrte-meditationen/
- https://zuhause-pflegen-mediathek.unfallkasse-nrw.de/library (Kategorie Videos)

Sounder Sleep System™

Der Feldenkrais-Trainer Michael Krugman (1951–2016) ging davon aus, dass das Gehirn trainiert werden kann, um Erregungszustände herunterzufahren und so stressbedingte Schlafstörungen vermieden bzw. bearbeitet werden können. Zu diesem Zweck kombinierte er in den 1990er Jahren Elemente aus der Feldenkrais-Methode, Yoga, Tai-Chi, Qigong, Atemarbeit sowie anderen Meditations- und Entspannungstechniken zum Sounder Sleep System™ (SSS). *Sound* steht hierbei für behutsam, weich oder sanft. *Sleep* meint Schlaf und *System* bezeichnet eine gewisse Systematik oder Ordnung. Aber auch die verschiedenen Übungen des SSS werden als System bezeichnet (Wortmann, 2015).

Das System verfolgt einen zweigleisigen Ansatz. Bei Tag werden Techniken verwendet, die Stress, Anspannung und Angst bekämpfen. Zur Schlafenszeit beschleunigen kleine, schlaffördernde Bewegungen das Einsetzen des Schlummerns. Da kann das System auch generell zur Entspannung genutzt werden. Gemeinsam bewirken die Tag- und Nachttechniken, dass Stress reduziert und erholsamer Schlaf erreicht werden kann. Werden diese Übungen gut beherrscht und in akuten Stresssituationen ausgeführt, wirken sie zeitnah ausgleichend und beruhigend.

Hierbei nutzt das SSS die Erkenntnis, dass jede körperliche Bewegung im Gehirn eine Mischung aus anregenden und hemmenden Aktivitäten auslöst. Dabei erzeugen kraftvolle, große und schnelle Bewegungen eher Erregung, während sanfte, kleine und langsame Bewegungen eher für Hemmung sorgen. Hemmung wird als entscheidender Faktor zum Schlafen, also zur Beruhigung betrachtet. Sie sorgt dafür, dass sich die Gehirnaktivität verlangsamt, sich sowohl der Stoffwechsel als auch kognitive Prozesse (z. B. das Grübeln) reduzieren und der gesamte Körper ruhig wird. Dies ist beim natürlichen Einschlafen ein physiologischer Prozess. Dabei geht das SSS davon aus, dass erholsamer Schlaf das gesamte Leben entspannt.

Langsame, kleine Bewegungen, die mit der Atmung synchronisiert werden, sowie das regelmäßige Üben sollen diesen physiologischen Zustand hervorrufen. Viele dieser Übungen sind unauffällig in den Tagesablauf integrierbar.

Eine Übung, die im Sitzen (z. B. auf der Arbeit) durchgeführt werden kann ist:

- Beim Einatmen die Zunge leicht von hinten gegen die obere Zahnreihe drücken und beim Ausatmen wieder lockerlassen.

Eine Übung, die im Liegen (z. B. zum Einschlafen) durchgeführt werden kann ist:

- Auf dem Rücken liegend, beide Hände so auf den Bauch legen, dass die Fingerspitzen sich leicht berühren. Den Daumen der rechten Hand beim Einatmen einen halben Zentimeter anheben und beim Ausatmen wieder ablegen.

Insgesamt kommt es darauf an, im Tagesverlauf mehrere kleine Übungen einzuflechten. Diese werden als „Tageszähmer“ (Gapp-Bauß, 2010, S. 25) bezeichnet und dienen dazu, den eigenen Körper bewusst zu spüren und innere Ruhe herzustellen. Die Aufmerksamkeit richtet sich durch diese kleinen Bewegungen weg von der Alltagshektik nach innen und schafft so einen beruhigenden Ausgleich.

Links zu dem Sounder Sleep System™

In der Regel kann Ihnen in Deutschland Ihre Krankenkasse Auskunft darüber geben, wo in Ihrer Nähe Kurse zum Sounder Sleeps System™ angeboten werden und ob sie sich an den Kosten beteiligt.

Unter den drei exemplarischen Internet-Links verschiedener Anbieter finden Sie weitere Informationen zum Sounder Sleeps System™ (Stand Oktober 2025). Die Liste erhebt keinen Anspruch auf Vollständigkeit. Bitte beachten Sie, dass es sich hierbei sowohl um Sozialversicherungen wie auch um kommerzielle Anbieter handelt:

- https://www.soundersleep.org
- http://www.atempausen.eu/sounder_sleep.html
- https://zuhause-pflegen-mediathek.unfallkasse-nrw.de/library (Kategorie Videos)

Nicht jede Entspannungsmethode ist für jede Person geeignet. Einerseits gibt es bei bestimmten Methoden krankheitsbedingte Kontraindikationen. Anderseits muss die jeweilige Methode der Anwenderin oder dem Anwender auch gefallen. Menschen haben unterschiedliche Vorlieben. Und niemand sollte sich gegen den eigenen Willen oder das eigene Bauchgefühl „zwingen“, eine bestimmte Methode anzuwenden. Vielleicht ist für eine Person Ausdauersport, für eine andere Person Lesen unter einem Baum im Garten viel entspannender. Es spricht jedoch nichts dagegen, Entspannungsmethoden einmal auszuprobieren. Und wenn dann etwas für Sie passend ist, befassen Sie sich doch gerne intensiver damit!

Literatur

Brenner, H. (2011). Entspannungsmethoden. In H.-W. Hoefert (Hrsg.), *Selbstmanagement in Gesundheitsberufen* (S. 233–256). Huber.

Gapp-Bauß, S. (2010). Leichte Übungen zähmen Schlafräuber. *Der Allgemeinarzt, 2010*(5), 24–25.

Hoffmann, B. (2017). *Handbuch Autogenes Training* (20. Aufl.). dtv.

Jacobson, E. (1929). *Progressive Relaxation*. University of Chicago Press.

Jacobson, E. (1934). *You Must Relax: A Practical Method of Reducing the Strains of Modern Living*. McGraw-Hill.

Jacobson, E. (2021). *Entspannung als Therapie* (10. Aufl.). Klett-Cotta.

Löhmer, C. & Standhardt, R. (2024). *Die Kunst, im Alltag zu entspannen* (7. Aufl.). Klett-Cotta.

Ott, U. (2020). Meditation. In F. Petermann (Hrsg.), *Entspannungsverfahren* (6. Aufl., S. 139–149). Beltz.

Sammer, U. (2017). *Entspannung erfolgreich vermitteln* (7. Aufl.). Klett-Cotta.

Schultz, J. H. (2016). *Autogenes Training - Das Originalübungsheft* (26. Aufl.). TRIAS.

Schwarz, A. & Schwarz, A. (2013). *Autogenes Training* (2. Aufl.). BLV Buchverlag.

Wortmann, K. (2015). *Wege in den erholsamen Schlaf*. Junfermann.

Weiterführende Literatur

Brewer, S. (2020). *Entspannung für jeden Tag*. Anaconda.

Cross-Müller, C. (2020). *Ich schaf(f) das! Leichte Körperübungen für mehr Lebenspower* [Kartenset]. Kösel.

Huber, M. (2015). *Der geborgene Ort*. Junfermann.

Wortmann, K. (2018). *Letzte Zuflucht Firmenklo?* Junfermann.

Von Kollege zu Kollegin

Quelle: Abt-Zegelin, A. & Schieron, M. (2012). Von Kollege zu Kollegin. *Die Schwester Der Pfleger, 51*(1), 22–25.

Autoren: Prof. Dr. Angelika Abt-Zegelin, Martin Schieron

Kollegiale Beratung in der Pflege

Von Kollege zu Kollegin

Beratungsgespräche mit Patienten werden in der Pflege meist zwischen Tür und Angel geführt. Ebenso erfolgen Ratschläge unter Kollegen meist nebenbei – am Medikamentenschrank oder auf die Schnelle nach der Übergabe. Dabei kann die „Kollegiale Beratung" Pflegenden eine wertvolle Unterstützung bieten. Sie braucht aber ein geeignetes Setting.

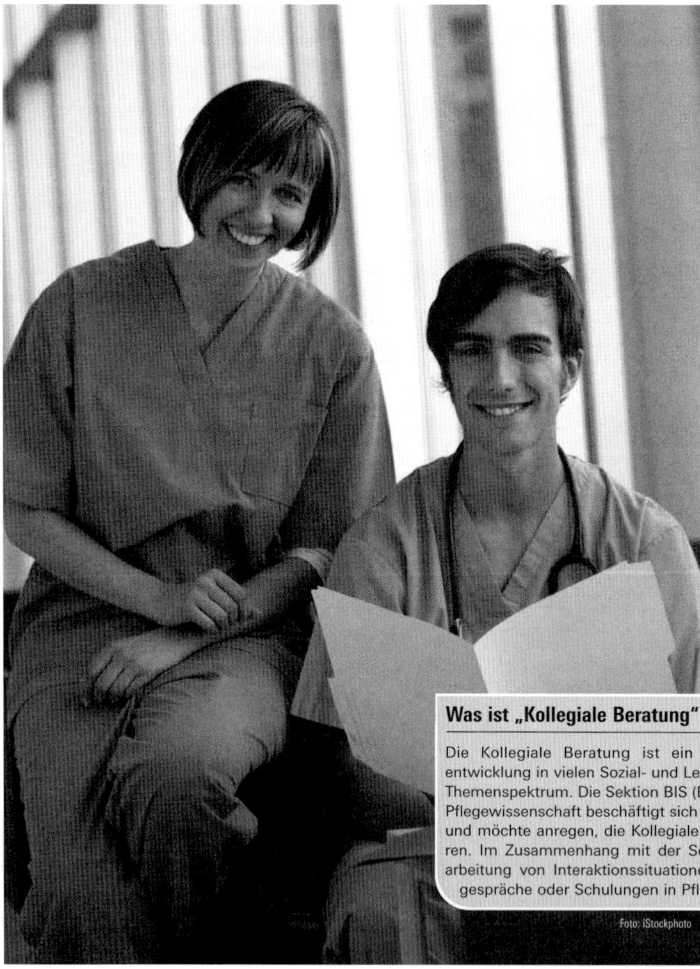

Foto: iStockphoto

In vielen Beratungsberufen ist eine systematische Supervision unumgänglich. Auch in der Pflege benötigen zahlreiche Teams einen regelmäßigen Austausch über ihre Arbeit. Dieser Austausch wird jedoch einerseits kaum eingefordert und andererseits auch kaum gewährt.

Kollegiale Beratung – Hilfe durch Kolleginnen und Kollegen auf gleicher Ebene – kann hier wertvolle Dienste leisten. Wichtig dabei ist: Kollegiale Beratung ist keine Billiglösung! Statt einen „externen Experten" als Supervisor einzuladen, findet ein gemeinsamer Austausch über Praxisfragen auf dem gleichen Erfahrungs- und Wissenshorizont statt. Es geht darum, Ideen zu entwickeln, Lösungen anzudenken und Entlastung zu geben. Die Kollegiale Beratung könnte als akzeptiertes und strukturiertes Verfahren in der Pflege etabliert werden.

Was ist „Kollegiale Beratung"

Die Kollegiale Beratung ist ein bewährtes Verfahren der Qualitätsentwicklung in vielen Sozial- und Lehrberufen. Sie eignet sich für ein weites Themenspektrum. Die Sektion BIS (Beraten – Informieren – Schulen) der DG Pflegewissenschaft beschäftigt sich seit über einem Jahr mit diesem Thema und möchte anregen, die Kollegiale Beratung in der Pflege breit zu etablieren. Im Zusammenhang mit der Sektionsarbeit geht es hier um die Aufarbeitung von Interaktionssituationen, also um Beratungen, Informationsgespräche oder Schulungen in Pflegezusammenhängen.

Pflegende nehmen wechselnde Rollen ein

Nach der Sichtung verschiedener Ansätze einigte sich die Sektion BIS (Beraten – Informieren – Schulen) der DG Pflegewissenschaft auf das Konzept von Tietze (2007). Tietze sieht die Kollegiale Beratung als Form einer Gruppenarbeit mit fünf bis zehn Teilnehmern. Er unterscheidet verschiedene Rollen wie den Ratsuchenden/Falleinbringer und die Kollegengruppe als Berater. Erforderlich ist ein Moderator. Dieser sorgt dafür, dass alle zu Wort kommen, ausreden können und bündelt die Ergebnisse. Tietze schlägt sechs Schritte vor und gibt eine Gesamtdauer von 35 bis 45 Minuten an:

- Rollen besetzen/Moderator festlegen,
- Fallsituation darstellen,
- Schlüsselfrage formulieren,
- Methodenwahl,
- Beratung,
- Abschluss.

Tietze geht davon aus, dass wechselnde Rollen eingenommen werden. Die Erfahrung zeigt, dass in den ersten Sitzungen ein Moderator gewählt werden sollte, der über eine gute Methodenkompetenz verfügt. Er wirkt als Rollenmodell, und andere Mitglieder können langsam an diese Rolle herangeführt werden. In Pflegezusammenhängen ist davon auszugehen, dass nicht erst ein Fall überlegt werden muss, sondern konkrete Anlässe vorhanden sind. Die Fallschilderung erfolgt spontan (evtl. mit Notizen, Flip-Chart), der Moderator stellt Verständnisfragen. Am Ende fragt die Beratergruppe nach. Die Zentrierung auf die Schlüsselfrage bestimmt den Verlauf und beinhaltet den Klärungswunsch.

Beispiel für ein Thema der Kollegialen Beratung

Frau Schneider, eine 75-jährige Patientin, ist wegen Durchblutungsstörungen im rechten Fuß/Unterschenkel (früher starke Raucherin) wiederholt auf der Gefäßstation aufgenommen worden. Die Therapie ist noch unklar; eventuell soll zum dritten Mal ein Bypass versucht werden. Frau Schneider ist in ihrer Mobilität eingeschränkt, sie leidet unter starken Schmerzen, zwei Zehen sind nekrotisch, am Knöchel und an der Ferse befinden sich chronische Wunden. Frau Schneider ist seit langem verwitwet, sie ist geistig fit und motiviert, ihr Leben wieder selbstständig in die Hand zu nehmen. Sie lebt in einer Eigentumswohnung im 1. Stock. Bis vor kurzem ist sie viel gereist, in den letzten 20 Jahren war sie weltweit unterwegs. Ihre größte Sorge ist eine Amputation. Sie befürchtet, nicht mehr in ihrer Wohnung bleiben zu können und abhängig von fremder Hilfe zu werden.
Gespräch am Aufnahmetag: Ich befinde mich im Zimmer von Frau Schneider, um ihr den Blutdruck zu messen; plötzlich kommt der Oberarzt kurz herein und meint zu Frau Schneider: „Wir versuchen es jetzt noch mal konservativ, wahrscheinlich müssen wir aber abschneiden ..." Danach dreht er sich um und verlässt den Raum. Frau Schneider beginnt sofort laut zu klagen und sagt, dass sie dann nicht mehr leben möchte. Daraufhin kommt der Arzt für zwei Sekunden zurück, tätschelt die Schulter von Frau Schneider mit den Worten „Na, na, na..." und geht dann rasch aus dem Zimmer.
Auch ich hatte wenig Zeit, um bei Frau Schneider zu bleiben – ich musste aber nun auf die heftige Reaktion reagieren. Ich habe mir einen Stuhl herangezogen und mich zugewandt. Richtig zufrieden bin ich aber mit der Gesprächssituation nicht. Frau Schneider hat die ganze Zeit laut geweint. Zunächst habe ich versucht klarzustellen, dass die jetzige Situation auch unbefriedigend ist: Schmerzen, Wunden, Abhängigkeit und ständig eine drohende Verschlechterung – Frau Schneider hat dazu genickt. Ich habe ihre Hand genommen und abgewartet.
Ich habe versucht, mir vorzustellen, wie schlimm die Vorstellung einer Amputation sein muss und habe ihr gesagt, dass es mir wahrscheinlich ähnlich ginge wie ihr. Dann habe ich sie gefragt, was denn für sie speziell so schlimm sei an einer Amputation. Frau Schneider hat wohl Angst, dass sie ihre Selbstständigkeit verliert, vielleicht sogar in ein Heim muss. Als ich anfing, über Prothesen zu sprechen, winkte sie ab. Ich sagte dann, dass die Prothesen heute funktional und leicht wären, gerade sei ein Mensch mit einer Prothese auf den Everest gestiegen. Es stellte sich dann heraus, dass Frau Schneider ein völlig überholtes Bild von Beinprothesen hatte; einer ihrer Schwager war nach einer Kriegsverletzung beidseitig oberschenkelamputiert. Jahrzehnte hatte er sich mit schwerfälligen Leder-Metallprothesen behelfen müssen, unförmigen, quietschenden Gestellen, die aufwändig angeschnallt werden mussten.
Ich habe überlegt, was ich Frau Schneider anbieten könnte, um sich mit einer modernen Prothese vertraut zu machen; dabei habe ich festgestellt, das wir keinerlei Informationsmaterial auf der Station haben, zudem war zurzeit kein Patient da, der bereits mit einer Prothese ausgerüstet war. Ich habe dann weiter versucht, die Offenheit der Situation zu bestätigen, eventuell klappe es ja noch mal mit gefäßerweiternden Medikamenten, Wund- und Schmerztherapie oder mit einem Bypass (obwohl sich eigentlich alle Gefäß-Patienten mittelfristig mit einer Amputation auseinandersetzen müssen). Ich habe Frau Schneider geraten, mit ihrem „kranken Fuß" zu reden und zu schimpfen (darauf meinte sie geistesgegenwärtig, dann komme sie wohl in die Psychiatrie). Ich konnte heraushören, dass sie nicht religiös ist, ansonsten hätte ich ihr eventuell empfohlen zu beten. Insgesamt ging es mir darum, einen „Abschied vom Fuß" anzudenken. Ich habe ihr angeboten, später wiederzukommen oder morgen mit ihr weiterzusprechen.
Das Gespräch dauerte etwa zwölf Minuten, mehr Zeit hatte ich einfach nicht. Sie hat sich kaum beruhigt. Wie hätte ich mich besser verhalten können?

Das vollständige transkribierte Kollegiale Beratungsgespräch finden Station24-Abonnenten als Anhang unter www.station24.de (unter Suche: „Kollegiale Beratung" eingeben).

Tietze gibt eine Reihe von Methoden an (Brainstorming, Schlüsselfrage usw.). Die Wahl der Methode richtet sich nach Fall/Frage. Allerdings zeigt sich, dass Gruppen gerne auf die gleichen Ansätze zurückgreifen. Hier wäre es wünschenswert, wenn im Laufe der Zeit Erfahrungen mit einem Repertoire gemacht werden könnten.

Anschließend beraten die Kollegen, bringen Lösungsideen ein, der Fallerzähler hört nur zu. Diese Phase dauert etwa zehn Minuten und nimmt damit die meiste Zeit ein. Zum Abschluss bewertet der Fallerzähler die Vorschläge, gibt eine Rückmeldung, welche Anregungen für ihn hilfreich sein könnten oder ob keine Idee geeignet scheint.

Jede Sitzung könnte mit einer kurzen Rückschau auf das letzte Treffen eröffnet werden. Eine kurze Reflexion könnte die Sitzung beenden. Es sollte ein knappes Protokoll angelegt werden.

24 | PRAXIS

Beratungsformen

	Balint	Supervision	Coaching	Mentoring	Kollegiale Beratung[1]
Definition	Balint-Gruppen sind im klassischen Verständnis Arbeitsgruppen von ca. acht bis zwölf Ärztinnen bzw. Ärzten, die sich unter der Leitung eines erfahrenen Psychotherapeuten regelmäßig treffen, um über „Problempatienten" aus ihrer Praxis zu sprechen	Supervision ist eine Form der Beratung, die einzelne Teams, Gruppen und Organisationen bei der Reflexion und Verbesserung ihres personalen, beruflichen oder ehrenamtlichen Handelns begleitet	Coaching bezeichnet die lösungs- und zielorientierte Begleitung von Menschen, vorwiegend im beruflichen Umfeld, zur Förderung der Selbstreflexion sowie der selbstgesteuerten Verbesserung der Wahrnehmung, des Erlebens und des Verhaltens	Mentoring beschreibt einen Beratungsprozess, in dem eine lebens- und/oder unternehmenserfahrene Person eine noch unerfahrene Person gezielt begleitet und fachliches und/oder Erfahrungswissen weitergibt	Die Kollegiale Beratung ist eine Beratung unter beruflich Gleichgestellten, bei der nach Lösungen für ein konkretes Problem gesucht wird. Sie kann die sogenannte „Fallberatung" einschließen. Sowohl unter Arbeits- und Berufskollegen möglich
Ziel	Verbesserte Arzt-Patient-Beziehung, die schließlich zu einem verbesserten Verständnis und einer verbesserten Behandlung des Patienten führen soll	Supervision zielt auf das Verhalten gegenüber Klienten, Kunden, Patienten oder im Team und somit auf die Professionalisierung des beruflichen Handelns und die Bewältigung von Belastungen im Zusammenhang mit dem beruflichen Alltag	Ziel des Coachings im beruflichen Kontext ist vor allem die Verbesserung der Lern- und Leistungsfähigkeit, die Erweiterung der Wahrnehmung und der Handlungsoptionen des Klienten unter Berücksichtigung seiner Ressourcen. Eine enge Definition von Coaching versteht darunter ausschließlich das Coaching von Führungskräften	Ziel ist, den Mentee bei seiner persönlichen oder beruflichen Entwicklung zu unterstützen	Ziele können sein: - die Verbesserung der Interaktions- und Kommunikationsfähigkeiten der Teilnehmer - die Qualifizierung der Beratungs- und Coachingkompetenzen der Teilnehmer - die Qualitätssicherung und Qualitätsverbesserung Das Ergebnis wirkt von der konkreten „Problemsituation" losgelöst nach
Inhalt	„Problempatienten" aus der täglichen Arbeit	Arbeitsbezogene Reflexion des beruflichen Handelns, also innerseelische und zwischenmenschliche Wirkfaktoren und Potenziale	Arbeitsbezogenes Finden von konkreten, anlassbezogenen (pragmatischen) Lösungen	Bereiche, die in Mentoring-Beziehungen thematisiert werden, reichen von Ausbildung, Karriere, Netzwerkeinbindung, -aufbau und Freizeit bis hin zur Persönlichkeitsentwicklung, Glauben und Spiritualität	Arbeitsbezogenes Finden von konkreten, anlassbezogenen (pragmatischen) Lösungen. Teamkonflikte sollten nicht thematisiert werden
Methode	Freier Bericht über ein Fallbeispiel. In der Regel schildert ein Gruppenteilnehmer eine Begegnung mit einem Patienten. Die Gruppe untersucht dann gemeinsam im freien kollegialen Gespräch, in freier Assoziation und Fantasie die daraus erkennbare Arzt-Patient-Beziehung	Je nach Setting (s. u.), Ausrichtung (s. u.) und Zielstellung	Der Coach gibt gezieltes Feedback, vermeidet aber direktive Interventionen (Ratschläge, Handlungsanweisungen), wie z. B. beim Consulting	Offenes Feedback und kritische Diskussion	Kollegiale Beratung ist ein systematisches Beratungsgespräch, in dem Kollegen sich nach einer vorgegebenen Gesprächsstruktur wechselseitig zu beruflichen Fragen und Schlüsselthemen beraten und gemeinsam Lösungen entwickeln
Ausrichtung	Psychodynamisches Krankheitsverständnis der Psychoanalyse	Je nach historischer Wurzel und „Schule" eher tiefenpsychologisch, social-groupwork, klientenzentriert oder systemisch	Es können verschiedene Interventionstechniken zum Einsatz kommen, z. B. aus der Verhaltenstherapie, der Transaktionsanalyse, der lösungsfokussierten Kurzzeittherapie, der provokativen Therapie und der Neurolinguistischen Programmierung. In der Praxis werden oft Mischformen verwendet. Eine klare methodische Eingrenzung gibt es nicht	Nicht festgelegt	Nicht festgelegt
Setting	Gruppe arbeitet unter der Leitung eines erfahrenen Psychotherapeuten	- Einzelsupervision - Gruppensupervision - Teamsupervision - Fallsupervision - Lehrsupervision - Analytische Balint-Gruppen	Im Regelfall: Eins-zu-eins-Coaching	- Informelles Mentoring - Institutionalisiertes Mentoring-Programm - Internes Mentoring - Externes/organisationsübergreifendes Mentoring, Cross-Mentoring - Individuelles Mentoring - Team-Mentoring - Cross-Gender-Mentoring - Equal-Gender-Mentoring - e-Mentoring - Peer-Mentoring - Support-Mentoring	Beratung im Team/in der Gruppe, in der meist fünf bis acht Teilnehmer nach einer effizienten zeitlichen und inhaltlichen Gliederung „Praxisanliegen" bearbeiten. Jedes Gruppenmitglied stellt nacheinander sein/ihr Anliegen aus dem persönlichen Arbeitsalltag vor und erhält von allen Teammitgliedern Ideen, Tipps, Lob und alternative Vorgehensvorschläge. Die Rollen wechseln rotierend
Berater	**Psychotherapeut (extern[2])**	**Supervisor (extern)**	**Coach (extern)**	**Mentor (extern)**	**Team-/Gruppenmitglied (intern)**

Kollegiale Beratung erfolgreich einführen

Die Einführung der kollegialen Beratung muss durch die Führungsebene unterstützt werden. Die Besprechungen finden selbstverständlich in der Dienstzeit statt, und ein ungestörter Raum ist notwendig. Das Team begegnet sich mit Wertschätzung und Respekt. Zwistigkeiten haben in der Kollegialen Beratung nichts zu suchen – die Teilnahme ist freiwillig, es geht nicht um die Bewertung von Verhalten. Hier ist vorstellbar, dass zunächst Pflicht-Schnupperveranstaltungen angeboten werden, bevor sich ein Team entscheidet, die Kollegiale Beratung dauerhaft einzuführen. Sinnvoll sind zunächst feste Termine, dann aber Treffen nach Bedarf.
Oft bestehen anfangs Vorbehalte oder gar Ängste. Zudem ist es für Pflegeteams eventuell ungewohnt, in dieser Weise zu kommunizieren. „Das machen wir schon, wir reden nebenbei miteinander", heißt es manchmal.
Es zeigt sich aber, dass die Struktur Sicherheit gibt und es dann auch gut gelingen kann, in diesen fachlichen Austausch zu kommen. Ist der Start gelungen, können sich manche Gruppen nicht mehr vorstellen, ohne diese Hilfe auszukommen.

Zu überlegen wäre, ob die Sitzungen getrennt nach Hierarchieebenen erfolgen. Möglicherweise könnte die Anwesenheit von Vorgesetzten das Verfahren beeinflussen. Erkenntnisse aus anderen Sozialberufen zeigen, dass Teams durch Kollegiale Beratung „wachsen" können: Kompetenzen nehmen zu, die gegenseitige Wertschätzung steigt.
Beispiele für Gesprächssituationen:

- Information von aufgeregten Angehörigen auf der Intensivstation,
- Gespräch mit einer Brustkrebsbetroffenen nach der ersten Chemotherapie,
- Gespräch mit einer überforderten Frau, die ihren demenzkranken Mann pflegt,
- Beratung von Eltern, die ihr Frühgeborenes nach Hause nehmen,
- Schulung eines Stomaträgers, der sich sorgt, nicht allein zurechtzukommen,
- Gespräch mit einem Altenheimbewohner, der sich aufgegeben hat,
- Informationsgespräch mit einer pflegenden Tochter nach einem Pflegekurs,
- Beratung eines Patienten nach Unterschenkelamputation.

Im Gegensatz zu anderen Gruppenberatungsmethoden (vgl. Abb.) verzichtet die Kollegiale Beratung auf einen externen Berater. In Balint- oder Supervisionsgruppen werden speziell ausgebildete Supervisoren – oft sogar notwendigerweise mit therapeutischer Ausbildung – als Experten (primär) für die Methode hinzugezogen. Die Kollegiale Beratung hingegen greift auf das Expertenwissen aus der Gruppe zurück.
Betrachtet man die Ziele, die verwendeten Methoden, das Setting oder die Inhalte der Beratungsformen, gibt es immer wieder Überschneidungen. Die Sektion BIS sieht als Ziel Kollegialer Beratung primär das arbeitsbezogene Finden von konkreten, anlassbezogenen und gerne auch pragmatischen Lösungen. Eine solche Zielebene kann sich ebenfalls im Bereich der Supervision, aber auch in Einzelberatungsformen wie dem Coaching finden. Im internationalen Raum wird Kollegiale Beratung auch häufig als Intervision oder Peergroup-Supervision bezeichnet. Diese Begriffe sind jedoch zumeist nicht trennscharf beschrieben.

Vielfältiger Einsatz möglich

Wünschenswert wäre der regelmäßige Einsatz von Kollegialen Beratungen – durchaus als ein Format unter anderen Angeboten wie etwa Kurzfortbildungen, Fallbesprechungen, Orga-Sitzungen, ethischen Reflexionen und andere mehr. Dadurch könnte eventuell die ritualisierte tägliche Übergabe verkürzt und ergänzt werden. Einige Gruppen haben die Kollegiale Beratung bereits als Verfahren eingesetzt, etwa in Projekten zum hebammengeleiteten Kreißsaal oder die Modifikation als „Kollegialer Dialog" im Internationalen Förderverein Basale Stimulation als Teil eines Qualitätssicherungskonzeptes. Der Ablauf nach Tietze wurde beibehalten, es beraten sich hier aber „nur" zwei Experten miteinander.
Die Gruppenform nach Tietze wird künftig in der neuen Beratungsweiterbildung „Wittener Werkzeuge" ausgeübt und ebenfalls als begleitendes Verfahren in der neuen Qualifikation „Familienmoderation bei Pflegebedürftigkeit" (Unfallkasse NRW) eingesetzt. Denkbar sind auch ganz andere Formen Kollegialer Beratung, etwa in Experten-Netzwerken im Internet – hier entfällt allerdings die (sehr notwendige) Teamentwicklung in der Pflege.

Literatur:

Franz, H. W.; Kopp, R. (2003): Kollegiale Fallberatung. Edition Humanistische Psychologie. Bergisch Gladbach
Lippmann, E. (2004): Intervision. Springer. Berlin. Heidelberg. New York
Tietze, K. O. (2007): Kollegiale Beratung. Problemlösungen gemeinsam entwickeln. Reinbek. Hamburg.

Anschrift für die Verfasser:

Prof. Dr. Angelika Abt-Zegelin
Universität Witten/Herdecke
Department für Pflegewissenschaft
Stockumer Straße 10–12
58453 Witten
E-Mail: angelika.zegelin@uni-wh.de

[1] Kollegiale Beratung in der Pflege wird zum Teil (insbesondere international betrachtet) auch als Intervision oder Peergroup-Supervision bezeichnet. Diese Begriffe sind jedoch oft nicht trennscharf beschrieben, sodass die Sektion BIS sich entschlossen hat, immer von „Kollegialer Beratung" zu sprechen, wenn diese Beratungsform gemeint ist.
[2] Extern/intern: aus der Perspektive des/der zu Beratenden

Tabelle zusammengestellt von Martin Schieron, Diplom-Pflegewissenschaftler (FH)
Quellen:
www.wikipedia.org
http://www.kollegiale-beratung.de (Tietze)
http://paedagogik.homepage.t-online.de/ko_berat.htm

ten wir das „Erste ethische Postulat für Berater“ für bedeutsam, wie es von Gunther Schmidt, renommierter Psychotherapeut aus Heidelberg, definiert worden ist: „Berater haben die Pflicht, es sich in jeder Hinsicht gut gehen zu lassen – nur dann sind sie in der Lage, all ihre Potenziale dem Klienten zur Verfügung zu stellen!“

Also ging es im dritten Schritt um die Frage, wie ein solches „Es sich gut gehen lassen!“ für Pflegende gewährleistet werden kann. Wieder haben wir Werkzeuge definiert, nun im Sinne von Selbst-Werkzeugen – und alles unter der Überschrift „SelfCare“ zusammengefasst.

SelfCare heißt:
Mit sich selbst in einer Art und Weise umgehen, die einen kraftvoller, ideenreicher und mutiger macht und selbstvertrauender handeln lässt.

Für die Definition dieser Selbst-Werkzeuge sind wir wieder von den fünf Beratungsmodalitäten ausgegangen:

- Sehen, das heißt, sich selbst achtsam im Blick haben = Introspektion,
- Hören, das heißt, sein Ohr „hellhörig“ nach innen richten = Intuition,
- Fühlen, das heißt, ganz bei sich selbst sein = Selbst-Spürung,
- Sprechen, das heißt, sich selbst positiv instruieren = Selbstermutigung,
- Tun, das heißt, für sich selbst gut sorgen = Selbststärkung.

Natürlich lassen sich auch hier für jedes Selbst-Werkzeug wieder vielerlei Anwendungsformen beschreiben. Für „Selbststärkung“ zum Beispiel reicht das Spektrum von kurzzeitigen Selbstinterventionen (wie etwa tief Luft holen, bewusst Schultern entspannen, sich körperlich aufrichten, einen Kaffee genießen usw.) über mittelfristige Aktionen (wie etwa kollegiale Unterstützung im Rahmen von Fallbesprechungen nutzen, Fortbildungsveranstaltungen besuchen, Ausgleichssport betreiben, sich in der freien Natur bewegen, Auszeiten genießen, Freundschaften pflegen usw.) bis hin zu lebensthematischen Aspekten (wie etwa spirituelle Ideen erweitern und vertiefen, Sinn suchen usw.).

Gegenüber einer geradezu unendlichen Fülle an Möglichkeiten von Selbststärkung sind für eine konkrete Auswahl die individuellen Bedürfnisse ent-

Machen Sie mit bei der „Wittener Werkzeug-Sammlung" für Beratung in der Pflege!

Wie sieht eigentlich Ihre Werkzeug-Sammlung für Beratung in der Pflege aus? Welche Tools verwenden Sie am häufigsten, am liebsten, am effektivsten? Vielleicht mögen Sie einmal eine Inventurliste erstellen und sich überraschen lassen, wie gut Sie ausgestattet sind. Und wie bei Werkzeugkisten von Handwerkern auch, gibt es natürlich von Person zu Person Unterschiede – je nach Arbeitsplatz, nach Erfahrung, nach individuellen Vorlieben ... Aber ich versichere Ihnen, das Bewusstsein über Ihre vielfältigen Möglichkeiten, um anderen ein hilfreicher Gesprächspartner zu sein, wird Ihre Arbeit nicht nur erfolgreicher, sondern auch erfüllender machen.
Und nun meine Einladung an Sie: Machen Sie mit bei der „Wittener Werkzeug-Sammlung" für Beratung in der Pflege! Wie Sie das tun können? Ich würde sehr gerne einige Ihrer Werkzeuge beziehungsweise deren Anwendungen kennenlernen, und zwar aus dem Bereich SelfCare.
Konkret: Was hilft Ihnen, um es sich bei der Arbeit immer wieder mal gut gehen zu lassen? Das ist ja Gunther Schmidts eindringlicher Appell an Beraterinnen und Berater. Schicken Sie mir per Mail einfach ein paar Stichworte dazu. Und ich verspreche Ihnen, dass ich alle Ideen zusammentragen und in meinem nächsten Beitrag für diese Zeitschrift veröffentlichen werde. Das wird bestimmt eine spannende Sache!
Meine Mail-Adresse: guenter-bamberger@t-online.de
Und vorab schon mal ganz herzlichen Dank!

scheidend, und die werden sich von Situation zu Situation sowie von Zeit zu Zeit ändern.

Humanismus und Solidarität als Leitbilder

Grundlegend für das ganze Beratungskonzept ist ein humanistisches Menschenbild, welches den Anderen als autonomes, selbstverwirklichendes sowie ziel- und sinnorientiertes Individuum sieht. Ausführlich beschrieben sind diese drei Aspekte im Programm der Humanistischen Psychologie (Abraham Maslow, Carl Rogers u. a.).

Zugleich ist in der helfenden Begegnung von Pflegenden und Patienten ein solidarisches Mit-Menschenbild handlungsleitend: Solidarität steht hier für das Gefühl, einander verbunden zu sein, für das konkrete Sich-umeinander-Kümmern und für die Überzeugung, dass man gemeinsam etwas zum Guten wenden kann.

Es ist geplant, die Details zu all diesen verschiedenen „Wittener Werkzeugen" auf einer eigenen Website zu präsentieren – in Abbildung 1 ein Beispiel daraus.

DoubleCare

Die eigentliche Professionalisierung für „Beratung in der Pflege" besteht darin, Wege zu finden und Methoden zu definieren, um die Pflegenden bei der Wahrnehmung und der Umsetzung dieser verschiedenen Aspekte von „DoubleCare" in systematischer Weise zu unterstützen.

DoubleCare heißt:
Mit sich und mit anderen in einer Art und Weise umgehen, die kraftvoller, ideenreicher und mutiger macht – und mit einem größeren Vertrauen in sich selbst und in andere korrespondiert.

Vielleicht steht dann zu einem späteren Zeitpunkt sogar zur Diskussion, eine entsprechende Zertifizierung auszuarbeiten, zum Beispiel in Kooperation mit der Deutschen Gesellschaft für Beratung.

Betriebswirtschaftliche Argumentation

Wenn man sich die Statistiken des Instituts für Arbeitsmarkt- und Berufsforschung zur Verweildauer der Arbeitnehmer in den verschiedenen Berufen anschaut, dann ist eklatant, dass Pflegekräfte im Bereich Altenpflege und Krankenpflegehilfe nicht lange durchhalten: Durchschnittlich erreichen sie nur 8,4 beziehungsweise 7,5 Jahre. Für den Arbeitgeber und sein „Humankapital" stellt das eine Katastrophe dar. Es müssen immer wieder neue Mitarbeiter gesucht, ausgewählt und dann eingearbeitet werden, übergangsweise ergibt sich die Notwendigkeit von Notfallplänen, das ganze Arbeitsklima leidet unter der hohen Fluktuation und so weiter. Und diese prekäre Situation wird sich in den kommenden Jahren noch verschärfen, und zwar dadurch, dass die Anzahl der pflegebedürftigen Personen gravierend ansteigt.
Parallel dazu führt der demografische Wandel zu einem Fachkräftemangel. „Es wird nicht genug Personal und nicht genug Heime geben, um das zu stemmen", sagt Wolfgang Wanning, Geschäftsführer der Evangelischen Heimstiftung.
Maßnahmen, um die Arbeitsbelastung für die Pflegenden erträglicher zu machen, sind dringend angezeigt – ebenso wie Maßnahmen, um die Pflegekräfte in ihrer Resilienz zu stärken.
Ich denke, dass die mit dem „DoubleCare-Beratungsansatz für die Pflege" intendierte SelfCare einen wichtigen und allseits lohnenden Beitrag hierzu leisten könnte. Dass nebenbei dann auch noch die Patienten von der damit einhergehenden PatientCare profitieren, mag man als erfreulichen Nebeneffekt ansehen.
Langfristig möchte ich jedoch auch hier für eine betriebswirtschaftliche Validierung plädieren, indem man sich überlegt, wie eine wissenschaftliche Studie mit Untersuchungsgruppe, Kontrollgruppe und so weiter anzulegen ist.

Anschrift des Verfassers:
Günter G. Bamberger
Obere Schillerstraße 45, 72076 Tübingen
E-Mail: guenter-bamberger@t-online.de
www.coachwalk.de

Entscheidend ist eine Haltung der Eingelassenheit

Bamberger, G. G. (2013). Entscheidend ist eine Haltung der Eingelassenheit [Interview]. *Die Schwester Der Pfleger, 52*(7), 640–645.

Gelingende Kommunikation. Für ein gutes Gespräch reichen Gesprächstechniken allein nicht aus. Wir sprachen mit dem Diplom-Psychologen Günter G. Bamberger, warum die kommunizierte Hilfe von Mensch zu Mensch so wichtig ist, wie sie – auch unter Zeitdruck – gelingen kann und warum auch die Pflegenden davon profitieren, wenn sie sich auf den Patienten einlassen.

Interview mit Günter G. Bamberger

„ENTSCHEIDEND IST EINE HALTUNG DER EINGELASSENHEIT"

Herr Bamberger, warum ist es so wichtig, mit Patienten zu reden?
Menschen sind zuwendungsbedürftig. Sie, ich, wir alle. Und wir alle kennen die wunderbare Erfahrung, wenn wir in einem Gespräch wirklich einander zugewandt sind. Dann spüren wir Nähe, Wertschätzung, Selbstbestätigung. Das sind Momente, in denen man sich in seiner ganzen Person lebendig fühlt.

Wenn ich mich durch irgendwelche Umstände bedroht sehe, dann finde ich mich in einem geradezu gegenteiligen Erleben wieder: Angst. Mir geht es zum Beispiel schon so, wenn ich nur eine Klinik betrete, weil ich dort jemanden besuchen möchte. Es genügt der Geruch von Krankenhaus, und Gefühle von Hilflosigkeit und Ausgeliefertsein werden in mir wach. Um wie viel bedrohlicher wird es dann jemand empfinden, dem eine gravierende medizinische Diagnose gestellt worden ist und der sich nun als Patient zur Behandlung in eine Klinik begibt?

Was ist für Menschen in dieser Situation am wichtigsten?
Jeder weiß, was Menschen in einer solchen Situation benötigen: Zuwendung, Verständnis, Unterstützung, Klärung, Ermutigung. All das kann durch Gespräche vermittelt werden: kommunizierte Hilfe von Mensch zu Mensch. Das ermöglicht es dem Patienten, wieder zu sich selbst zu kommen, dann auch wieder seine Stärken zu spüren und sich damit schließlich als aktiver Patient einzubringen.

Womit er auch befähigt wird, aktiv an seiner Behandlung mitzuwirken…
Genau. Das Gespräch mit dem Patienten bewirkt nicht nur, dass dieser sich besser fühlt. Er wird auch von sich aus den medizinischen Behandlungsprozess aktiver und effektiver mitgestalten können. Ferner stärkt eine solche unterstützende Gesprächskultur die Pflegenden und die Ärzte selbst: Sie machen die unmittelbare Erfahrung, dass sie im Gespräch mit Patienten etwas zum Besseren wenden können. In der Psychologie spricht man von „Selbstwirksamkeit" – und weiß, dass es sich um einen zentralen Faktor für Resilienz handelt.

Pflege ist ein sehr körpernaher Beruf. Spielt das ebenfalls ein Rolle?
Auf jeden Fall. Wohl in keinem anderen Beruf besteht so viel körperliche Nähe wie im Bereich der Pflege. Um

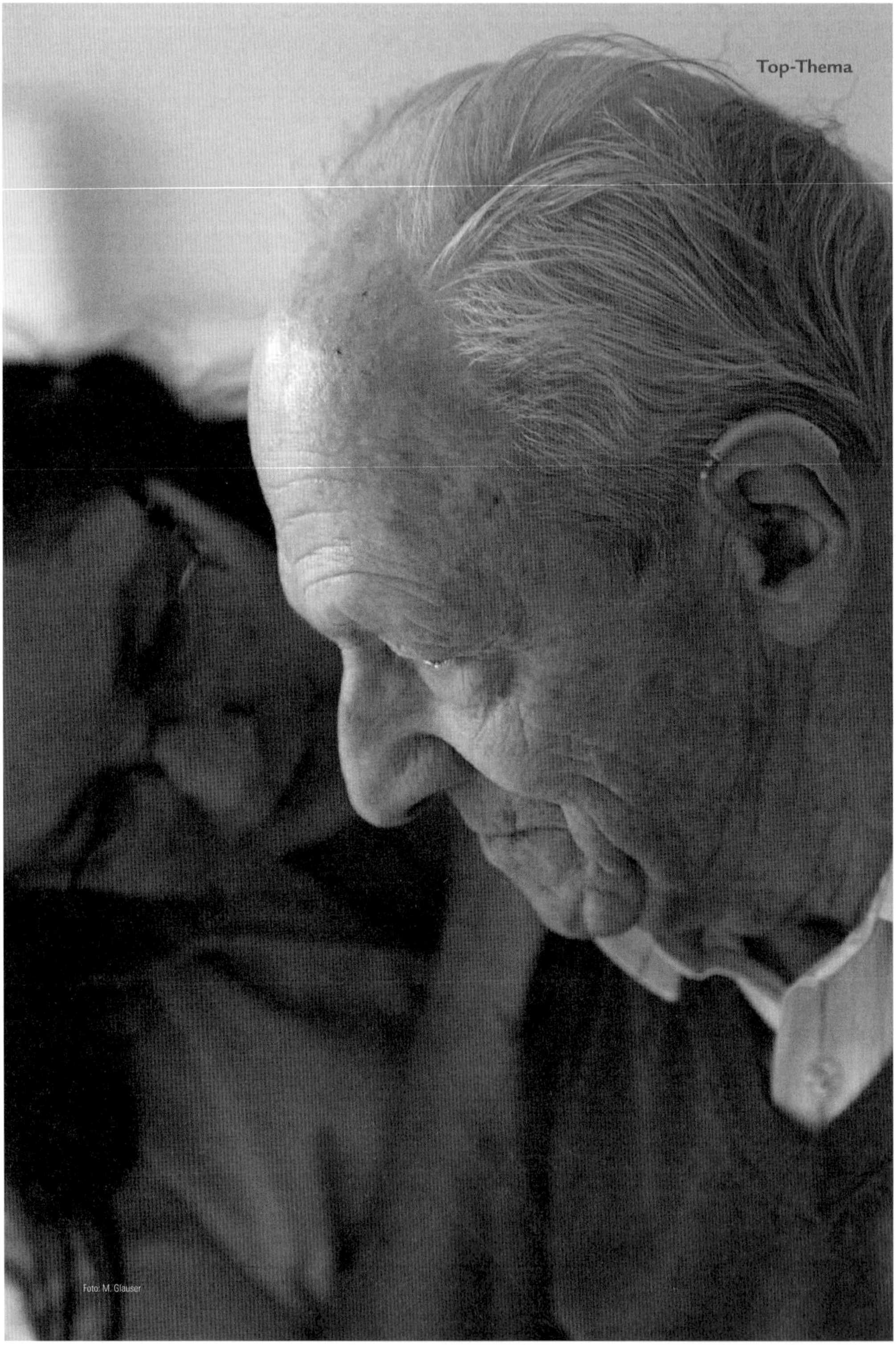
Top-Thema
Foto: M. Glauser

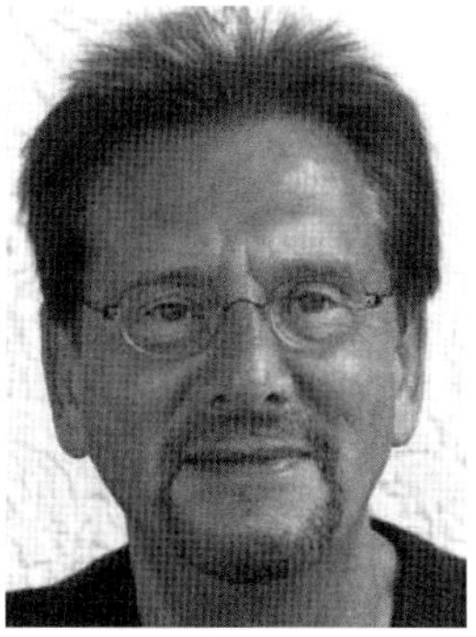

„GESPRÄCHSBEDARF LÄSST SICH AM EINFACHSTEN HANDHABEN, WENN MAN UNMITTELBAR DARAUF EINGEHT, VERSCHLEPPTES WIRD MEIST KOMPLIZIERT UND ZEITAUFWENDIG."

Günter G. Bamberger, Diplom-Psychologe

diese Intimität zuzulassen – und zwar auf beiden Seiten –, muss zuvor eine entsprechende emotionale Nähe geschaffen worden sein. Sonst erlebt sich der Patient als bloßes Objekt einer medizinischen Fallbehandlung beziehungsweise einer gänzlich unpersönlichen Apparatemedizin. Und damit sind wir wieder beim Gespräch. Also, es ist wichtig, mit den Patienten zu reden, um die Dinge zu klären und die Menschen zu stärken!

Wie schaffe ich Situationen, in denen sich Gespräche und emotionale Nähe entwickeln können? Der Alltag in Kliniken und Pflegeeinrichtungen ist ja doch meistens durch Hektik geprägt ...
Ja, Hektik ist ein großes Problem! Deshalb sollten Pflegende darauf achten, dass ihnen für Gespräche ein ruhiger Raum zur Verfügung steht; auch das Schild „Bitte nicht stören!" hat sich bewährt; die Stühle am besten im rechten Winkel zueinander positionieren. Dann unbedingt sich Zeit nehmen für ein Warming-up, man muss zuerst miteinander vertraut werden. Ganz wichtig sind die nonverbalen Signale und dabei vor allem eine offen-zugewandte Körperhaltung. Für das eigentliche Gespräch kommt es natürlich auf die richtigen Gesprächstechniken an ...

Nein, alles Quatsch natürlich! Zwar kann man in historischen Beratungs-Lehrbüchern tatsächlich solche Zutatenlisten finden, und im Prinzip schadet das ja auch nicht. Aber an das Geheimnis eines guten Gesprächs – und besonders im Klinikalltag – kommt man damit nicht heran. Dazu muss man in einer ganz anderen Richtung suchen: Nicht in solchen eher äußerlichen, situativen Bedingungen, sondern in sich selbst, in der eigenen Person. Es geht um Einstellungen und Haltungen, um die ganz schlichte Frage: „Will ich das überhaupt? Will ich mich auf ein Gespräch, auf eine solche emotionale Nähe mit dem Patienten wirklich einlassen?"

Wie gelingt dieses Sich-Einlassen, wenn ich es möchte?
Wenn Sie als Pflegende sich auf ein Gespräch mit dem Patienten einlassen *mögen*, dann haben Sie alle notwendigen Voraussetzungen dazu schon erfüllt – mehr braucht es nicht! Dann wird eine Begegnung auf menschlicher Ebene möglich, ein Sich-Einlassen aufeinander. Entscheidend ist die Haltung der Eingelassenheit.

Aber selbst wenn ich mich als Pflegende einlassen möchte: Fehlt nicht tatsächlich häufig einfach die Zeit?
Dem stimme ich voll und ganz zu! Jedenfalls so lange, wie Sie unter Gespräch beziehungsweise Beratung in der Pflege sich so etwas vorstellen, wie es institutionalisierte Berater betreiben, also zum Beispiel Berufsberater, Erziehungsberater, Lebensberater. Im Kontext Krankenhaus sehe ich jedoch eine völlig andere kommunikative Ausgangslage gegeben, und zwar dadurch, dass die Pflegenden durch die Pflege und die medizinische „Versorgung" körperlich schon ganz nah am Patienten sind, und das sehr, sehr oft im Verlaufe des Tages beziehungsweise des Krankenhausaufenthalts. Es sind unglaublich viele Momente einer intensiven Nähe.

Und diese Momente intensiver Nähe gilt es stärker zu nutzen?
Ja. Hier geht es um die Frage, ob ich mich im Rahmen der körperlichen Nähe zugleich auf Emotionales einlassen mag, ob solch ein ganzheitliches Pflegeverständnis zu meiner Selbstdefinition als Pflegende gehört, ob ich selbst solche Gespräche beginnen mag. Dadurch, dass es meist nur kurze Momente der Nähe sind, kann ich natürlich auch „distanziert" bleiben: Bevor der Patient richtig zum Sprechen kommt, bin ich schon wieder weg. Allerdings kann Zeitinvestition durch ein Gespräch im richtigen Moment durchaus an anderer Stelle auch wieder Zeit sparen. Denn: Patienten, die sich emotional alleingelassen fühlen, werden in ihrer Not beim nächsten Kontakt mit Ihnen „klammern" oder Sie als Spezialist für das Körperliche verstärkt wegen körperlicher Beschwerden rufen, oder auf die Idee kommen, nachts die Klingel zu drücken.

Was passiert mit den Pflegenden, die auf diese Weise „distanziert" bleiben?

Als Pflegende spüren Sie quasi automatisch die emotionale Befindlichkeit des Patienten, Sie können Ihre Empathie nicht einfach ausschalten. Wenn es bei diesem Spüren, hier dem Spüren von Leid, bleibt, dann wird daraus für Sie emotionale Beanspruchung und Belastung. Das kennen Sie, und das belegt die aktuelle Empathie-Forschung. Eine völlig andere psychische Befindlichkeit stellt sich jedoch dann ein, wenn Sie über die bloße Empathie hinausgehen und in irgendeiner Weise aktiv werden, zum Beispiel mit dem Patienten über seine Ängste sprechen, Verständnis signalisieren, vielleicht sogar neue Sichtweisen ermöglichen. Tania Singer am Max-Planck-Institut in Leipzig nennt das „Compassion". Das Mitgefühl für den Patienten wird auf diese Weise zu einer Art von Selbstschutz und Selbstfürsorge für die Pflegenden selbst! Man kann aber auch wie Angelika Zegelin, Professorin an der Uni Witten/Herdecke, folgende wunderschöne Beschreibung wählen: „Gespräche sind Pflegehandlungen" – und ergänzen: für beide!

Gibt es Regeln für Gespräche zwischen Pflegenden und Patienten?

Gespräche im Krankenhaus beginnen meist damit, dass sich ein Patient mit einer Frage an die pflegende Person wendet. Beispielsweise möchte er wissen, wie denn die bevorstehende Operation ablaufen wird. Erhält er die gewünschte Information, ist die Sache manchmal geklärt – oft aber auch nicht. Denn das, was allein der Wortlaut einer Frage vermuten lässt, beinhaltet selten die ganze Frage. Oft geht es unausgesprochen auch um Emotionales, hier im Beispiel vermutlich um das Erleben von Unsicherheit und Angst. Der Patient hat die Hoffnung, dass der Angesprochene das spürt und sich darauf einlässt. Gespräche in der Pflege beinhalten meist kognitive Klärung plus emotionale Stärkung!

Wenn man also eine erste Regel für das Gespräch zwischen Pflegenden und Patienten formulieren wollte, dann könnte die so lauten: „Nicht nur faktisch hinhören, sondern immer auch empathisch mithören!" Man braucht also tatsächlich zwei Ohren! Nur so gelingt das, was ich „Haltung der Eingelassenheit" genannt habe.

Also, bevor man überlegt, worüber man reden sollte, möchte ich zuallererst dazu einladen, gut zuzuhören. Der Philosoph Gerd B. Achenbach hat das so formuliert: „Zuhören, das ist die Seele des Gesprächs!" Und das gilt für jegliches Gespräch, nicht nur für das zwischen Pflegenden und Patienten.

Wie gelingt es, Patienten emotional zu stärken?

Wenn es Ihr Ziel ist, dass ein Patient sich bestärkt fühlen kann, dann müssen Sie psycho-logischerweise seine Stärken zum Thema machen beziehungsweise das, was er an Stärken gewinnen kann. Solche Merkmale der Person, die geeignet sind, um sich kraftvoll zu erleben und entsprechend zu handeln, bezeichnet man als „Ressourcen". Das können Fähigkeiten, Kenntnisse, Fertigkeiten, Erfahrungen, Interessen, Haltungen, Überzeugungen, Hoffnungen, Glaubensinhalte und so weiter sein. Solche Ressourcen zu identifizieren, über die der Patient schon verfügt oder die er erreichen kann, und sie ihm bewusst zu machen, genau darum geht es in unterstützenden, stärkenden Gesprächen. Man nennt das „Resourcing".

Wie kann ein solches Resourcing aussehen?

Pflegende können das zum Beispiel mit der expliziten Wertschätzung von Merkmalen des betreffenden Patienten tun, zum Beispiel dessen Überzeugung, dass Handeln besser ist als Abwarten. Wertschätzung ist Nahrung für die Seele! Oder es mag hilfreich sein, daran zu erinnern, wie der Patient in anderen herausfordernden Situationen sich Mut zuspricht. Und wenn der Patient wieder spürt, wie stark ihn diese Ressourcen machen, wird er mit der augenblicklich schwierigen Situation anders, nämlich resilienter, umgehen können. Solche erweiternden Einsichten in die eigene Person führen kognitiv zu einem gesteigerten Bewusstsein von Stärke und Selbstwirksamkeit, emotional korrespondieren damit Hoffnung und Zuversicht, aktional werden erweiterte Handlungspläne und die entsprechenden Verhaltensweisen möglich. Die Gesprächsregel

„ZUHÖREN, DAS IST DIE SEELE DES GESPRÄCHS!" UND DAS GILT FÜR JEGLICHES GESPRÄCH, NICHT NUR FÜR DAS ZWISCHEN PFLEGENDEN UND PATIENTEN.

könnte also lauten: „Sprich das an, was diese Person stark macht beziehungsweise was ihr Stärke geben könnte!"

Was ist, wenn der Patient eine größere emotionale Nähe gar nicht möchte?

Es ist natürlich klar, dass ich jemanden für meine Sichtweise nur dann gewinnen kann, wenn er tatsächlich sich auf meine Sicht der Dinge einlassen mag. Wir brauchen hier korrespondierend zur Eingelassenheit des Pflegenden eine synchrone Eingelassenheit des Patienten. Und wie kann ich ihn dazu einladen? Das entscheidende Stichwort lautet wieder: Empathie! Bevor ich den Klienten auf eine neue, kraftvolle Perspektive aufmerksam mache – „Resourcing" –, muss er davon überzeugt sein, dass ich ihn in seiner Ausgangslage verstanden habe, dass ich ihm gefühlsmäßig nahe bin. Empathie bedeutet, sich in die innere Welt des anderen hineinzuversetzen, sich dessen emotionale Befindlichkeit zu vergegenwärtigen – und ihm dies explizit zurückzumelden. Als Gesprächsregel formuliert: „Hilfreiche Kommunikation ergibt sich dadurch, dass ich die Gefühle des anderen bewusst wahrnehme, dass ich mich davon berühren lasse – und dass ich das ausspreche!"

Oft ist es aber so, dass Pflegende nur begrenzt Zeit haben, der Patient aber gerne noch weiter reden möchte. Wie lasse ich ihn dann zurück, ohne dass er sich emotional abgeschoben fühlt?

Tatsächlich ist der Gesprächsbedarf bei den Patienten riesig. Und genauso riesig ist die Arbeitsbeanspruchung der Pflegenden, sie müssen schauen, dass sie überhaupt über die Runden kommen. Da ahnt man schon, dass es mit der verbalen Kooperation dann hapert. Mitunter gehen Pflegende entsprechenden Einladungen gerne von vornherein aus dem Weg – in der berechtigten Befürchtung, dass Gespräche erstens Zeit „kosten" und zweitens mit der Schwierigkeit verbunden sind, sie wieder zu beenden.

Was passiert denn, wenn man sich auf den Gesprächsbedarf nicht einlässt?

Man muss sich darüber im Klaren sein, dass solch ein psychischer Hunger nicht von selbst wieder vergeht. Im Gegenteil. Geht man darauf nicht ein, wird der Patient bei nächster Gelegenheit noch drängender nach seelischer Unterstützung nachfragen. Und wenn die Pflegeperson dann eines Tages dem immer dringlicheren Gesprächsbedarf doch noch nachgeben sollte, dann hat der Patient eines gelernt: Man muss hartnäckig bleiben! Und die Schwester oder der Pfleger sieht sich bestätigt: Patienten wollen ständig reden, da muss man vorsichtig sein, sonst kommt man mit der anderen Arbeit nicht hin. Dem möchte ich entgegenhalten: Verschleppter Gesprächsbedarf wird wesentlich zeitaufwendiger zu befriedigen sein als eine Klärung/Stärkung von Anfang an. Deshalb eine weitere

SCHNUPPERSEMINAR WITTENER WERKZEUGE AM 26. UND 27. NOVEMBER 2013

Ein Fortbildungsprojekt hat mit der Verstärkung von „Eingelassenheit" bereits begonnen. Dieses Projekt steht unter dem Titel „Wittener Werkzeuge". Es ist von einer Arbeitsgruppe an der Universität Witten/Herdecke entwickelt worden und wird zusammen mit Prof. Dr. Angelika Zegelin und Diplom-Psychologe Günter G. Bamberger durchgeführt.

Ein Ziel dieser Fortbildung ist es, gemeinsam mit den Pflegenden all die Verhaltensweisen aufzulisten, die sie selbst in Gesprächen – sei es im Krankenhaus oder auch privat – immer wieder als angenehm, förderlich, hilfreich, stärkend erfahren. Aus diesem Verhaltenspool werden dann zugrunde liegende „Haltungen" des Sprechenden abstrahiert. Dabei taucht regelmäßig das auf, was als „Eingelassenheit" beschrieben wurde – manchmal auch mit einer anderen Benennung, wie zum Beispiel „Solidarität", „Karitas", „humanistische Werthaltung" usw.

Dann geht es um die Suche nach Ideen, wie man diese Haltung im Umgang mit Patienten („PatientCare"), aber auch im Umgang mit sich selbst („SelfCare") und gleichermaßen im Umgang mit den Kollegen („InterCare") ganz konkret umsetzen und leben könnte. Und außerdem wird dazu eingeladen, es einfach mal mit SelfCare zu versuchen. Es geht darum, etwas zu tun, was mir selbst gut tut und dann zu beobachten, welche Auswirkungen und Erfahrungen sich einstellen.

Bei Interesse oder auch bei Interesse an einem individuellen Weiterbildungsangebot für Ihre Institution richten Sie Anfragen bitte an: zwb@uni-wh.de

Gesprächsregel: „Gesprächsbedarf lässt sich am einfachsten handhaben, wenn man unmittelbar darauf eingeht, Verschlepptes wird meist kompliziert und zeitaufwendig."

Aber ich kann ja schlecht einfach alles stehen und liegen lassen, nur um auf den aktuellen Gesprächswunsch von einem meiner 23 Patienten einzugehen.
Das sehe ich genauso – und der Patient ebenfalls. Niemand erwartet, dass Sie sofort und immer für ein Gespräch verfügbar sind. Es geht zunächst einmal nur darum, dass Sie psychischen Bedarf registrieren und darauf reagieren. Und sei es mit dem Hinweis, dass Ihnen im Moment die Zeit fehlt, später aber ... Damit bleibt das „Management" bei Ihnen, und Sie können entscheiden, wann es zeitlich besser passt, wie viel Zeit Sie investieren können und ob Sie das Gespräch mit irgendeiner anstehenden medizinischen Handlung kombinieren wollen.

Wenn Sie nun zu Ihrem Zeitpunkt auf den Patienten zugehen, dann ist es meist hilfreich, gleich am Anfang des Gesprächs das Zeitbudget zu nennen, das Sie mitgebracht haben. Das ist Standard in psychologischen Beratungsgesprächen ebenso wie bei psychotherapeutischen Sitzungen. Auf diese Weise ist ein gemeinsamer Zeitraum eröffnet. Das vermittelt beiden Seiten Sicherheit – und beide können sich nun wirklich aufeinander einlassen. Die Gesprächsregel lautet also: „Achten Sie auf die Kontext-Bedingungen des Gesprächs, auch hier gibt es – wie bei den Themen – förderliche Aspekte, zum Beispiel die Einigung auf den zeitlichen Rahmen."

Wie könnte ein guter Gesprächsausstieg aussehen?
Als Berater wünscht man sich, dass der Gesprächspartner am Ende des gemeinsamen Zeitraumes von sich aus zum Ausdruck bringt, wie hilfreich doch das Gespräch war und so weiter. Darauf sollte man sich aber besser nicht verlassen, zumal es in der Regel ja ein gutes Zeichen ist, wenn Patienten die Zeit aus dem Blick verloren haben. Es bleibt dann bei der pflegenden Person, kurz vor dem zeitlichen Gesprächsende darauf aufmerksam zu machen: „Ich sehe, dass die Zeit für unser Gespräch zu Ende geht – wie können wir denn für heute verbleiben?" So oder ähnlich oder auch ganz anders – das hängt vom bisherigen Gesprächsverlauf ab. Wichtig ist, am Ende sowohl aus der Eingelassenheit aufeinander wieder heraustreten und zugleich beim Patienten das Gefühl zu verstärken, hier auf dieser Station gut aufgehoben zu sein – was sich am besten gestisch vermitteln lässt, zum Beispiel mit einer Berührung. Das ist das Privileg von Pflegenden und macht sie einzigartig in der Gruppe der Beratenden: Sie haben die Lizenz zum Berühren!

Vielen Dank für das Gespräch, Herr Bamberger.

Das Interview führte Brigitte Teigeler.

Das bewundernswerte Engagement der Pflege

Quelle: Bamberger, G. (2024). Das bewundernswerte Engagement der Pflege. *Pflege Professionell, 58*, 13–18. https://markusgolla.at/wp-content/uploads/2024/09/ausgabe-pp35.pdf

Das bewundernswerte Engagement der Pflegenden

beschrieben mit den »Wittener Werkzeugen«

Stellen Sie sich vor, Sie sind mit dem Auto unterwegs in die Stadt, in der Sie aufgewachsen und zur Schule gegangen sind, und das voller Vorfreude auf ein Klassentreffen, also ein Wiedersehen mit alten Freunden. Da Sie dort auch übernachten werden, checken Sie im Hotel ein, beziehen das Zimmer, haben aber noch etwas Zeit für einen kleinen Stadtbummel. Beim Verlassen des Hotels fällt Ihnen ein, dass Sie an der Rezeption noch fragen wollten, wann es denn Frühstück gebe ... Und dann passiert es: Sie kriegen kein Wort heraus, nicht einmal ein Stammeln ...

Genau so ist es mir ergangen – im Unterschied zu Ihnen aber mit dem Wissen, dass in meiner Herkunftsfamilie gehäuft Schlaganfälle vorkamen, und zur typischen Symptomatik eines Schlaganfalls genau solche Wortfindungsstörungen gehören ... Panik, nur noch Panik ...

Dann habe ich etwas gemacht, was im Nachhinein als völlig unsinnig bezeichnet werden muss: Ich rannte zurück auf mein Zimmer, packte die Reisetasche, erklärte an der Rezeption – nun wieder normal sprechfähig –, dass ich wegen eines dramatischen Ereignisses sofort wieder auschecken müsse ... Ich fuhr mit dem Auto zurück in meine Heimatstadt, eine Stunde Fahrzeit, direkt zur Notaufnahme in die Klinik. Inzwischen war es Abend. Nach einiger Wartezeit konnte ich sogar den diensthabenden Arzt sprechen. Er protokollierte detailliert meine Schilderung, schaute nur gelegentlich auf, sorgenvoll mich betrachtend – so meine Interpretation. Am Ende meinte er, dass ich solch ein lange Autofahrt nicht geschafft hätte, wenn tatsächlich ... Aber vorsichtshalber würde er empfehlen, die Nacht in der Klinik zu verbringen. Wenn doch wieder etwas passieren sollte, dann ... Und so fand ich mich auf der Intensivstation der Stroke-Unit wieder, mit vielen Messgeräten verkabelt und mit tausend und mehr Befürchtungen im Kopf. In dieser Nacht geschah aber nichts mehr, ich sollte auf die morgendliche Arztvisite warten, und damit wünschte man mir eine »gute Nacht«.

Am frühen Morgen versammelte sich dann eine große Menschenmenge aus Ärzten, Assistenzärzten, Medizinstudenten und Pflegenden um mein Bett. Die von mir erwartete Frage: »Wie geht es Ihnen heute?« blieb jedoch aus, statt dessen bat die Oberärztin einen der Assistenzärzte das Protokoll des aufnehmenden Arztes zu zitieren. Dem schloss sich eine kurze Diskussion über die weiteren diagnostischen Maßnahmen an, dann zog der Tross zum Nachbarbett weiter. Ich war ebenso perplex wie verwirrt: »Was war das???« Da spürte ich ein Hand an meiner Schulter und hörte eine Pflegerin sagen: »Wir werden uns gut um Sie kümmern.«

Mir kam ein Zitat der großen amerikanischen Psychotherapeutin Virginia Satir in den Sinn: »Ich glaube daran, dass das größte Geschenk, das ich von jemandem empfangen kann, ist: gesehen, gehört, verstanden und berührt zu werden.« Bis heute bin ich dieser Pflegerin für ihre zutiefst mitfühlende Reaktion dankbar. Sie hat mir in diesem Moment etwas ganz Wunderbares geschenkt: Hoffnung.

Später, nach der Klinik-Entlassung (übrigens mit der Diagnose »transitorisch-ischämische Attacke«), war für mich dieses Erlebnis der Anlass, um meine früheren Veröffentlichungen zu den »Wittener Werkzeugen« zu überarbeiten und zu aktualisieren. Diese Werkzeuge beschreiben fünf spezifische kommunikative Fertigkeiten von Pflegenden. Eine Arbeitsgruppe der Pflegewissenschaftlerin Angelika Zegelin, der auch ich angehörte, hatte diese ursprünglich definiert, um damit hervorzuheben, was Pflegende alles leisten, wie sie unterstützend und stärkend wirken. Dafür ist die Sensorik ganz offensichtlich verloren gegangen, denn gepflegt zu werden ist für uns Menschen etwas so Gewohntes, sozusagen von Geburt an. Es tut gut, ist mitunter sogar überlebensentscheidend, aber wenn sie nicht mehr benötigt wird, denkt man meist nicht weiter darüber nach.

Pflege der Patienten (»PatientCare«)

Für einen differenzierenden Blick auf das, was Pflegende leisten, bietet Virginia Satirs Unterscheidung zwischen sehen, hören, verstehen und berühren eine erste Gliederungshilfe. Die Wittener Werkzeuge beinhalten in Analogie zu den fünf Modalitäten der Kommunikation eine Dimension mehr, nämlich sprechen. Und so sind dann die »Wittener Werkzeuge« formuliert:

WITTENER WERKZEUGE

Kommunikation	Wittener Werkzeuge
schauen	Achtsamkeit
hören	Einlassung
fühlen	Mitgefühl
sprechen	Ermutigung
tun	Berührung

Im Folgenden werde ich auf diese fünf Wittener Werkzeuge detailliert eingehen, jetzt aktualisiert durch meine Stroke-Unit-Erfahrungen. Die Reihenfolge steht dabei für meine ganz persönliche Wertschätzung. Das soll Sie jedoch nicht davon abhalten, Ihre ganz eigene Priorisierung vorzunehmen.

Und noch eine zweite Vorbemerkung: Die einzelnen Werkzeuge stelle ich hier zwar separat vor, in der Praxis werden sie jedoch meist in Kombination miteinander genutzt. Bei den Wittener Werkzeugen handelt es sich nämlich um ein systemisches Konzept, d.h., die einzelnen Werkzeuge korrelieren miteinander. Darüber hinaus werden sie in der Anwendung ständig modifiziert, sowohl durch die persönliche Eigenart der Pflegenden wie auch durch den jeweiligen Kontext, z.B. Krankenhaus oder Pflegeheim.

Berührung. Psychisch gesehen bedeutet Krankheit oft eine große Enge und Einsamkeit: Die Gedanken kreisen nur noch um den ärztlichen Befund, Ängste werden zum ständigen Begleiter, Gefühle des Alleinseins und der Depression stellen sich ein, manchmal auch solche der Verzweiflung und Wut. Die Frage ist dann, wie ich einem solchen Menschen aus seiner Enge und Einsamkeit herauszuhelfen vermag. Ein erster Schritt könnte darin bestehen, ihn einfach zu berühren – sacht zu berühren: »Durch die Haut hindurch berühren wir die Seele eines Menschen« (Diana Staudacher, 2014). Dies ist sicherlich das wirksamste Werkzeug in der Unterstützung der Patienten, und es macht mich als Psychologen geradezu neidisch auf die Pflegenden: Sie haben die »Lizenz zum Berühren«. In der psychologischen Beratungsarbeit spüre ich immer wieder, wie hilfreich mitunter ein längeres Händehalten, ein kurzes Streichen über den Unterarm oder ein leichtes Schulterklopfen ist. Aber mehr geht bei psychologischen Beratungskontakten nicht. Anders im Krankenhaus oder auf der Pflegestation, wo körperliche Nähe und Kontakt selbstverständlicher Teil der täglichen Arbeit sind. Dabei wissen und spüren sowohl die Gebenden als auch die Empfangenden, wie gut das tut, wie hilfreich das ist, wie sehr Körper und Seele geradezu berührungshungrig sind.

Einlassung. Damit ist ein Prozess gemeint, der damit beginnt, dass ich überhaupt wahrnehme, wenn sich jemand mitteilen möchte. Dann geht es darum, dass ich darauf reagiere, indem ich mich mit Blick und Körperhaltung dem anderen zuwende. Schließlich schenke ich meinem Gegenüber meine Aufmerksamkeit und nehme mir bewusst Zeit für ihn: Gesprächsbedarf registrieren, Zuwendung signalisieren, Aufmerksamkeit schenken und sich Zeit nehmen – das sind die vier prozessualen Elemente von Einlassung. Man könnte verkürzt auch von einem »aktiven Zuhören« sprechen. Wenn mir jemand zuhört, fühle ich mich wahrgenommen, ernst genommen, existent. »Die bloße Aufmerksamkeit eines anderen kann die Kräfte eines Menschen in außerordentlichem Maße aktivieren, daher geht es zuweilen darum, nur zuzuhören« (Wilhelm Schmid, 2006, S. 231). Auf der Stroke-Unit konnte ich sowohl den Zeitdruck erleben, unter dem die Pflegenden stehen, als auch immer wieder diese Einlassung, mit der sie mir die Möglichkeit gaben, meine Sorgen und Befürchtungen auszusprechen und mit ihrer Hilfe zu klären.

Mitgefühl. Unsere »emotionale Sensorik« ermöglicht es uns zum einen, überhaupt zu registrieren, dass jemand gefühlsmäßig involviert ist: Gefühlswahrnehmung. Die nächste Stufe bedeutet, sich emotional berühren zu lassen, um sich so in die innere Welt eines Anderen hineinzuversetzen: Empathie. Man kann auch von emotionaler Resonanz sprechen, d.h., die bei einem Anderen beobachteten Gefühle führen zu analogem Erleben im eigenen Emotionssystem. Für Pflegende ist wichtig, sozusagen die dritte Stufe zu erreichen, indem sie innerlich einen Schritt zurückzutreten und sich fragen: Wie kann ich diesem Anderen in dieser Situation helfen? Es geht um liebevolle Sorge und helfendes Tun: Mitgefühl. »Menschen, die viel mit dem Leid anderer zu tun haben, müssen lernen, Empathie in Mitgefühl zu transformieren. Das schützt vor Erschöpfung und macht uns liebevoll und handlungsfähig« (Tania Singer, 2015, S. 123). Wie die aktuelle Hirnforschung belegt, basieren Empathie und Mitgefühl auf unterschiedlichen neuronalen Netzwerken, d.h., es sind tatsächlich unterschiedliche Qualitäten.

Ermutigung. Genau das habe ich bei meinem Krankenhausaufenthalt erfahren und als so hilfreich erlebt – und zwar durch diese Pflegerin, die mich wahrgenommen hat, mitfühlend war und etwas Wertschätzendes ausdrückte. Drei »Zutaten« machen also eine wirksame Ermutigung aus: Wahrnehmung, Mitmenschlichkeit und Wertschätzung. Ermutigung schenkt dem Patienten wieder eine erweiterte Sichtweise auf die eigene Person: mit mehr Selbstachtung, einem verstärkten Glauben an die eigenen Fähigkeiten sowie Gefühlen der Hoffnung und Zuversicht. Die Pflegewissenschaftlerin Angelika Zegelin sieht es geradezu als eine Kernkompetenz der Pflegenden an, Hoffnung zu vermitteln. Diese Hoffnung ermöglicht es der betreffenden Person, mit der augenblicklich schwierigen Situation resilienter umzugehen.

Achtsamkeit. Dieser aktuell überstrapazierte Modebegriff (englisch mindfulness) soll hier dennoch benutzt werden, denn seine positive Wirkung ist wissenschaftlich vielfach belegt, insbesondere durch den Amerikaner Jon Kabat-Zinn, emeritierter Professor an der University of Massachusetts Medical School in Worcester. Er hat viele Bücher dazu veröffentlicht, z.B. »Achtsamkeit für Anfänger« (2013). Die Achtsamkeit beinhaltet eine besondere Form der Aufmerksamkeit, indem ich ganz offen in meiner Wahrnehmung bin, nicht bewerte, also einfach nur wahrnehme. Ich bin ganz präsent, mit allen Sinnen, mit Herz und Verstand, mit meiner ganzen Person – und schaue auf das, was gerade ist: bei mir, bei diesem Patienten, im aktuellen Kontext. Achtsamkeit enthält also drei Elemente: Offenheit, Gegenwärtigkeit und Akzeptanz.

Einem anderen achtsam zu begegnen heißt dann, ihn so zu sehen und so anzunehmen, wie er sich zeigt. Und der andere spürt, dass er sich so geben kann, wie er ist. Aus diesem Nehmen und Geben entsteht Resonanz. Und daraus wird sich eine besondere Form der Beziehung entwickeln: eine Beziehung der mitmenschlichen Verbundenheit. Entsprechend tut es den Patienten gut, dass sie mit all ihren krankheitsbedingten Einschränkungen von ihren wichtigsten Bezugspersonen im Klinikalltag, den Pflegenden, bewusst wahrgenommen und ohne Wenn und Aber so akzeptiert werden.

Damit kennen Sie die »Wittener Werkzeuge«. Aber nicht ganz …

Selbstpflege der Pflegenden (»SelfCare«)

Das Konzept der Wittener Werkzeuge fordert die Pflegenden dazu auf, nicht allein den Patienten im Auge zu behalten, sondern in gleicher Weise gut auf sich selbst gut zu achten. Es sind also sowohl Werkzeuge der »PatientCare« als auch solche der »SelfCare« wichtig. Man kann sogar sagen, PatientCare wird nur auf der Basis von SelfCare gelingen und lässt sich auch nur so langfristig durchhalten. Der »Philosoph der Lebenskunst«, Wilhelm Schmid (2024), der mehrere Jahre in einem Krankenhaus in der Nähe von Zürich als »philosophischer Seelsorger« Erfahrungen sammeln konnte, drückt es so: »Nur wer sich ausreichend um sich selbst kümmert, hat auch die Kraft, sich um andere zu kümmern. Denn sich nur um andere zu sorgen, das bedeutet: in absehbarer Zeit zusammenzubrechen. Das ist übrigens das große Problem in Pflegeberufen. Es muss eine Balance geben zwischen Selbstfürsorge und Sorge für andere. Und den Anfang kann ich immer nur bei mir machen. Ich nehme Verantwortung für mich selbst wahr, aber auch dafür, dass ich die Verantwortung für andere wahrnehmen kann.«

Diese Werkzeugen für die »psychische Eigenpflege« lassen sich analog zu den Werkzeugen der »psychischen Patientenpflege« folgendermaßen definieren: Selbstachtung, Intuition, Selbstspürung, Selbstermutigung, Selbststärkung. Wieder sollen diese Werkzeuge im Detail vorgestellt werden:

Selbstachtung. Während wir zumeist in unserer Aufmerksamkeit ganz nach außen orientiert sind, bedeutet Selbstachtung, sich selbst in den Blick zu nehmen – und das mit unterschiedlichen Intentionen:

Zum einen geht es um das, was gute Freunde uns oft mit auf den Weg geben: »Gib auf dich acht!« Dieser fürsorgliche Blick auf sich selbst erfordert konkretes Verhalten: Selbstsorge. Zweitens beinhaltet Selbstachtung den positiven Blick auf sich selbst und die damit einhergehende Emotion: Selbstwertschätzung. Drittens bedeutet Selbstachtung den sensiblen Blick auf sich selbst, d.h., dass ich achtsam mit dem umgehe, was sich situativ immer wieder an Bedürfnissen, Gefühlen und Gedanken artikuliert: Selbstwahrnehmung. Mit diesen drei Aspekten der Selbstachtung (Selbstsorge, Selbstwertschätzung, Selbstwahrnehmung) gewinne ich eine sichere Bindung zu mir selbst.

WITTENER WERKZEUGE

Und damit wird es möglich, auch in der Kommunikation mit anderen der zu sein, der ich tatsächlich bin, denn ich bin ganz bei mir. Nicht zuletzt stellt die Selbstachtung die Grundlage dar für die Achtung anderer Menschen – Selbstachtung und Fremdachtung gehen sozusagen Hand in Hand. Machen Sie sich als Pflegende immer wieder bewusst, welch wunderbare Arbeit Sie für die Menschen leisten, die in ihrer Verletzung und Krankheit Ihnen anvertraut sind.

Intuition. Jeder Mensch verfügt über einen reichen Schatz an Lebenserfahrungen. Es gibt sogar ein eigenes neuronales System, in dem all dies gespeichert ist, das emotionale Erfahrungsgedächtnis. Umgangssprachlich nennt man es innere Stimme, Bauchgefühl oder Intuition. Die Neurowissenschaftler lokalisieren es im limbischen System, einem unserem Bewusstsein nicht zugänglichen Areal des Gehirns. Dort werden wohl all unsere Erfahrungen aufbewahrt und folgendermaßen sortiert: Einerseits die Erfahrungen, die in ihren Auswirkungen gut und lustvoll für den Organismus waren, und andererseits diejenigen, auf die das Gegenteil zutraf. Dieses unbewusste emotionale Erfahrungsgedächtnis teilt von sich aus unserem Bewusstsein kontinuierlich mit, was es von den aktuellen Wahrnehmungen und dem Erleben im gegenwärtigen Kontext hält, und zwar in Form von Gefühlen. Dieses einzigartige System, man nennt es auch die »Weisheit des Unbewussten«, steht uns also wie eine Art Ratgeber ständig zur Verfügung und ermöglicht uns, ein den organismischen Bedürfnissen adäquates Leben zu führen. Als Pflegende sollten Sie also immer wieder mal innehalten, sich selbst fragen, wie es Ihnen im Moment geht, und der Antwort Ihrer inneren Stimme lauschen. Ihre Intuition sagt Ihnen, was Sie gerade brauchen.

Selbstspürung. Unter psychologischer Perspektive wird oft unterschieden zwischen einem bewussten »Ich« und einem unbewussten »Selbst« der Person. Das bewusste »Ich« stehe für das jeweils aktuelle Erleben, wobei die Experten die zugrunde liegenden Prozesse im präfrontalen Cortex lokalisieren. Das unbewusste »Selbst«, lokalisiert im limbischen System, repräsentiere demgegenüber den großen Gedächtnisspeicher all dieser Erlebnisse, was ja die Grundlage der oben dargestellten »Intuition« bildet. So gesehen lassen sich »Intuition« und »Selbst« als Synonyme verstehen.

Aber: Währende es beim Werkzeug der »Intuition« darum geht, all das gespeicherte Erfahrungswissen als Ratgeber für das aktuelle Verhalten zu nutzen, intendiert die »Selbstspürung« ein immer besseres Kennenlernen dieser unbewussten inneren Weisheit, um so eine Ahnung davon zu gewinnen, wer man eigentlich ist, was dieses »Selbst« ausmacht. Dann ist es, als ob man die Tür zu einem inneren Raum geöffnet hätte. Und dadurch wird etwas realisiert, was man umgangssprachlich gerne als persönliche »Präsenz« bezeichnet. Wenn ich mit meiner ganzen Person präsent bin, dann ermöglicht mir das eine Kommunikation, in der sich mein Gesprächspartner eingeladen spürt, sich selbst in seiner ganzen Person wahrzunehmen und zu öffnen. Und damit begegnen sich zwei Menschen emotional, kognitiv und spirituell in einer besonderen Nähe. »Ich stelle fest, dass von allem, was ich tue, eine heilende Wirkung auszugehen scheint, wenn ich meinem inneren, intuitiven Selbst am nächsten bin, wenn ich gewissermaßen mit dem Unbekannten in mir in Kontakt bin, wenn ich mich vielleicht in einem etwas veränderten Bewusstseinszustand befinde. Dann ist allein schon meine Anwesenheit für den anderen befreiend und hilfreich« (Carl R. Rogers, 1981, S. 80).

Selbstermutigung. Unser Erleben ist immer abhängig davon, auf was wir aktuell unsere Aufmerksamkeit ausgerichtet haben. Entsprechend lässt sich Selbstermutigung relativ einfach betreiben, nämlich durch gezielte Aufmerksamkeitsfokussierungen auf die eigenen Fähigkeiten, Kompetenzen, Potenziale, Ressourcen usw. Das ist wie bei einem Radioempfänger, den man auf einen bestimmten Sender einstellen kann. Genau mit diesen Ressourcen im Fokus, mit der Vergegenwärtigung der persönlichen Stärken, geschieht Selbstermutigung – ganz automatisch. Man merkt das z.B. daran, wie sich die Körperhaltung ändert – ganz von selbst. Probieren Sie es aus! Wenn wir uns die persönlichen Ressourcen immer wieder ins Bewusstsein bringen, uns davon immer detailliertere innere Bilder machen, wird es langfristig zu Veränderungen kommen, denen der Hirnforscher Gerald Hüther (2014) ein ganzes Buch gewidmet hat: »Die Macht der inneren Bilder. Wie Visionen das Gehirn, den Menschen und die Welt verändern«.

Selbststärkung. Damit ist gemeint, sich selbst Gutes zu tun. Fünf Sinne stehen dem Menschen zur Verfügung, um das Leben – mit allen Sinnen – zu genießen. Man kann jeden Moment versuchen, ganz sinnlich da zu sein: visuell, akustisch, olfaktorisch, gustatorisch, taktil. Oft leiden

Menschen jedoch an einem Mangel an sinnlicher Genussfähigkeit, sei es, dass sie die Gelegenheiten dazu gar nicht mehr erkennen, sei es, dass sie das Genießen verlernt haben. Man muss seine Genussfähigkeit trainieren, sowohl durch immer wieder kurzzeitiges, achtsames Innehalten, als auch durch bewusst geplante Zeitinseln für das Genießen. Wenn ich mit all meinen Sinnen präsent bin, kann ich mich auch ganz auf den Anderen einlassen, mit allen Sinnen Kontakt aufnehmen. Die Funktion aller Sinne macht letztlich meine Lebendigkeit aus – im Kontakt mit mir selbst und mit anderen. Das ist nach meiner Erfahrung das herausforderndste Tool für Sie als Pflegende, weil Sie ja alle unter einem enormen Zeitdruck stehen: Immer wieder mal innehalten und genießen, z.B. eine Tasse von seinem Lieblingstee trinken, das Fenster im Patientenzimmer öffnen und tief Luft holen, sich ein Stück Schokolade in den Mund stecken ... Ich versichere Ihnen, was Ihnen gut tut, wird zugleich Ihren Patienten gut tun, es ist eine »Win-win-Situation«, und dadurch werden Sie letztlich in der Pflege des Patienten an anderer Stelle wieder Zeit sparen.

Jetzt kennen Sie die Wittener Werkzeuge insgesamt, sozusagen als die »Witten-Top-Ten-Tools«. Die Frage ist nun natürlich, wie Sie diese Tools für sich nutzen können/mögen.

Ihre erste gedankliche Reaktion wird wahrscheinlich in der Art gewesen sein von: »Schön wär's ja, aber um was sollen wir uns denn noch alles kümmern?! Uns fehlt doch jetzt schon die Zeit hinten und vorne!« Ja, diesen Mangel konnte ich selbst ganz unmittelbar auf der Station erleben. Andererseits beschreiben die Werkzeuge der »PatientCare« das, was Sie tagtäglich in der Pflege bereits tun. Ferner erfordern einzelne Tools nicht mehr zeitliche Quantität, sondern beinhalten einen qualitativen Unterschied, zum Beispiel die »Achtsamkeit«. Und auf die Werkzeuge der SelfCare, wie z.B. die »Selbststärkung« zu verzichten, hätte langfristig für Sie als Pflegende selbst ungünstige Konsequenzen. Aber ich möchte Ihnen sehr ans Herz legen, sich vom quasi reich gedeckten Tisch an SelfCare-Tools nur eines zu nehmen, vielleicht das, was entsprechend Ihrer Erfahrungen Ihnen am meisten Wohlbefinden verschafft. Oder das, was Sie noch besser entwickeln möchten. Und dann sollten Sie sich überlegen, wie ein Außenstehender wahrnehmen kann, dass Sie gerade im SelfCare-Modus mit dem gewählten Tool sind. Auf diese Weise geben Sie sich ganz konkret und ganz detailliert die entsprechenden Verhaltensanweisungen, mit denen Sie sich SelfCare-adäquat in Ihrem Alltag bewegen, angepasst an Ihren persönlichen Stil und Ihren persönlichen Lebenskontext. Ob und wann Sie dann ein anderes SelfCare-Tool ausprobieren, das wird sich zeigen, ganz von selbst. Vertrauen Sie Ihrer Intuition, die immer eine gute Beraterin für Sie ist.

Nochmal zu den PatientCare-Werkzeugen, die m.E. deutlich machen, wie komplex pflegerische Arbeit ist – und entsprechend, wie komplex die Anforderungen für die Pflegenden sind. Sie als Pflegende haben allen Grund stolz zu sein: auf Ihre wunderbare Tätigkeit, auf Ihre tagtäglich hilfreiche Nähe zu den Patienten, auf Ihr bewundernswertes Engagement in all dieser Komplexität! Das sehen auch die Pflegewissenschaftlerin Angelika Zegelin und ihr Kollege German Quernheim so, und das können Sie nachlesen in in deren Publikation »Berufsstolz in der Pflege: Das Mutmachbuch«. Auf Amazon gibt es viele begeisterte Rezensionen dazu, u.a. »Ein Pflichtbuch für alle Pflegenden!«.

Lassen Sie mich zum Schluss meines Artikels noch etwas thematisieren, was mir seit meinen Stroke-Unit-Erfahrungen immer wieder durch den Kopf geht: Die besondere Nähe zwischen den Pflegenden und den Patienten ermöglicht den Pflegenden ein Wissen über die Patienten, wie es sonst niemandem im Klinikalltag zur Verfügung steht. Es ist schon mehr als erstaunlich, dass im Klinikbetrieb dieses Wissen nicht systematisch genutzt wird. Und es geht noch weiter: Niemand im Klinikalltag stellt sein Wissen und seine Erfahrungen so selbstverständlich den Patienten zur Verfügung, wie die Pflegenden. Ich möchte das wieder illustrieren mit meinen Erlebnissen: Ich hatte

Autor

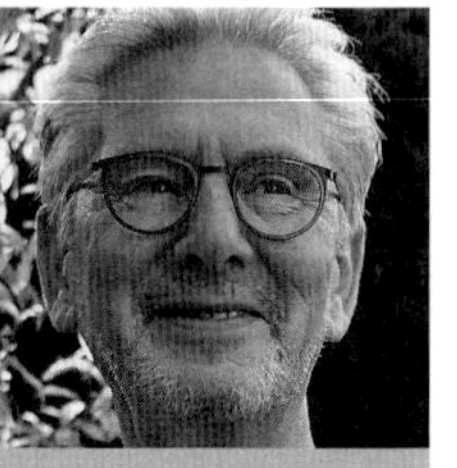

Günter Bamberger
Dipl.-Psych. Günter Bamberger, selbständiger psychologischer Berater, langjährige Beratungserfahrung im Psychologischen Dienst der Agentur für Arbeit Tübingen und in der Telefonseelsorge Neckar-Alb.

WITTENER WERKZEUGE

bei der großen Visite und der Diskussion der Ärzte über die weiteren diagnostischen Maßnahmen einige Begriffe gehört, die mir unbekannt waren und mich deshalb ängstigten, z.B. irgendetwas mit »Echo«. Die Pflegerin ergänzte auf meine Nachfrage zu »Echokardiographie« und wusste auch den deutschen Begriff: »Schluckultraschall«. Ihre weiteren Informationen dazu erlösten mich von meiner Angst.

Inhaltsverzeichnis

Hüther, G. (2014). Die Macht der inneren Bilder. Wie Visionen das Gehirn, den Menschen und die Welt verändern (8. Aufl.). Göttingen: Vandenhoeck & Ruprecht.

Quernheim, G. & Zegelin, A. (2021). Berufsstolz in der Pflege: Das Mutmachbuch. Bern: Hogrefe.

Rogers, C.R. (1981). Der neue Mensch. Stuttgart: Klett-Cotta.

Schmid, W. (2006). Der Blick von außen - philosophische Reflexionen eines integrierten Außenseiters. In C. Hess & A. Hess-Cabalazar, Menschenmedizin (S. 217-232). Frankfurt: Suhrkamp.

Schmid, W. (2024). Wie kann man sich in diesen Zeiten noch des Lebens freuen, Herr Schmid? Ein Interview von Tobias Becker. Zeitschrift DER SPIEGEL 1/2024.

Singer, T. (2015). Von der Freiheit für unsere Gefühle. In Hans-Joachim Gögl & Josef Kittinger (Hrsg.), Tage der Utopie (S. 114-139). Bucher: Hohemems.

Staudacher, D. (2014). Die spürbare Seele - Grundlagen und Perspektiven einer berührungssensiblen Pflege. Novacura, 2/14, 17

Teamentwicklung mit den Wittener Werkzeugen

Quelle: Langner, B. (2021). Teamentwicklung mit den Wittener Werkzeugen. *Pflegezeitschrift, 74*(5), 18–21.

PFLEGE MANAGEMENT

Teamentwicklung mit den Wittener Werkzeugen

Mit erweitertem DoubleCare-Ansatz Mitarbeitende fördern Die Wittener Werkzeuge sind als umfassendes Kommunikations- und Beratungsinstrument in der Pflege bekannt. Auch für die Teamentwicklung ist das DoubleCare-Konzept vielversprechend, wie sich in einer Einrichtung in Berlin-Charlottenburg zeigt. TeamCare-Werkzeuge können – auch in Zeiten der Pandemie – die Teamentwicklung unterstützen.

Bernhard Langner

ZUSAMMENFASSUNG

Im Malteser-Krankenhaus Berlin-Charlottenburg und im angrenzenden Seniorenheim Haus Malta werden die Wittener Werkzeuge® seit 2017 als Kommunikations- und Beratungsansatz in der Pflege umgesetzt. Die Erweiterung des DoubleCare-Ansatzes um Werkzeuge der TeamCare erweist sich als attraktive Möglichkeit, Pflegeteams weiter zu entwickeln. In Teamtagen kann damit von einem neuen Blickwinkel her Teamentwicklung betrachtet und von dem Team selbst, den eigenen Bedürfnissen entsprechend, weiterentwickelt werden. Um eine nachhaltige Entwicklung bewirken zu können, müssen die Ergebnisse und Entwicklungsansätze aus dem Teamtag präsent gehalten werden.

***Schlüsselwörter:* Wittener Werkzeuge®, Resilienz, Teamentwicklung,**

Teamarbeit – Fluch oder Segen? Einzelkämpfer oder Teamplayer? In praktisch allen Pflegesettings ist nur eines klar – ohne Team geht es nicht. Doch die Arbeit im Team ist kein Selbstläufer. Unterschiedliche Persönlichkeiten müssen auf ein Ziel hinarbeiten. Die Rahmenbedingungen in der Pflege haben sich in den letzten 20 Jahren ständig verändert und sind selten besser geworden. Eine hohe Fluktuation ist an der Tagesordnung. Ständig neue Herausforderungen, nicht zuletzt die Corona-Pandemie, stellen auch gut funktionierende Teams auf eine harte Probe. Doch Schwierigkeiten hier haben auch immer Auswirkungen auf die Versorgung der anvertrauten Menschen. Teamentwicklung ist auch nie abgeschlossen, sondern eine fortlaufende Aufgabe. Wie können die Wittener Werkzeuge® dabei unterstützen?

DoubleCare im Pflegealltag

Die Wittener Werkzeuge® wurden als Double Care-Ansatz der Kommunikation und Beratung in der Pflege von einem Team um die Pflegewissenschaftlerin Angelika Zegelin und den Psychologen Günter G. Bamberger an der Universität Witten-Herdecke entwickelt und werden seit 2012 in Seminaren vermittelt (**Abb. 1**). Den fünf Dimensionen der Kommunikation – Sehen, Hören, Fühlen, Sprechen und Tun – wurden jeweils fünf Werkzeuge in Richtung Patient, Klient, Bewohner (Patient-Care) und fünf Werkzeuge in Richtung Pflegende (Self-Care) zugeordnet.

Im Malteser-Krankenhaus Berlin-Charlottenburg und im Seniorenheim Haus Malta werden die Wittener Werkzeuge seit Anfang 2017 umgesetzt, beide Häuser sind seit einigen Jahren Referenzeinrichtungen dafür. Das Team aus momentan sechs Multiplikatoren setzt das Konzept fortlaufend durch unterschiedliche Maßnahmen um. So sind die Wittener Werkzeuge beispielsweise fester Bestandteil der monatlichen Teamsitzungen. In wiederkehrenden Aktionszeiträumen wird am Ende der mittäglichen Dienstübergaben ein positives Ereignis des Tages besprochen. Immer wieder werden auch progressive Muskelrelaxation und Meditation angeboten. In Tandemspaziergängen kann für einige Minuten ein Zwiegespräch zur Selbstpflege stattfinden. In den Dienstzimmern und für Bewohner und Patienten sichtbar hängen wechselnde Plakate, die über einen Aspekt der Wittener Werkzeuge informieren. Das Multiplikatorenteam trifft sich monatlich zum Austausch, zur Reflexion und zur Entwicklung neuer Ansätze, um noch mehr Mitarbeitende zu erreichen.

Krisenfester in Zeiten der Pandemie

Das vergangene Jahr war auch für die Umsetzung der Wittener Werkzeuge eine große Herausforderung. Gemeinsame Sitzungen fanden nur eingeschränkt statt, für Neues hatten die meisten Mitarbeitenden keine Kapazitäten. Was sich in der Pandemie jedoch immer wieder zeigt, ist, wie insbesondere die Self-Care Werkzeuge jeden Einzelnen stärken und resilienter durch die Zeit kommen lassen. Mitarbeitende, die sich die Jahre zuvor intensiv mit den Wittener Werkzeugen beschäftigt haben und die Self-Care Werkzeuge verinnerlicht, vielleicht auch ein „Lieblingswerkzeug" gefunden haben, sind insgesamt bis jetzt deutlich stabiler durch die Krise gekommen.

Entwicklung der Team-Care Werkzeuge

Nachdem die Patient-Care und Self-Care Werkzeuge fertig entwickelt waren, stellte sich die Frage nach dem Team. Im Rahmen einer Multiplikatoren-Schulung entwickelte die Gruppe gemeinsam mit den Dozenten individuelle Team-Care Werkzeuge. Dabei wurde an der bewährten Struktur der Dimensionen der Kommunikation festgehalten. Bei den Seminartagen kam das Gespräch auf die sieben neuen Werke der Barmherzigkeit, die in der katholischen Kirche 2016 entwickelt wurden. Diese wurden – mit Unterstützung von Günter G. Bamberger – den Dimensionen der Kommunikation zugeordnet (s.u.). In mehreren Treffen entwickelte das Multiplikatorenteam dann die Team-Care Werkzeuge inhaltlich weiter und konkretisierte, was mit den Sätzen gemeint ist, wie man sich damit weiter entwickeln kann und auch, wie sich das Team-Care-Konzept in den Einrichtungen konkret umsetzen lässt. Dieser Schritt lässt sich nicht verallgemeinern, sondern muss in jeder Einrichtung oder jedem Dienst selbst entwickelt werden (**Abb. 2**).

Abb. 1: Die Wittener Werkzeuge im Überblick

Kanäle der Kommunikation		Werkzeuge der PatientCare		Werkzeuge der SelfCare		Werkzeuge der TeamCare
schauen	>	Achtsamkeit	>	Selbstachtung	>	Du gehörst dazu
hören	>	Einlassung	>	Intuition	>	Ichhöre dir zu
fühlen	>	Mitgefühl	>	Selbst-Spürung	>	Ich fühle mit dir
sprechen	>	Ermutigung	>	Selbstermutigung	>	Ich rede gut über dich
tun	>	Berührung	>	Selbststärkung	>	Ichgehe ein Stück mit dir

© Günther G. Bamberger

Die fünf Team-Care Werkzeuge

Welche Fragen sich beim Einsatz der Werkzeuge stellen und was zu beachten ist, sei an dieser Stelle nur kurz skizziert:

„Du gehörst dazu": Das dem Schauen zugeordnete Teamwerkzeug, geht gleich in die Tiefe. Sind wirklich alle, die zusammenarbeiten, auch Teammitglieder? Wie wird mit neuen Mitarbeitenden umge-

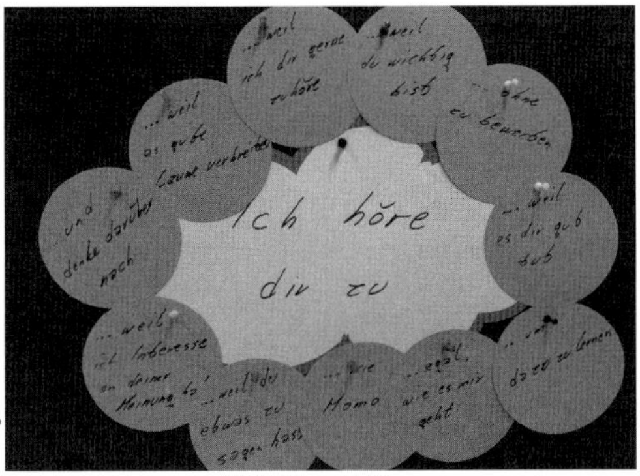

© B. Langner

Abb. 2: TeamCare-Werkzeug „Ich höre dir zu" mit Vorschlägen zur Konkretisierung

gangen, was sind die Bedürfnisse jedes Einzelnen? Jeder ist dazu aufgerufen, achtsam auf die Bedürfnisse aller anderen zu schauen und mit Selbstachtung im Team zu arbeiten und die eigenen Werte und Meinungen hochzuhalten. Jedem Teammitglied das Gefühl zu vermitteln, wirklich dazu zu gehören ist nicht zuletzt auch Aufgabe der Leitung.

„Ich höre dir zu": Das dem Hören zugeordnete Teamwerkzeug klingt so selbstverständlich. Doch wenn man seinen Arbeitstag Revue passieren lässt, gibt es sicher mehrere Situationen, in denen genau das nicht stattgefunden hat. Medikamente zu stellen war viel wichtiger, der Flur sah vor lauter roten Klingeln wie ein Weihnachtsbaum aus – wirklich keine Zeit, auch noch der Kollegin zuzuhören. Sich einzulassen auf andere Teammitglieder erfordert mitunter Überwindung und Kraft. Jeder selbst ist aufgefordert, auf sein Bauchgefühl zu hören in Begegnungen mit Kolleg*innen.

„Ich fühle mit dir": Das Werkzeug ist dem Fühlen zugeordnet. In einem Pflegeberuf wird das ständig erwartet, dass ich empathisch bin, Mitgefühl habe und das jetzt nicht nur den Klienten, sondern auch noch den Kolleg*innen gegenüber? Ist das nicht eine Überforderung? Vielleicht stellt es eine Art Quadratur des Kreises dar. Doch jedes Teammitglied ist zuerst eingeladen, sich selbst zu spüren, sich selbst innerlich gegebenenfalls auch abzugrenzen. Dann kann ich auch spüren, was Kollegen beschäftigt.

„Ich rede gut über dich": Dies ist das dem Sprechen zugeordnete Werkzeug. Die Welt wäre eine andere, wenn dies beherzigt würde. Was am Gegenüber auszusetzen ist, kann jeder sagen, sogar mehrere Dinge sind schnell aufgezählt. Doch was ist Gutes dran an dem Teammitglied, mit dem ich vielleicht schon jahrelang zusammenarbeite? Es lohnt sich, darüber nachzudenken.

„Ich gehe ein Stück mit dir": ist dem Tun zugeordnet. Ein Stück Lebensweg gemeinsam zurücklegen. Vielleicht ein kurzes, vielleicht ein längeres. Es geht nicht darum, tiefe Freundschaften mit allen Teammitgliedern zu schließen, aber das Bewusstsein, ein Teil des Lebens zu sein, kann auch bestärken.

Laufender Prozess: Teamphasen

Eine klassische Beschreibung von Teamphasen stammt von dem amerikanischen Psychologen Bruce W. Tuckman (König & Schattenhofer 2012). Er unterscheidet vier Phasen, in denen sich ein Team bewegt. In der Orientierungsphase steht das Kennenlernen im Vordergrund. Die einzelnen Gruppenmitglieder tasten sich aneinander heran, lernen sich kennen und die Reaktionen der anderen einschätzen. In der Phase der Auseinandersetzung um Positionen und Rollen, versucht jedes Teammitglied, seine Rolle zu finden bzw. zu erkämpfen. Das hängt stark mit der Persönlichkeit jedes Teammitglieds zusammen, so dass der Zusammenstellung eines Teams große Bedeutung zukommt. Wenn alle Teammitglieder ein und dieselbe Rolle einnehmen wollen, kommt es dauerhaft zu Konflikten. Die Phase der Herausbildung von Gruppennormen dient der Findung einer tragfähigen Arbeitshaltung. Was ist erlaubt, was ist unpassend. Das kann von Team zu Team sehr unterschiedlich sein und stellt so etwas wie ein ungeschriebenes Gesetz dar. In der Phase der Arbeitsfähigkeit ist das Team nun endlich produktiv, liefert kreative Lösungsansätze und leistet sehr gute Arbeit. Der Umgang untereinander ist von Verständnis, Solidarität und mitunter Freundschaft geprägt.

Diese vier Phasen darf man sich nicht als nacheinander ablaufende Schritte vorstellen. Pflegeteams befinden sich für gewöhnlich gleichzeitig in mehreren Phasen und mal überwiegt die eine, mal die andere. Insbesondere durch ständig wechselnde Rahmenbedingungen wird das Team immer wieder neu aufgestellt.

Im Austausch: Teamtage

Bis jetzt konnten mit der Teamentwicklung mit den Wittener Werkzeugen im Haus Malta mit drei Teams an insgesamt sieben Teamtagen Erfahrungen gesammelt werden. Die Teamtage wurden jeweils für dreieinhalb bis vier Stunden geplant, wobei es schon eine große Herausforderung war, jedes Mitglied dabei zu haben (Urlaub, Nachtdienste, Krankheit). Aber da die Mitarbeitenden ein großes Interesse an der Teamentwicklung haben, konnten die Tage jeweils mit fast dem kompletten Team durchgeführt werden. Die Mitarbeitenden aus den anderen Wohnbereichen übernahmen dann die Schichten dort.

Stephen Hawking wird der Satz zugeschrieben „Teamwork bedeutet, nie die ganze Schuld auf sich nehmen zu müssen". Darum geht es natürlich nicht in der Teamentwicklung, die Frage nach der Schuld stellt sich nicht, aber mit dieser Aussage zu Beginn eines Teamtages lassen sich interessante Diskussionen auslösen.

Wie sich ein Team selbst sieht

Teams in der Pflege sind ständig im Fluss und nie als fertige Mannschaften zu sehen. Daher galt es in den Teamtagen, zuerst Zeit für die Selbstvergewisserung zu geben. Wo stehen wir? Wo wollen wir hin? Mit Hilfe von zwei Flipcharts wurden die beiden Rumpfsätze „Mein Team soll mich…" sowie „Mein Team soll mich nicht…." von den Teammitgliedern ergänzt. Meist etwas schleppend beginnend, füllten sich beide Charts dann doch erstaunlich schnell komplett. Übliche und außergewöhnliche Satzenden standen an den Tafeln und führten zu Diskussionen in den Gruppen. In den Teams, die bereits mehrfach an der Teamentwicklung teilgenommen haben, veränderten sich die Satzenden von Teamtag zu Teamtag. Auch ganz persönliche Bedürfnisse kommen dabei zur Sprache.

Nach diesem öffentlichen und vom Austausch in der Gruppe inspirierten Einstieg, darf jede/r Teilnehmer*in anonym dem Team, so wie er es momentan erlebt, eine Schulnote geben. Diese kann einfach auf einen Zettel geschrieben werden, der dann in ein herumgereichtes Säckchen geworfen wird. Durch den Moderator erfolgt die Auswertung, wie aus Schulzeiten bekannt mit „Zensurenspiegel" und Durchschnittsnote. Dabei wird schnell klar, dass sich Pflegeteams selbst sehr reflektiert wahrnehmen und nicht einfach ständig Einsen vergeben werden, sondern eine plausible Spannbreite meist zwischen Zwei und Drei auftaucht, mit gelegentlichen Ausreißern. Ein kurzes Gruppengespräch über das Ergebnis schließt sich an und kann schon mal zu heißen Diskussionen führen.

Die Wittener Werkzeuge® erkunden

Die fünf Team-Care Werkzeuge wurden im Haus Malta in Wortwolken geschrieben und auf einer Moderationstafel befestigt. Um die Wortwolke herum wurden die von der Multiplikatorengruppe erarbeiteten Ideen und Ansätze zur Konkretisierung gruppiert. So kann das Team gleich mit ersten Umsetzungsideen starten. Den Gruppen wird eine Viertelstunde Zeit gegeben, um sich im Herumgehen um die Moderationswand mit den Team-Care Werkzeugen vertraut zu machen. Wichtig ist in dem Moment, nicht auf dem Stuhl sitzen zu bleiben, sondern in einen dynamischen Prozess zu geraten und die Werkzeuge aktiv zu erkunden.

Die fünf Werkzeuge sind durchnummeriert und jedes Teammitglied schreibt anonym das von ihm favorisierte Werkzeug auf einen Zettel. Meist bildet sich ein klarer Favorit heraus und es wird deutlich, mit welchem Werkzeug das Team weiterarbeiten wird. Um intensive Gespräche und Ideen anzustoßen, werden Kleingruppen aus zwei bis drei Personen gebildet, die sich von der Moderationswand Karten mit Umsetzungs- und Konkretisierungsideen abpflücken, an denen sie im Kleingruppengespräch arbeiten möchten. Eine die Kreativität fördernde Methode ist der Tandemspaziergang, bei dem in etwa 20 Minuten die Ideen für das eigene Team konkretisiert werden. Anschließend wird wieder in der großen Gruppe zusammengetragen, was den Kleingruppen wichtig ist. Das darf in diesem Schritt der Teamentwicklung auch von allen anderen kommentiert und sich darüber ausgetauscht werden. Eine erstaunliche Fülle an konkreten Vorschlägen und Wünschen, wohin es mit dem Team gehen soll, sammelt sich dann an den Flipcharts.

Individuelle Teamregeln aufstellen

Herausfordernd ist, was mit dieser Flut an Kreativität nun geschehen soll. Denn der anschließende Schritt, aus den Ideen übergeordnete Beschreibungen zu gewinnen, hat sich als der schwierigste an den Teamtagen erwiesen. Am Ende sollen ein bis zwei Teamregeln stehen, die konkret zu dem Team-Care Werkzeug gehören und auf die aktuelle Situation des jeweiligen Teams passen. Dabei ist eine Moderation unerlässlich, um zu wirklich passenden Regeln zu gelangen, hinter denen sich alle Teammitglieder versammeln können. Zwei Teams haben bis jetzt den klassischen und auch so angedachten Weg der Teamregeln gewählt und diese im Dienstzimmer ausgehängt. Ein Team hat im Tandemgespräch das Bild der Kette für das Team entdeckt, was auf eine große Resonanz bei den anderen Teammitgliedern stieß. Damit es nicht nur im übertragenen Sinne bei dem Bild bleibt, wurde von einem kreativen Teammitglied eine Kette mit einem Kettenglied für jedes Teammitglied gebastelt. Ein Kettenglied wurde bereits mit der Aussage „wir reflektieren" gefüllt.

Teamregeln im Pflegealltag

Einmal im Jahr einen Teamtag zu veranstalten, ist schon ein guter Anfang. Doch wenn danach alle Teammitglieder sagen, „war ein schöner Tag, Essen war auch gut, wir freuen uns auf nächstes Jahr", ist für das Team noch nichts gewonnen. Es geht ja gerade darum, dass sich das Team auf den Weg macht, an seinen eigenen Strukturen weiter zu arbeiten. Erst wenn es gelingt, die selbst aufgestellten Regeln im Alltag auch zu beachten und vor allem darüber zu sprechen und zu reflektieren, ob und wie die Umsetzung gelingt, kann die Entwicklung starten. Im Haus Malta ist die Vereinbarung klar, in jeder Teamsitzung sollen die Teamregeln thematisiert werden und bei den Dienstübergaben zumindest gelegentlich daran erinnert werden. Das Team, das für sich die Kette gebastelt hat, hat sich vorgenommen, in jeder Sitzung ein weiteres Kettenglied mit einem für sie wichtigen Satz zu befüllen.

Natürlich funktioniert die praktische Umsetzung nie so reibungslos wie in der Theorie. Es bedarf immer wieder der Erinnerung und Unterstützung, um jedes einzelne Team in seinem individuellen Weg zu bestärken. Doch eines ist ganz klar: es lohnt sich! ▶II

FAZIT

Mit auf den Wittener Werkzeugen basierten Team-Care-Werkzeugen kann die Teamentwicklung in der Pflege unterstützt werden.

Multiplikatoren begleiten die Umsetzung, die in jeder Einrichtung bzw. jedem Dienst individuell zu entwickeln ist.

Literatur

- *Bamberger G G (2012) Beratungsgespräche in der Pflege – Rückblick und Ausblick. Die Schwester/Der Pfleger 49(12) 1180-1184*
- *König O, Schattenhofer K (2012) Einführung in die Gruppendynamik. Carl-Auer, Heidelberg*
- *Langner B (2018) Die Wittener Werkzeuge Double Care: Kommunikation im Pflegealltag. Pflegezeitschrift 71(1-2) 32-35*
- *Teigeler B (2019) „Pflegende brauchen auch seelische Unterstützung" (Interview). Die Schwester/Der Pfleger 58(2) 46-48*

wittener-werkzeuge.de

Autorenkontakt:

Bernhard Langner ist examinierter Altenpfleger und Qualitätsmanager (TÜV) und arbeitet in Berlin als Qualitätsmanager u.a. im Malteser-Krankenhaus und dem Seniorenheim Haus Malta.
E-Mail: langner@hausmalta.de

Autorenverzeichnis

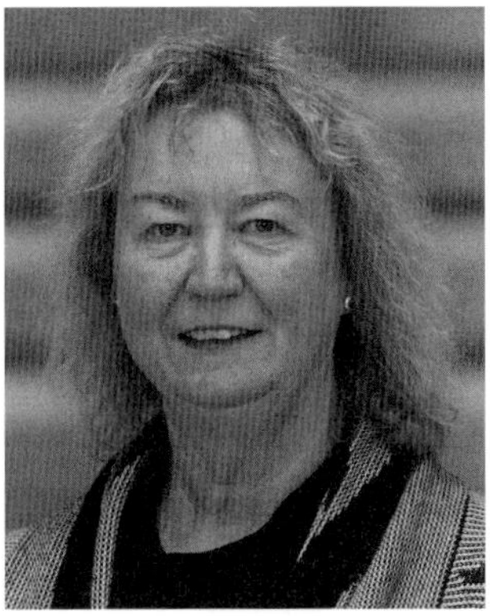

Prof. Dr. Angelika Zegelin (Hrsg.) ist Krankenschwester, Lehrerin für Pflegeberufe, Pflegewissenschaftlerin mit Magisterabschluss in Erziehungswissenschaften und langjähriger Tätigkeit in der Pflegeaus- und -weiterbildung, war von 1995 bis 2015 im Institut für Pflegewissenschaft der Universität Witten/Herdecke tätig, promovierte zum Thema Bettlägerigwerden, ist Honorarprofessorin der Mathias-Hochschule Rheine.

Schwerpunkte ihrer Arbeit lagen u.a. in der Bearbeitung der folgenden Pflegethemen:

Berufsstolz, Biografiearbeit, Kommunikation in der Pflege, Patienten- und Familienedukation, Teamarbeit, Kollegiale Beratung, Mobilitätsförderung im Altenheim, Sprache und Pflege, Hoffnung unterstützen, Lebensbilanz ziehen, Professionalisierung, Berufsstolz. Frau Zegelin veröffentlichte zahlreiche Publikationen, arbeitete in vielen Gremien mit, und erhielt mehrere Auszeichnungen, u.a. das Bundesverdienstorden für Entwicklungen in der Pflege im Jahr 2009. Seit Ende der 1990er Jahre viele Tätigkeiten im Bereich Demenz und Entwicklungshilfeaktionen in Afrika. Frau Zegelin ist seit August 2015 im Ruhestand, ist aber weiterhin beratend, publizistisch und als Referentin tätig.

Kontakt: kontakt@angelika-zegelin.de
Web: www.angelika-zegelin.de

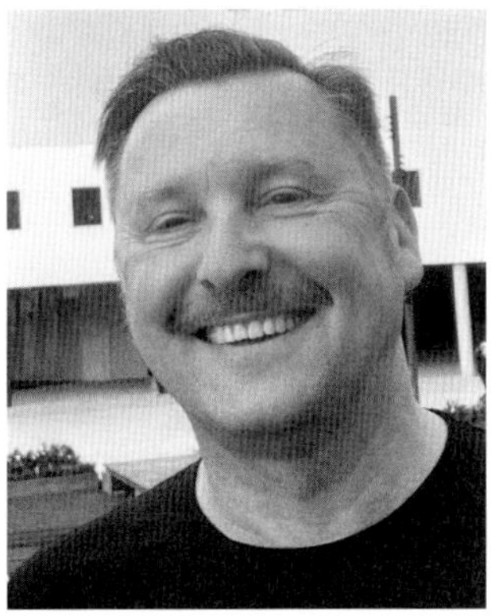

Martin Schieron (Hrsg.), Krankenpfleger, Diplom-Pflegewissenschaftler (FH), M.A. Gesundheit und Diversity in der Arbeit: Er war 17 Jahre in unterschiedlichen Funktionen in somatischen Krankenhäusern tätig und nach Abschluss des Erst-Studiums u.a. 15 Jahre als Präventionsmitarbeiter bei der Unfallkasse NRW. Nach einigen Jahren als wissenschaftlicher Mitarbeiter an der Universität Bielefeld und der Hochschule für Gesundheit in Bochum ist er nun als ‚Referent für die Prävention für pflegende An- und Zugehörige' erneut bei der Unfall-

kasse NRW beschäftigt. Zudem ist er Mitglied der Sektion BIS in der DG Pflegewissenschaft.
Kontakt: m.schieron@web.de

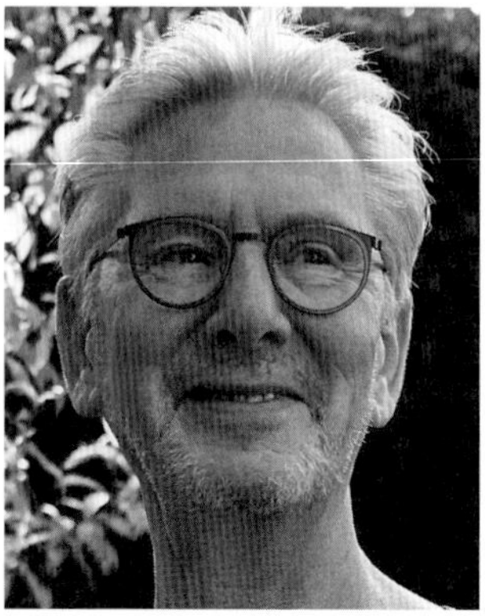

Günter G. Bamberger, Diplom-Psychologe und Fachpsychologe für Arbeits-, Betriebs- und Organisationspsychologie (BDP); Jahrgang 1943. Bisherige berufliche Schwerpunkte: Mitarbeiter im Psychologischen Dienst der Agentur für Arbeit Tübingen, Telefonseelsorger bei der Telefonseelsorge Neckar-Alb, Lehrbeauftragter u.a. bei der Hochschule der Medien in Stuttgart; aktuell: Psychologischer Berater in freier Praxis.

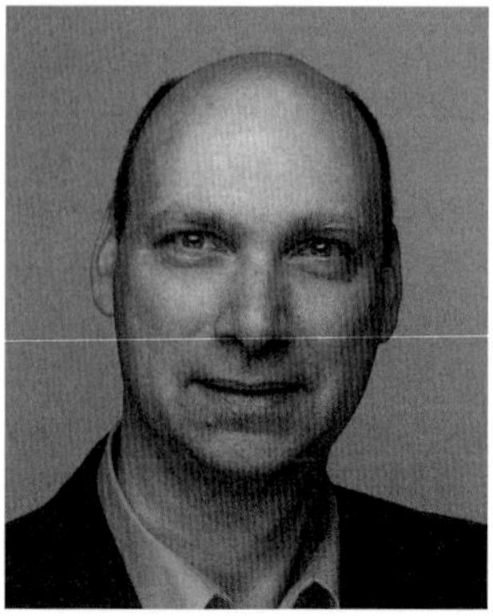

Bernhard Langner, Altenpfleger, Qualitätsmanager (TÜV), Pflegewissenschaftler (B.A.), DNQP-Multiplikator, seit über 20 Jahren in der stationären Langzeitpflege in verschiedenen Positionen tätig, aktuell als Einrichtungsleitung. Als Dozent in der Fort- und Weiterbildung tätig. Implementierung von Expertenstandards in unterschiedlichen Settings, Forschung zur Schmerzerkennung bei Menschen mit kognitiven Einschränkungen, Umsetzung der Wittener Werkzeuge im Malteser-Krankenhaus und im Seniorenheim Haus Malta in Berlin.
Kontakt: bernhardlangner@web.de

Patientenedukation im Hogrefe Verlag

Patientenedukation

Bauer, R. (2018). *Beziehungspflege. Kongruente Beziehungsarbeit für Pflege-, Sozial- und Gesundheitsberufe*. Hogrefe.

De Vries, U., Reif, K., Petermann, F. & Görres, S. (2011). *Fatigue individuell bewältigen (FIBS). Schulungsmanual und Selbstmanagementprogramm für Menschen mit Krebs*. Huber.

Domenig, D. (Hrsg.) (2021). *Transkulturelle und transkategoriale Kompetenz. Lehrbuch zum Umgang mit Vielfalt, Verschiedenheit und Diversity für Pflege-, Gesundheits- und Sozialberufe* (3. Aufl.). Hogrefe.

Franke, A. (2010). *Modelle von Gesundheit und Krankheit*. Huber.

Klug Redman, B. (2008). *Selbstmanagement chronisch Kranker. Chronisch Kranke gekonnt einschätzen, informieren, beraten und befähigen*. Huber.

Klug Redman, B. (2009). *Patientenedukation. Kurzlehrbuch für Pflege- und Gesundheitsberufe* (2. Aufl.). Huber.

Koch-Straube, U. (2008). *Beratung in der Pflege* (2. Aufl.). Huber.

Koloroutis, M. (Hrsg.) (2010). *Beziehungsbasierte Pflege. Ein Modell zur Veränderung der Pflegepraxis*. Huber.

Magistretti Meier, C. (Hrsg.) (2019). *Salutogenese kennen und verstehen. Konzept, Stellenwert, Forschung und praktische Anwendung*. Hogrefe.

Peplau, H. (2009). *Zwischenmenschliche Beziehungen in der Pflege* (2. Aufl.). Huber.

Schaeffer, D. & Schmidt-Kaehler, S. (Hrsg.). (2011). *Lehrbuch Patientenberatung* (2. Aufl.). Huber.

Schieron, M., Büker, C. & Zegelin, A. (Hrsg.). (2021). *Patientenedukation und Familienedukation in der Pflege. Praxishandbuch zur Information, Schulung und Beratung*. Hogrefe.

Schieron, M. (2024). *Pflegebezogene Mikroschulungen*. Hogrefe.

VandenBerg, K.A. & Hanson, M.J. (2015). *Frühgeborene pflegen – Eltern beraten und begleiten. Praxishandbuch zur Elternberatung und Entlassungsplanung von Früh- und Neugeborenen*. Hogrefe.

Psychologische Ratgeber

Alder, J. (2022). *Ratgeber Unerfüllter Kinderwunsch: Informationen für Betroffene und Angehörige*. Hogrefe.

Arnold, C. & Linden, M. (2021). *Ratgeber Verbitterung: Informationen zum Umgang mit Verletzungen durch Ungerechtigkeit, Kränkung, Herabwürdigung und Vertrauensbruch*. Hogrefe.

Auer, A.K.V. & Kaess, M. (2022). *Ratgeber Borderline-Persönlichkeitsstörung: Informationen für Eltern und weitere Bezugspersonen*. Hogrefe.

Bischoff, C. & Traue, H.C. (2005). *Ratgeber Kopfschmerz: Informationen für Betroffene und Angehörige*. Hogrefe.

Bohus, M. & Reicherzer, M. (2020). *Ratgeber Borderline-Störung: Informationen für Betroffene und Angehörige*. Hogrefe.

Bolten, M., Möhler, E. & von Gontard, A. (2013). *Ratgeber Exzessives Schreien, Schlaf- und Fütterstörungen: Informationen für Eltern und Erzieher*. Hogrefe.

Bolten, M., Schanz, C.G. & Equit, M. (2021). *Ratgeber Bindungsstörungen: Informationen für Eltern, Lehrkräfte und weitere Bezugspersonen*. Hogrefe.

Büch, H., Döpfner, M. & Petermann, U. (2015). *Ratgeber Soziale Ängste und Leistungsängste: Informationen für Betroffene, Eltern, Lehrer und Erzieher*. Hogrefe.

Cholemkery, H., Kitzerow, J., Soll, S. & Freitag, C.M. (2017). *Ratgeber Autismus-Spektrum-Störungen: Informationen für Betroffene, Eltern, Lehrer und Erzieher*. Hogrefe.

Döpfner, M., Frölich, J. & Wolff Metternich, T. (2007). *Ratgeber ADHS: Informationen für Betroffene, Eltern, Lehrer und Erzieher zu Aufmerksamkeitsdefizit-/Hyperaktivitätsstörungen*. Hogrefe.

Döpfner, M., Roessner, V., Woitecki, K. & Rothenberger, A. (2024). *Ratgeber Tics: Informationen für Betroffene, Eltern, Lehrkräfte und weitere Bezugspersonen* (2. Aufl.). Hogrefe.

Ehring, T. & Ehlers, A. (2019). *Ratgeber Trauma und Posttraumatische Belastungsstörung* (2. Aufl.). Hogrefe.

Elsesser, K. & Sartory, G. (2005). *Ratgeber Medikamentenabhängigkeit: Informationen für Betroffene und Angehörige*. Hogrefe.

Fehm, L. & Fydrich, T. (2013). *Ratgeber Prüfungsangst: Informationen für Betroffene und Angehörige*. Hogrefe.

Fricke-Oerkermann, L., Frölich, J., Lehmkuhl, G. & Wiater, A. (2007). *Ratgeber Schlafstörungen: Informationen für Betroffene, Eltern, Lehrer und Erzieher*. Hogrefe.

Goebel, G. & Thora, C. (2018). *Ratgeber Tinnitus und Hyperakusis: Informationen für Betroffene und Angehörige*. Hogrefe.

Goldbeck, L., Allroggen, M., Münzer, A., Rassenhofer, M. & Fegert, J.M. (2016). *Ratgeber Sexueller Missbrauch: Informationen für Eltern, Lehrer und Erzieher*. Hogrefe.

Goletz, H., Roessner, V. & Döpfner, M. (2020). *Ratgeber Zwangsstörungen: Informationen für Betroffene, Eltern, Lehrer und Erzieher*. Hogrefe.

Gontard, A. von (2010). *Ratgeber Einkoten: Informationen für Betroffene, Eltern, Lehrer und Erzieher*. Hogrefe.

Gontard, A. von & Lehmkuhl, G. (2012). *Ratgeber Einnässen: Informationen für Betroffene, Eltern, Lehrer und Erzieher*. Hogrefe.

Gräßer, M. & Reuner, G. (2023). *Ratgeber Chronische körperliche Erkrankungen: Informationen für Betroffene, Eltern, Lehrkräfte und weitere Bezugspersonen*. Hogrefe.

Groen, G., Ihle, W., Ahle, M.E. & Petermann, F. (2012). *Ratgeber Traurigkeit, Rückzug, Depression: Informationen für Betroffene, Eltern, Lehrer und Erzieher*. Hogrefe.

Hahlweg, K. & Dose, M. (2005). *Ratgeber Schizophrenie: Informationen für Betroffene und Angehörige*. Hogrefe.

Heinrichs, N. (2007). *Ratgeber Panikstörung und Agoraphobie*. Hogrefe.

Hepp, J., Schmahl, C. & Stiglmayr, C. (2024). *Ratgeber Selbstverletzendes Verhalten: Informationen für Betroffene und Angehörige*. Hogrefe.

Hilbert, A., Brauhardt, A. & Munsch, S. (2017). *Ratgeber Übergewicht und Adipositas*. Hogrefe.

Hoyer, J., Beesdo-Baum, K. & Becker, E.S. (2016). *Ratgeber Generalisierte Angststörung: Informationen für Betroffene und Angehörige*. Hogrefe.

Hunger, A. & Lüttmann, H. (2016). *Ratgeber Trichotillomanie: Informationen zum krankhaften Haareausreißen für Betroffene und Angehörige*. Hogrefe.

Huppert, R. & Kienzle, N. (2010). *Ratgeber Schizophrenie: Informationen für Betroffene, Eltern, Lehrer und Erzieher*. Hogrefe.

In-Albon, T., Plener, P.L., Brunner, R. & Kaess, M. (2015). *Ratgeber Selbstverletzendes Verhalten: Informationen für Betroffene, Eltern, Lehrer und Erzieher*. Hogrefe.

Jacob, G. & Melchers, F. (2024). *Ratgeber Schematherapie: Eigene Verhaltensmuster verstehen und verändern*. Hogrefe.

Jacobs, C. & Petermann, F. (2006). *Ratgeber Rechenstörungen: Informationen für Betroffene, Eltern, Lehrer und Erzieher*. Hogrefe.

Kerkhoff, G., Neumann, G. & Neu, J. (2020). *Ratgeber Neglect: Leben in einer halbierten Welt*. Hogrefe.

Klein, J.P. & Burian, R. (2024). *Ratgeber Akzeptanz- und Commitment-Therapie (ACT): Wege zu einem sinnerfüllten und lebendigen Leben*. Hogrefe.

Koch, S., Bähring, D. & Voderholzer, U. (2023). *Ratgeber Zwangsstörungen: Effektive Strategien zur Bewältigung von Zwängen*. Hogrefe.

Kröner-Herwig, B. (2004). *Ratgeber Rückenschmerz: Informationen für Betroffene und Angehörige*. Hogrefe.

Lammers, C.-H. (2025). *Ratgeber Narzissmus: Informationen für Betroffene und Angehörige*. Hogrefe.

Legenbauer, T., Schmieg, I. & Bühren, K. (2026). *Ratgeber Anorexie: Informationen für Betroffene, Eltern, Lehrkräfte und weitere Bezugspersonen*. Hogrefe.

Lenz, A. & Wiegand-Grefe, S. (2016). *Ratgeber Kinder psychisch kranker Eltern*. Hogrefe.

Leplow, B. (2007). *Ratgeber Parkinson: Informationen für Betroffene und Angehörige*. Hogrefe.

Lindenmeyer, J. (2022). *Ratgeber Alkoholabhängigkeit: Informationen für Betroffene und Angehörige*. Hogrefe.

Lozza-Fiacco, S. & Ehlert, U. (2023). *Ratgeber Wechseljahre: Informationen für Betroffene und Angehörige*. Hogrefe.

Ludwig, L. & Hug, V. (2023). *Ratgeber Verfolgungsängste und Verfolgungswahn: Informationen für Betroffene und Angehörige*. Hogrefe.

Meyer, T. & Hautzinger, M. (2013). *Ratgeber Manisch-depressive Erkrankung: Informationen für Menschen mit einer bipolaren Störung und deren Angehörige*. Hogrefe.

Michalak, J., Heidenreich, T., Williams, J.M.G. & Meibert, P. (2024). *Achtsamkeitsübungen für die klinische Praxis und den Alltag: Audio-CD (MP3-Dateien)*. Hogrefe.

Mietzel, G. (2014). *Erfolgreich altern: Strategien für ein aktives und zufriedenes Älterwerden*. Hogrefe.

Munsch, S. & Forrer, F. (2026). *Ratgeber Bulimie: Informationen für Betroffene, Eltern, Lehrkräfte und weitere Bezugspersonen*. Hogrefe.

Müller, A. & Laskowski, N.M. (2022). *Ratgeber Kaufsucht: Informationen für Betroffene und Angehörige*. Hogrefe.

Von Consbruch, K. & Stangier, U. (2021). *Ratgeber Soziale Phobie: Informationen für Betroffene und Angehörige*. Hogrefe.

Zusammenstellung: Jürgen Georg (Stand: Januar 2026)

Hinweise zu Zusatzmaterialien

Sie können für diesen Titel kostenfrei Online-Materialien über unsere Internetseite nach erfolgter Registrierung abrufen.

1. Artikel: Von Kollege zu Kollegin
2. Artikel: Beratungsgespräche in der Pflege – Rückblick und Ausblick
3. Artikel: Entscheidend ist eine Haltung der Eingelassenheit
4. Artikel: Das bewundernswerte Engagement der Pflege
5. Artikel: Teamentwicklung mit den Wittener Werkzeugen
6. Flyer: Wittener Werkzeuge: Beratung in der Pflege neu erleben

Nutzen Sie dazu bitte den angegebenen Link und melden Sie sich nach den dort beschriebenen Schritten an. Sie können auf die Materialien über **Mein Konto** zugreifen, indem Sie unter **Meine Zusatzmaterialien** den Code eingeben. Sie werden dann automatisch in den Downloadbereich weitergeleitet.

Link: **hgf.io/download**
Code: **B-CF17XI**

Wir empfehlen Ihnen, sich die Materialien auf Ihrem Rechner zu speichern, um sie jederzeit und dauerhaft nutzen zu können.

Sachwortverzeichnis